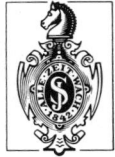

J. Bockemühl, R. Ottenjann M. Zeitz, G. Lux (Hrsg.)

Ökosystem Darm IV
Immunologie, Mikrobiologie, Funktionsstörungen, Klinische Manifestation

Klinik und Therapie akuter und chronischer
Darmerkrankungen

Mit 53 Abbildungen und 30 Tabellen

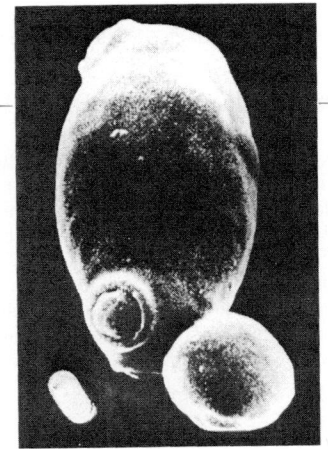

**Expertenrunde
Darmerkrankungen**

Garmisch-Partenkirchen
Februar 1992

Springer-Verlag
Berlin Heidelberg New York
London Paris Tokyo Hong Kong
Barcelona Budapest

Prof. Dr. med. Jochen Bockemühl
Direktor der Medizinaluntersuchungsanstalt
und Leiter der Abt. für Enterobacteriaceae
Hygienisches Institut
Marckmannstraße 129a, 2000 Hamburg 26

Prof. Dr. med. R. Ottenjann
ehem. Chefarzt der I. Medizinischen Abteilung
Städtisches Krankenhaus Neuperlach
Oskar-Maria-Graf-Ring 51, D-8000 München 83

Priv.-Doz. Dr. med. Martin Zeitz
Abt. für Innere Medizin
Schwerpunkt Gastroenterologie
Med. Klinik und Poliklinik
Klinikum Steglitz der Freien Univ. Berlin
Hindenburgdamm 30, 1000 Berlin 45

Prof. Dr. med. Gerd Lux
Chefarzt der Med. Klinik
Gastroenterologie u. Allgemein. Innere Medizin
Städtisches Krankenhaus Solingen, 5650 Solingen 1

Titelbild: Elektromikroskopische Aufnahme von Saccharomyces boulardii
im Größenvergleich zu E. coli (nach M. Bastide, Pharmacy School, Montpellier).

ISBN 3-540-56198-6 Springer-Verlag Berlin Heidelberg New York

23/3145/5 4 2 1 0 – Gedruckt auf säurefreiem Papier   III/92/069

Vorwort der Herausgeber

Im März 1980 trafen sich Kliniker verschiedener Fachrichtungen, Immunologen, Allergologen und Mikrobiologen zur 1. Expertenrunde Darmerkrankungen, um aus dem Blickwinkel der verschiedenen wissenschaftlichen Disziplinen Probleme der Darmkrankheiten, insbesondere der chronisch-entzündlichen Verlaufsformen, zu diskutieren. Wie stets die intensive Beschäftigung mit einer Problematik eine Fülle neuer Fragen aufwirft, wurde auch hier der Bedarf nach einer Fortsetzung des interdisziplinären Gedankenaustauschs sehr schnell deutlich, so daß im Februar 1992 bereits zum vierten Mal die Expertenrunde in Garmisch-Partenkirchen zusammentraf.

Der vorliegende Bericht dieser Tagung vermittelt den aktuellen Wissensstand bei ausgewählten Krankheiten, wie colorektalen Tumoren, Darminfektionen bei Reisenden und Bewohnern tropischer Länder, Funktionsstörungen durch Enzymmangel, Intoleranzen und Nahrungsmittelallergene, extraintestinale Manifestationen, neue Aspekte aus der Darmimmunologie, diagnostische Ansätze sowie Behandlungsmöglichkeiten durch nicht antibiotisch wirksame Präparate.

Die Herausgeber hoffen, daß die Publikationen der Referate zum besseren Verständnis der facettenreichen Krankheitsbilder, ihrer Auslösemechanismen und pathologischen Abläufe und damit schließlich im Sinne der Patienten zur rationalen Therapie beiträgt. Der Firma Thiemann Arzneimittel GmbH gebührt besonderer Dank für die großzügige Unterstützung bei der Durchführung dieser 4. Expertenrunde Darmerkrankungen.

Inhaltsverzeichnis

III. Saccharomyces boulardii
(Moderator: M. Zeitz)

IV. Enzymmangel, Intoleranzen, Nahrungsmittelallergene
(Moderator: G. Lux)

V. Extraintestinale Manifestationen intestinaler Erkrankungen
(Moderatoren: J. Bockemühl, M. Zeitz)

VI. Interdisziplinärer Beitrag

Verzeichnis der erstgenannten Autoren

Bertele-Harms, R. M., Dr. med.
Dr. von Haunersches Kinderspital der Universität München,
Lindwurmstr. 4, 8000 München 2

Braun, J., Dr. med.
Rheumaambulanz, Medizinische Klinik und Poliklinik,
Univ.-Klinikum Steglitz, FU Berlin,
Hindenburgdamm 30, 1000 Berlin 45

Burchard, G. D., Dr. med.
Tropenmedizinisches Institut der Universität Tübingen,
Keplerstr. 15, 7400 Tübingen

Caspary, W. F., Prof. Dr. med.
Abt. Gastroenterologie, Univ.-Klinik Frankfurt, Zentrum innere
Medizin, Joh.-Wolfgang-Goethe-Univ., Theodor-Stern-Kai 7,
6000 Frankfurt am Main 70

Fleischer, K., Prof. Dr. med.
Abt. Tropenmedizin, Missionsärztliche Klinik, Salvatorstr. 7,
8700 Würzburg

Gottwald, T., Dr. med.
Abt. Allg. Chirurgie, Eberhard-Karls-Univ. Tübingen,
Calwer Str. 7, 7400 Tübingen

Gross, W. L., Prof. Dr. med.
Abt. Klinische Rheumatologie im Zentrum Innere Medizin der
Med. Univ. zu Lübeck und Med. Krankenhausabt. der Rheumaklinik
Bad Bramstedt GmbH, Oskar-Alexander-Str. 26, 2357 Bad Bramstedt

Harms, H. K., Prof. Dr. med.
Dr. von Haunersches Kinderspital der Universität München,
Lindwurmstr. 4, 8000 München 2

Harmsen, D., Dr. med.
Institut für Hygiene und Mikrobiologie der Universität,
Josef-Schneider-Straße 2, 8700 Würzburg

Hopf, U., Prof. Dr. med.
Univ.-Klinikum Rudolf Virchow der FU Berlin, Medizinische Klinik und
Poliklinik, Haus 10 A, Spandauer Damm 130, 1000 Berlin 19

Jahn, H.-U., Dr. med.
Abt. Innere Medizin mit Schwerpunkt Gastroenterologie,
Klinikum Steglitz der FU Berlin, Hindenburgdamm 30, 1000 Berlin 45

Jorde, W., Dr. med.
Wallstr. 12, 4050 Mönchengladbach

Karbach, U., Priv.-Doz. Dr. med.
Medizinische Klinik Innenstadt der Universität München,
Ziemssenstr. 1, 8000 München 2

Kekow, J. Dr. med.
Abt. Klinische Rheumatologie im Zentrum Innere Medizin der
Med. Univ. zu Lübeck und Med. Krankenhausabt. der Rheumaklinik
Bad Bramstedt GmbH, Oskar-Alexander-Str. 26, 2357 Bad Bramstedt

Kollaritsch, H., Univ.-Doz. Dr. med.
Institut für Spezifische Prophylaxe und Tropenmedizin der Universität
Wien, Kinderspitalgasse 15, A-1095 Wien

Lux, G., Prof. Dr. med.
Medizinische Klinik; Abt. Gastroenterologie und Allgemeine innere
Medizin des Städt. Krankenhauses, Postfach, 5650 Solingen 1

Ottenjann, R., Prof. Dr. med.
Koboldstr. 76, 8000 München 83

Overkamp, F., Dr. med.
Klinikum für Hämatologie und Onkologie, Elisabeth-Krankenhaus,
Röntgenstr. 10, 4350 Recklinghausen

Peitgen, H. O., Prof. Dr. rer. nat.
Universität Bremen/Florida Atlantic University Boca Raton,
Am Jürgens-Holz 5, 2800 Bremen 33

Plein, K., Dr. med.
Gastroenterologische Abt. des Allgemeinen Krankenhauses Celle,
Siemensplatz 4, 3100 Celle

Riecken, E. O., Prof. Dr. med.
Abt. Innere Medizin mit Schwerpunkt Gastroenterologie, Medizinische
Klinik und Poliklinik, Univ.-Klinikum Steglitz der FU Berlin,
Hindenburgdamm 30, 1000 Berlin 45

Ruppin, H., Prof. Dr. med.
Innere Abt. am Kreiskrankenhaus Tauberbischofsheim,
Albert-Schweitzer-Str. 37, 6972 Tauberbischofsheim

Spener, F., Prof. Dr. phil.
Institut für Chemo- und Biosensorik Münster und Institut für Biochemie
der Univ. Münster, Wilhelm-Klemm-Str. 2, 4400 Münster

Stuwe, Birgit
Abt. Experimentelle Chirurgie, Chirurgische Univ.-Klinik,
Arnold-Heller-Str. 7, 2300 Kiel 1

Voigtmann, R., Prof. Dr. med.
Kath. Krankenhaus Marienhospital, Univ.-Klinik der Ruhr-Universität
Bochum, Hölkeskampring 40, 4690 Herne 1

Zeitz, Priv.-Doz. Dr. med.
Abt. Innere Medizin mit Schwerpunkt Gastroenterologie, Medizinische
Klinik und Poliklinik, Univ.-Klinikum Steglitz der FU Berlin,
Hindenburgdamm 30, 1000 Berlin 45

I. Ökosystem Darm und kolorektale Karzinome

(Moderator: F. Ottenjann)

Nahrung und Karzinogenese

R. Voigtmann

Epidemiologie von gastrointestinalen Karzinomen

Vor genau 50 Jahren beschrieb Tannenbaum [9] in seiner in *Cancer Research* publizierten Pionierarbeit erstmals die Bedeutung fettreicher Ernährung für die Inzidenz verschiedener Tumoren, insbesondere der Dickdarmkarzinome.

In den folgenden Jahrzehnten konnte sowohl in zahlreichen tierexperimentellen Studien als auch in großen epidemiologischen Untersuchungen am Menschen dieser Zusammenhang von Lebensgewohnheiten und Krebsinzidenz bestätigt werden.

Namhafte Epidemiologen wie Doll u. Peto [4] schätzen, daß 30–60% aller menschlichen, bösartigen Tumoren in den westlichen Industrienationen durch Umwelteinflüsse mitbedingt sind, wie in Tabelle 1 zusammengefaßt ist.

Zweifellos stellen die großen internationalen Unterschiede einer bis zu 10fach höheren Karzinominzidenz in den westlichen Industrienationen gegenüber den asiatischen Ländern und den Entwicklungsländern sowie der

Tabelle 1. Mutmaßlicher Anteil bekannter und möglicher Umwelteinflüsse an der Inzidenz von bösartigen Tumoren

Ursache	Anteil an Krebssterblichkeit [%]
Tabak	ca. 30
Alkohol	ca. 3
Ernährungsweise	ca. 35
Lebensmittelzusätze	weniger als 1
Geschlechtsverhalten und Schwangerschaft	ca. 7
Berufliche Einflüsse	ca. 4
Umweltverschmutzung	ca. 2
Industrielle Chemikalien	< 1
Medizinische Behandlungen	ca. 1
Natürliche Strahlung	ca. 3
Viren	?
Psychische Einflüsse	?

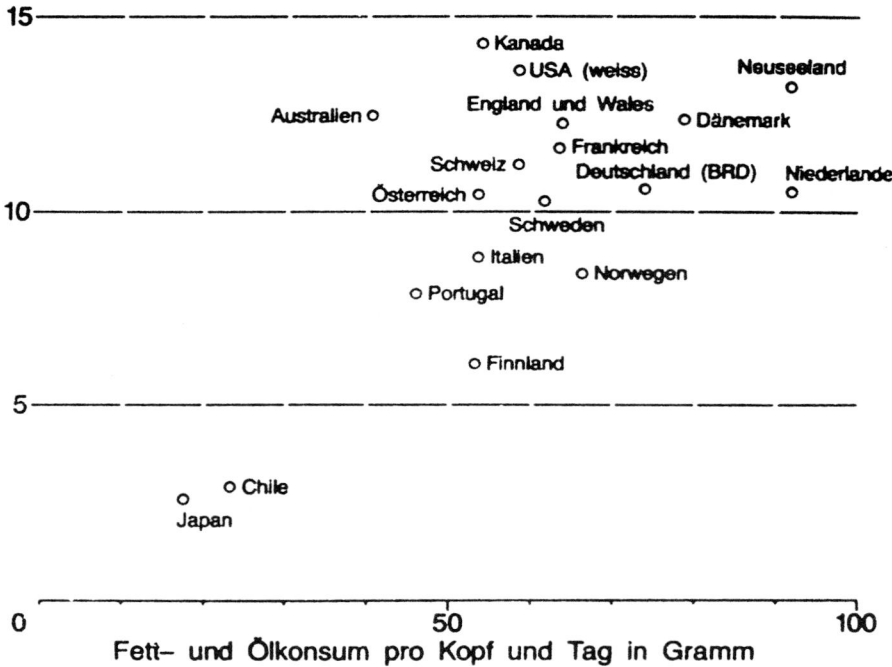

Abb. 1. Fettgehalt der Nahrung und Dickdarmkarzinomsterblichkeit im internationalen Vergleich. (Nach [7])

rasche Angleich der Karzinominzidenz bei Emigranten aus Niedrigrisikogebieten in Hochrisikogebiete [7] wichtige Argumente für Umwelteinflüsse und insbesondere Ernährungsgewohnheiten dar Abbildung 1.

Obwohl die meisten großen epidemiologischen Studien [2, 10, 14] für den Zusammenhang zwischen Ernährung und Dickdarmkarzinominzidenz sprechen, konnte Willet in einer 1990 erschienenen prospektiven Studie an 88 751 Frauen, die mittels eines Ernährungsfragebogens über fast 10 Jahre bezüglich des Auftretens von Kolonkarzinomen verfolgt wurden, zeigen, daß die Beantwortung kausaler Zusammenhänge kaum möglich ist und viele Fragen bei einem solchen Ansatz offen bleiben müssen [15].

Im Gegensatz zu früheren epidemiologischen Untersuchungen konnte er zeigen, daß die Gesamtkalorienzufuhr, die Gesamtkörpermasse sowie auch der Gesamtfasergehalt der Ernährung wohl keinen Einfluß auf das Dickdarmkarzinomrisiko besitzen, während ein gesteigerter Gehalt an tierischem Fett sowie der Verzehr von „rotem" Fleisch (Rind, Schwein, Schaf) mit einem statistisch signifikanten erhöhten Risiko einhergeht. Tendenziell vermindert soll das Risiko bei vermehrtem Fischverzehr sowie bei reichlichem Gehalt der Nahrung an Früchten und frischem Gemüse sein (Tabelle 2).

Die Gründe für ein erhöhtes Risiko beim Verzehr von „rotem" Fleisch müssen spekulativ bleiben; ursächlich wird zum einen der erhöhte Fettge-

Tabelle 2. Zusammenhang zwischen Dickdarmkarzinomrisiko und Ernährungsgewohnheiten bei Frauen. (Prospektive Studie, Willet et al. 1990 [15])

	Risiko erhöht[a]	Risiko unbeeinflußt	Risiko vermindert
Nahrungsgewohnheiten und Nahrungszusammensetzung	Gesteigerter Gehalt an tierischem Fett Verzehr von „rotem" Fleisch (Rind, Schwein, Schaf)	Gesamtkalorienzufuhr Gesamtkörpermasse Gesamtfasergehalt (Gemüse, Getreide)	Fischverzehr Verzehr von Früchten und frischem Gemüse

[a] Erreicht statistisch das Signifikanzniveau.

halt dieser Fleischarten, zum anderen alternative bzw. additive Faktoren wie der fäkale Konzentrationsanstieg an endogenen Nitrosaminen oder kanzerogenen Tryptophanmetaboliten oder die Bildung von Kanzerogenen während der Zubereitung diskutiert.

Alle diese Aussagen aus epidemiologischen Studien sind zwar wichtig; die qualitative und quantitative Bedeutung der einzelnen Nahrungsbestandteile in der Kanzerogenese kann allein aus einer solchen Beobachtung aber nicht abgeleitet werden. Somit sind solche Studien nur bedingt brauchbar für Präventivmaßnahmen, d. h. für das erstrebte Ziel einer Reduktion der Karzinominzidenz durch Änderung der Ernährungsgewohnheiten.

Molekulare Krebsepidemiologie

Die oben aufgeführten Einschränkungen der Aussagekraft großer epidemiologischer Studien haben im Zusammenhang mit den in den letzten Jahren technologisch und methodisch enorm gewachsenen Kenntnissen in der Molekularbiologie, der Immunologie und Biochemie zu einem ganz neuen, nur interdisziplinär zu bewältigenden Forschungsansatz geführt. Die molekulare Krebsepidemiologie greift klinische und epidemiologische Beobachtungen auf und versucht mit den modernen Techniken der Genetik, der Biochemie und der Molekularbiologie auf die molekulare Ebene der Karzinomentstehung vorzustoßen.

Die molekulare Krebsepidemiologie kann definiert werden als die Möglichkeit zur Beachtung, Aufdeckung und Identifikation morphologischer, biochemischer und molekularer Veränderungen (Biomarker) in den verschiedenen Phasen der Karzinogenese, d. h. vom Zeitraum zwischen der Exposition des auslösenden Agens und der klinischen Manifestation des Tumorleidens [13].

Eine solche Betrachtungsweise analysiert das auslösende Agens, definiert die dosisabhängigen, biologischen Effekte, untersucht die präklinischen

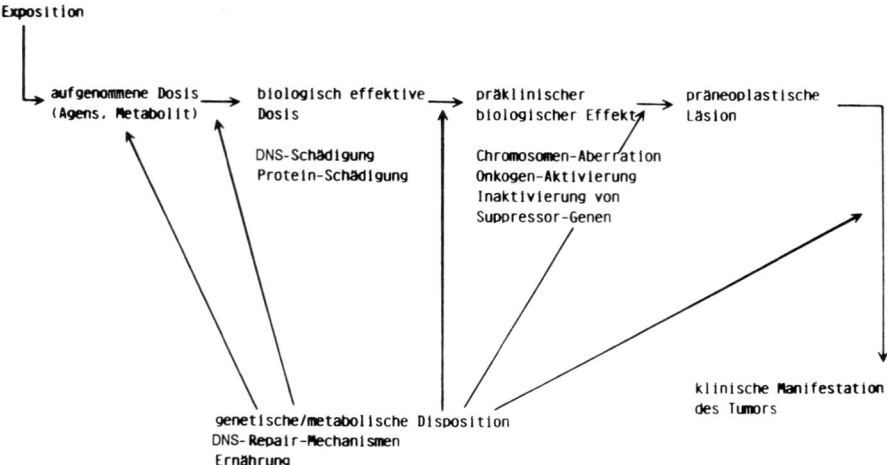

Abb. 2. Zusammenstellung verschiedener Biomarker zum Einsatz in der molekularen Krebsepidemiologie

Veränderungen auf genetischer Ebene und beschreibt letztendlich über die präneoplastische Läsion die Entstehung des klinisch manifesten Tumors, wie es schematisch in Abbildung 2 dargestellt ist.

Die zunächst auf dem Boden von tierexperimentellen Untersuchungen gewonnenen Erkenntnisse der molekularen Karzinogenese [12] erlauben es uns, heute auch beim Menschen den Ablauf einer Krebsentstehung in verschiedene Phasen zu unterteilen, von der Initiierung über die Wirkung von Promotoren, die selbst nicht karzinogen sind, aber die Proliferation von latenten Tumorzellen steigern, über die Konversion zum invasiven bösartigen Tumor bis letztendlich zum klinisch manifesten Tumor (Abb. 3).

Diese Schritte werden zunehmend auch beim Menschen an bioptischem Material analysierbar, wobei sich der Gastrointestinaltrakt aufgrund der leichten Verfügbarkeit von Biopsien besonders gut eignet.

Die Definition und Identifikation von Biomarkern am bioptischen Material des Gastrointestinaltrakts, die den Entstehungsprozeß eines malignen Tumors beschreiben, schreiten rasch fort und bieten somit auch die Möglichkeit, in sequentiellen Untersuchungen während einer relativ kurzen Zeit die qualitative und quantitative Bedeutung von bestimmten Ernährungsformen bzw. Nahrungsbestandteilen zu untersuchen. Darüber hinaus, was wahrscheinlich praktisch von noch größerer Bedeutung sein wird, da eine konstante Nahrungszusammensetzung und deren Überwachung wohl kaum möglich erscheint, ist die Wirksamkeit chemopräventiver Stoffe, die der Nahrung beigefügt werden, rasch und sicher zu beurteilen.

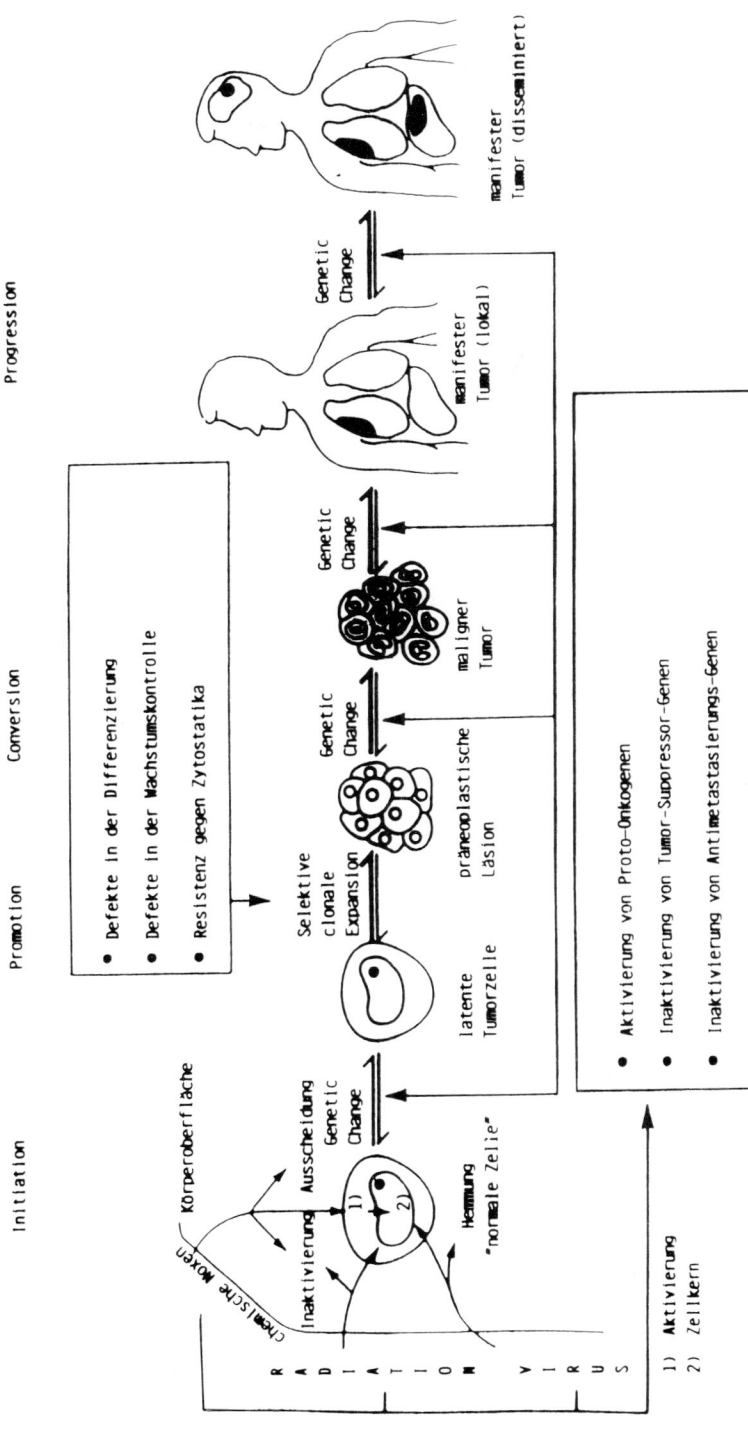

Abb. 3. Schematische Darstellung des Mehrschrittmechanismus in der molekularen Karzinogenese

Vorläufige Ergebnisse der molekularen Epidemiologie bei kolorektalen Karzinomen

Alle kolorektalen Karzinome können als Interaktionsprodukt zwischen einer individuellen genetischen Prädisposition – man spricht auch von einem einzigartigen individuellen genetischen Make-up – und Umweltfaktoren aufgefaßt werden. Bei bestimmten Formen des Kolonkarzinoms (z. B. der familiären Polypose) überwiegen die genetischen Faktoren derart stark, daß das Karzinom in einer voraussehbaren Frequenz ohne die Notwendigkeit von Umweltfaktoren entsteht.

Die meisten kolorektalen Karzinome treten aber sporadisch auf, und die bereits erwähnten epidemiologischen Daten sprechen für einen kausalen Zusammenhang mit fettreicher, faserstoffarmer Ernährung. Diese Ernährungsform, die in den westlichen Industrienationen bevorzugt wird, geht mit einem erhöhten Gehalt an sekundären Gallensäuren im Darmlumen einher, von denen man wiederum ebenso wie von freien Fettsäuren eine gesteigerte proliferative Wirkung auf das Epithel der Kolonschleimhaut nachgewiesen hat.

Diese Tumorpromotorenwirkung läßt sich heute zum großen Teil molekularbiologisch erklären, wobei die Proteinkinase C, ein ubiquitär in allen Säugetierzellen vorkommendes, kalzium- und phospholipidabhängiges Enzym mit einer kritischen Funktion in der Signalübertragung vom Zelläußeren zum Zellinneren im Mittelpunkt des beschriebenen Effekts der gesteigerten Proliferation des Epithels der Kolonschleimhaut steht. In Abbildung 4 sind schematisch die molekularbiologischen Abläufe, wie sie z. Z. anhand experimenteller Ergebnisse immer wahrscheinlicher gemacht werden können, zusammengefaßt. Bestimmte intestinale Bakterienstämme weisen eine Phosphorlipase-C-Aktivität auf und sind somit in der Lage, aus den Phosphorlipiden der Nahrungsfette Diacylglycerol (DAG) zu produzieren [8].

Dieses DAG geht in die Kolonschleimhautepithelzellen über und aktiviert die Proteinkinase C, die über eine Phosphorylierung und die Bildung verschiedener intrazellulärer Proteine zu einer Aktivierung verschiedener Protoonkogene, wie z. B. des Myc-Onkogens, des Fos-Onkogens sowie des Phorbins, führt. Genprodukte dieser Onkogene nehmen entscheidende regulatorische Funktionen in der Proliferation, der Differenzierung und, wie es für das Phorbin nachgewiesen wurde, auch für die Tumorinvasion wahr.

So konnte erst kürzlich für das Phorbin, ein Synonym für das Phorbolester-induced-Gen, bei primären menschlichen Kolonkarzinomen eine statistisch hochsignifikante lineare Beziehung zwischen der Expression dieses Gens und dem Ausmaß der Tumorinvasionstiefe nachgewiesen werden [6].

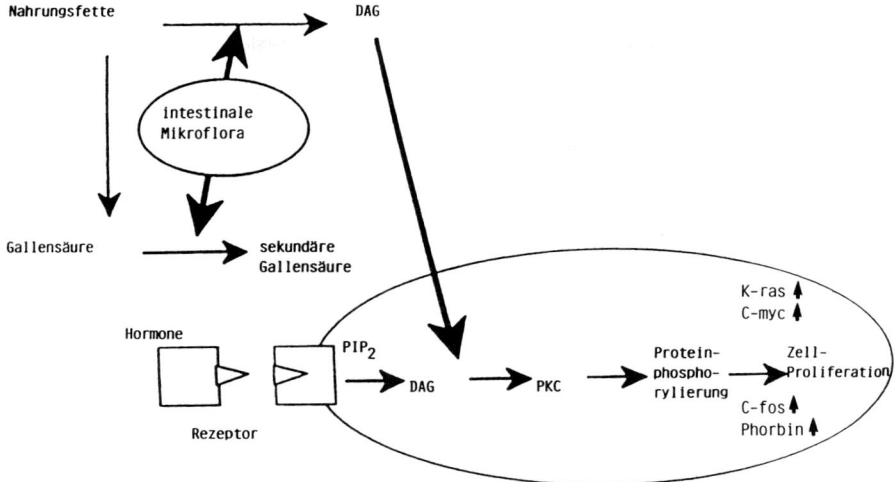

Abb. 4. Zusammenhang zwischen Nahrungsfetten, Gallensäure sowie der intestinalen Bakterienflora und der Bildung von Diacylglycerol *(DAG)*, einem endogenen Aktivator der Proteinkinase C *(PKC)* in der molekularen Karzinogenese von Kolonkarzinomen. *PIP*$_2$ Phosphatidyldiphosphat (Mod. nach Morotomi 1990 [8] sowie nach Weinstein 1991 [13])

Die Adenom-Karzinom-Sequenz unter Aspekten der molekularen Krebsepidemiologie

Die Adenom-Karzinom-Sequenz bei gastrointestinalen Tumoren ist allgemein akzeptiert. So bietet gerade diese Entwicklung modellhaft aufgrund der leichten bioptischen Verfügbarkeit eine ideale Voraussetzung, anhand verschiedener Biomarker im Sinne der molekularen Epidemiologie den Mehrschrittmechanismus der Karzinogenese zu untersuchen.

Die Arbeiten von Vogelstein et al. [11] zeigen sehr eindringlich die Zunahme somatischer Veränderungen im Genom von Schleimhautepithelzellen im Rahmen dieser Adenom-Karzinom-Sequenz vom kleinen Adenom unter 1 cm mit geringgradigen Dysplasien über das Adenom mit schweren Dysplasien, das Adenom mit villösen Anteilen und mit Nachweis vom invasiven Karzinom bis hin zum manifesten Karzinom (Abb. 5).

Besonders auffallend ist die sprunghafte Zunahme von somatischen Veränderungen am Genom vom Adenom mit villösen Anteilen zum manifesten Karzinom bei der Deletion am Chromosom 17; 75% der kolorektalen Karzinome zeigen einen Verlust des kurzen Arms des Chromosoms 17. Diese Aberration ist funktionell mit dem Verlust eines Tumorsuppressorgens bzw. eines Antionkogens, des p53-Proteins, gleichzusetzen, das das normale Zellwachstum kontrolliert [1].

In analoger Weise ist ein deutlicher Anstieg der Deletionsrate am Chromosom 18 nachzuweisen. 50% der präkanzerösen Adenome und 70% der invasiven Kolonkarzinome weisen einen Verlust des langen Arms des Chro-

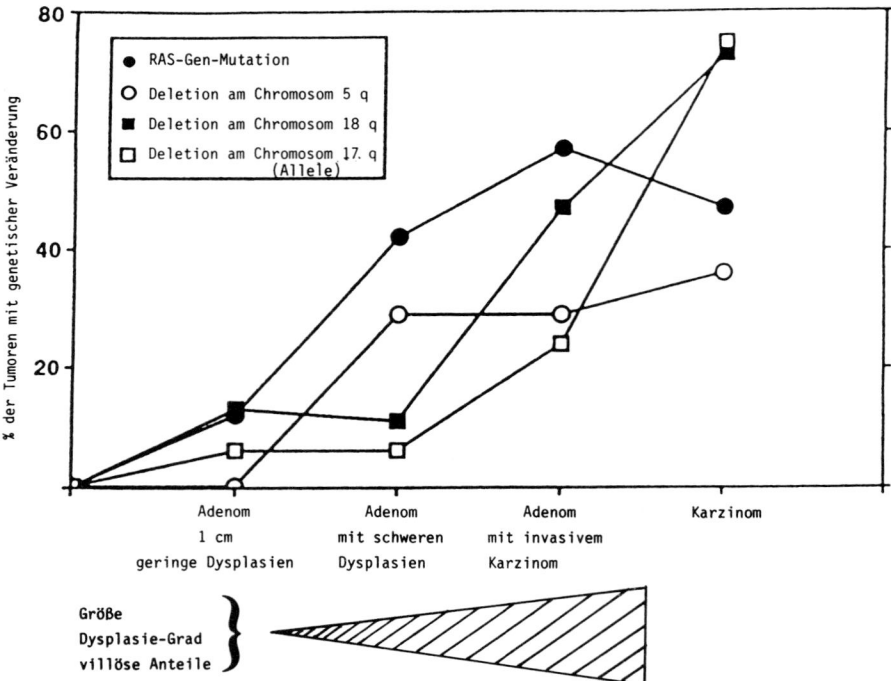

Abb. 5. Somatische Veränderungen am Genom von Kolonepithelzellen bei verschiedenen tumorösen Veränderungen der Kolonschleimhaut (mod. nach Vogelstein 1988 [1])

mosoms 18 auf. Auch hier handelt es sich sehr wahrscheinlich um den Verlust eines Tumorsuppressorgens, dessen Genprodukt, ein Protein, zur Familie der zellulären Adhäsionsmoleküle gehört [5].

Die Bedeutung und Richtigkeit des Mehrschrittprinzips in der Karzinogenese wird weiter dadurch unterstrichen, daß in der Adenom-Karzinom-Sequenz die Häufigkeit nachgewiesener, genetischer Mehrfachveränderungen ständig zunimmt, so daß **eine** somatische Veränderung am Genom allein meist nicht für den klinisch relevanten Schritt zum invasiven Karzinom ausreicht [3].

Schlußfolgerungen

Die publizierten epidemiologischen Studien weisen ausreichend harte Indizien dafür auf, daß fettreiche Ernährung sowie ein geringer Gehalt der Nahrung an Faserstoffen aus Früchten und Gemüsen das Risiko für die Inzidenz eines kolorektalen Karzinoms erhöht. Weitergehende Schlüsse lassen sich z. Z. aus den vorliegenden, sich teilweise widersprechenden Ergebnissen dieser Studien nicht ziehen. Das weitgehende Fehlen konkreter Aussagen bezüglich Karzinomrisiko und Nahrungszusammensetzung ist nicht verwunderlich, da eine unter wissenschaftlichen Gesichtspunkten durchgeführte Analyse von Ernährungsgewohnheiten bei einem großen Kollektiv kaum durchführbar erscheint und exakt kontrolliert werden kann.

Einen Ausweg aus dieser Situation bietet die molekulare Krebsepidemiologie der gastrointestinalen Tumoren mit ihrer Methodik an. Anhand der beschriebenen und in Zukunft sich sicher noch rasch erweiternden Analyse von Biomarkern sind sehr viel schneller und früher mögliche karzinogene Stoffe und Abläufe in der Karzinomentstehung im Zusammenhang mit der Ernährung zu erfassen und zu identifizieren.

Darüber hinaus schafft die Kenntnis der molekularen Abläufe der Karzinogenese die Möglichkeit, gezielt medikamentös, z. B. durch Einsatz von Substanzen mit Antipromotorenwirkung, in diesen Mehrschrittprozeß der Karzinogenese einzugreifen, ihn evtl. in den einzelnen Stadien zur Entwicklung eines manifesten Karzinoms zu stoppen bzw. die nachgewiesenen Veränderungen rückgängig zu machen.

Insbesondere bezüglich präventiver Maßnahmen ist dieser Ansatz erfolgreicher und wirkungsvoller einzuschätzen, da diese Substanzen oder Medikamente der Nahrung zugesetzt werden können und somit unabhängig von der Kontrolle und Überprüfung der eingenommenen Nahrungsbestandteile sind.

Literatur

1. Baker SJ, Fearon ER, Nigro JM (1990) Chromosom 17 deletions and p 53 gene mutations in colorectal carcinomas. Science 244:217–221
2. Bristol JB, Emmet PM, Heaton KW, Williamson RCN (1985) Sugar, fat and the risk of colorectal cancer. Br Med J 291:1467–1470
3. Delattre P, Olschwang S, Law DJ (1990) Multiple genetic alterations distinguish distal from proximal colorectal cancer. Lancet II:353–356
4. Doll FRS, Peto R (1981) The causes of cancer. Oxford Univ. Press New York
5. Fearon ER, Cho KR, Nigro JM (1990) Identification of a chromosom 18 q gene that is altered in colorectal cancers. Science 247:49–56
6. Guillem JG, Levy MF, Hsieh L-L, Johnson MD, LoGerfo P, Forde KA, Weinstein IB (1990) Increased levels of phorbin, C-myc and ornithine decarboxylase in human colon cancer. Mol Carcinog 3:68–74
7. Haenszel W, Kurihara M (1968) Studies of Japanese emigrants. I. Mortality from cancer and other diseases among Japanese in the United States. J Nat Cancer Inst 40:43–68
8. Morotomi M, Guillem JG, LoGerfo P., Weinstein IB (1990) Production of diacylglycerol, an activator of protein-kinase C, by human intestinal microflora. Cancer Res 50:3595–3599
9. Tannenbaum A (1942) The genesis of growth of tumors: III. Effect of high-fat diet. Cancer Res 2:468–493
10. Tuyns AJ, Haeltermann M, Kaaks R (1987) Colorectal cancer and the intake of nutrients: Oligosacharides are a risk factor, fats are not: a case-control study in Belgium. Nutr Cancer 10:181–196
11. Vogelstein B, Fearon ER, Hamilton SR et al. (1988) Genetic alterations during colorectal-tumor development. N Engl J Med 319:525–532

12. Weinberg RA (1989) Oncogenes, antioncogenes and the molecular bases of multistep carcinogenesis. Cancer Res 49:3713–3721
13. Weinstein IB (1991) Cancer prevention: recent progress and future opportunities. Cancer Res (Suppl) 51:5080–5085
14. Willet WC (1989) The search for the causes of breast and colon cancer. Nature 338:389–394
15. Willet WC, Stampfer MJ, Coldlitz GA, Rosner BA, Speizer FE (1990) Relation of meat, fat and fiber intake to the risk of colon cancer in a prospective study among women. N Engl J Med 323:1646–1672

Präkanzerosen und Risikogruppen der kolorektalen Karzinome

R. Ottenjann

Die häufigste präkanzeröse Läsion im Kolorektum ist das Adenoma. Seine makroskopische Form ist sehr unterschiedlich, zumeist präsentiert es sich als Polyp (gestielte oder breitbasige Läsion oberhalb der Schleimhautoberfläche); seltener ist das flache Adenom, das wenig erhaben oder leicht eingesenkt erscheint oder nur durch eine Diskoloration auffällt (solche „ebenen" Adenome verdecken die submuköse Gefäßarchitektur). Alle Adenome gehen von den Krypten aus (Einzelkryptenadenome) und können Ausgangspunkt malignen Wachstums sein [11, 19]. Im allgemeinen bestehen Beziehungen zwischen der Adenommasse und der Tendenz zur malignen Entartung. Es gibt die Möglichkeit der Karzinomentstehung aus Adenomen ohne makroskopisch erkennbare „Läsion" (also auch ohne Polypen), was nicht berechtigt von einem „De-novo-Karzinom" zu sprechen. Die Kriterien eines „De-novo-Karzinoms" wurden bisher nicht exakt definiert [11, 19].

Die Polyp-Karzinom-Sequenz, die eher adäquat als Adenom-Karzinom-Sequenz zu bezeichnen ist, schließt nicht die Entwicklung von Karzinomen aus nichtneoplastischen Polypen oder Formationen aus. So wurde in den letzten Jahren gesichert, daß Karzinome auch in Hamartomen (Peutz-Jeghers- und juvenile Polypen) entstehen und daß hyperplastische Polypen zu Adenomen „transformiert" werden können [9, 12, 14, 21].

Nach Morson [19] nimmt die Entwicklung eines Karzinoms aus einem Adenom 10- bis 15 Jahre in Anspruch, kann aber auch 20–25 Jahre dauern oder schon in etwa 5 Jahren erfolgen. Die formale Genese des Karzinoms im Polypen läßt im wesentlichen 2 Entwicklungsphasen unterscheiden: initial entsteht eine Dysplasie unterschiedlicher Schweregrade (früher als fokales Karzinom bezeichnet), daran schließt sich nach Durchbruch der Muscularis mucosae die invasive Phase an – erst jetzt kann man von einem Karzinom sprechen („maligner Polyp"). Die Invasion der Submukosa mit ihren Lymphgefäßen ist die Voraussetzung für die Metastasierung.

Kolorektale Adenome als Präkanzerosen

Da die meisten Adenome als breitbasige oder sessile Polypen erkennbar sind, sind sie endoskopisch leicht identifizierbar und der Polypektomie zugänglich. Somit wäre die Adenomektomie einer Karzinomprävention gleichzusetzen, zumindest in den Fällen, die noch keine Invasion in die Submukosa oder eine Beschränkung der Dysplasie auf die Region oberhalb der Muscularis mucosae erkennen lassen. Die Ergebnisse koloskopischer Polypektomie der letzten Jahre haben gezeigt, daß die meisten abgetragenen polypösen Adenome noch kein invasives malignes Wachstum enthalten und „nur" in etwa 2- bis 3 % der Fälle „maligne Polypen" (mit Invasion der Submukosa) sind. Würden alle – auch die kleinen Adenome – erfaßt und abgetragen, wäre der Prozentsatz noch geringer, wie pathologisch-anatomische Analysen (Sektionsgut) gezeigt haben. Es trifft also keineswegs zu, was Enthusiasten zu Beginn der Ära der koloskopischen Polypektomie propagierten: „Jedes ektomierte Adenom ein verhindertes Karzinom."

Wenn die „Ausbeute" der koloskopischen Polypektomie so enttäuschend ist, stellt sich die Frage: Wie ist die Tolerabilität der Methode und wie groß ist das Risiko?

Die Koloskopie erfordert eine zeitraubende und den Patienten belästigende Vorbereitung (Reinigung des Kolons); nicht wenige Personen benötigen eine Prämedikation. Noch immer ist die Zahl der perfekt agierenden Endoskopiker zu klein; die totale Koloskopie gelingt – abhängig von Geschick und Erfahrung – in 85–90 % der Fälle und nicht häufig in 95 % und mehr. Die Methode hat immer noch einen schlechten Ruf, wenn auch zugestanden wird, daß ihre Aussagekraft die der Röntgenuntersuchung übertrifft (auch in Malmö!). Vielleicht wird die „automatic insertion" des Koloskops, die in Japan vorangetrieben wird, die Situation bezüglich der Tolerabilität entscheidend ändern. Das Risiko der Koloskopie bezüglich der wesentlichen Komplikation, nämlich der Perforation, wurde vor Jahren mit 0,1–0,8 % angegeben, die der koloskopischen Polypektomie mit 0,5–3 %; die Letalitätsrate[1] wurde als gering bezeichnet und mit 0,14–0,65 % angegeben; in einigen Studien war die Letalität gleich null [15]. Folgt man den gegenwärtig propagierten Empfehlungen für die Prävention des kolorektalen Karzinoms, so könnte – nach Piper u. Carr-Locke [21] – das kumulative Risiko der Darmperforation bei der koloskopischen Polypektomie das Letalitätsrisiko des kolorektalen Karzinoms überschreiten. Es gilt daher, die präventiven Maßnahmen dem Karzinomrisiko der verschiedenen Untergruppen von Patienten mit Polypen anzupassen, um die Risiken der Methoden auf ein Minimum zu reduzieren.

Ein englisches Panel von Experten konstatierte 1991 nach eingehender Diskussion: "Thus the epidemiological evidence suggests that most polyps do not give rise to cancers and that when they do most of the cancers do not present a life time risk" [22]. Schließlich kommen die Autoren zu dem Schluß: "The need for screening and polypectomy is unproved." Sie fordern

---

[1] *Letalität:* Zahl der Todesfälle pro Krankheitsfall (bzw. Eingriff etc.). *Mortalität:* Zahl der Todesfälle einer Krankheit pro Bevölkerungseinheit (z. B. bei einer Bevölkerungseinheit von 100 000).

als Quintessenz eine randomisierte kontrollierte Studie der koloskopischen Polypektomie (". . . the most urgent being a randomized controlled trial of polypectomy").

Für die Indikation zur koloskopischen Polypektomie und zu anschließenden Kontrollen wurden aber pragmatische Empfehlungen ausgesprochen:

1. Bei Patienten mit Symptomen und einem Polypen im Kolorektum sollte eine totale Koloskopie erfolgen; Polypen mit einem Durchmesser über 5 mm sind abzutragen.
2. Kontrollkoloskopien sind nicht empfehlenswert bei einem solitären kleinen tubulären Adenom (Durchmesser kleiner als 10 mm) und bei Patienten über 75 Jahre.
3. Kontrollkoloskopien sind indiziert bei großem Adenom (Durchmesser über 10 mm) und multiplen Adenomen, und zwar alle 3 bzw. 5 Jahre [22].

Molekulargenetische Analysen mit DNS-Sonden werden wahrscheinlich in nächster Zeit allgemein zur Verfügung stehen und eine validere Aussage über das Vorliegen von Präkanzerosen und frühen Stadien des Karzinoms im Kolorektum ermöglichen. Wahrscheinlich wird dann auch die Zahl der notwendigen Kontrollkoloskopien wesentlich reduziert werden können [2, 4, 20, 22, 25].

Gastrointestinale Polyposen als Präkanzerosen

Die familiären adenomatöse Polypose (FAP) ist ein autosomal-dominant vererbtes Leiden; die Letalität des kolorektalen und gastroduodenalen Karzinoms erreicht bis zum 60. Lebensjahr fast 100%, wenn nicht rechtzeitig operiert wird (totale Kolektomie oder Kolektomie mit ileorektaler oder ileoanaler Anastomose). Das Gen der FAP wurde auf dem langen Arm von Chromosom 5 identifiziert [5, 8, 18, 20, 23]; Mutationen im Bereich dieses Gens induzieren karzinomatöses Wachstum. Die Polypose manifestiert sich vornehmlich im Kolorektum und im Duodenum (peripapillär); der Häufigkeitsgipfel der Adenomentwicklung liegt zwischen dem 15. und 25. Lebensjahr, die Adenome können sich schon im Kindesalter, aber auch sehr viel später entwickeln. Das Kolorektum kann übersät sein mit kleinen und größeren Adenomen; die Zahl nimmt vom Zäkum bis zum Rektum zu [5, 8]. Früher galt als Voraussetzung für die Diagnose das Vorhandensein von mehr als 100 Polypen im Dickdarm; wir wissen heute, daß auch geringere Zahlen angetroffen werden; viele Polypen sind so klein, daß sie leicht übersehen werden. Molekulargenetische Analysen ermöglichen heute, die Träger des FAP-Gens mittels polymorpher DNS-Proben zu erkennen; eine präsymptomatische Identifizierung der FAP ist so möglich geworden [8, 18].

Bei einem Teil der Patienten mit FAP finden sich extraintestinale Manifestationen (multiple Osteome, Epidermoidzysten u. a.). Diese Trias wurde Gardner-Syndrom genannt. Molekulargenetisch konnte gesichert werden, daß das FAP-Gen im selben chromosomalen Bereich lokalisiert ist wie das Gardner-Gen; die extraintestinalen Manifestationen werden somit wahrscheinlich durch bestimmte Mutationen des FAP-Gens induziert. Es besteht daher kein Grund mehr, das Gardner-Syndrom von der FAP abzugrenzen [18, 26].

Zumindest theoretisch besteht heute die Möglichkeit, in Familien mit FAP die nicht betroffenen Familienmitglieder zu identifizieren; andererseits können die Betroffenen durch indirekte Genotypenanalyse ermittelt werden [8, 18]. Zudem findet sich bei etwa 85% der Personen mit FAP eine kongenitale Hypertrophie des retinalen Pigmentepithels, die durch indirekte Opthalmoskopie ermittelt wird [5, 8].

Trotz der Möglichkeit, über gekoppelte DNS-Marker das Risiko für eine FAP zu ermitteln (keine absolute Diagnose), besteht weiterhin die Notwendigkeit der endoskopischen regelmäßigen Untersuchung (Proktosigmoidoskopie). Die molekulargenetischen Analysen werden es wahrscheinlich ermöglichen, die endoskopischen Kontrollen zu reduzieren, die ansonsten jährlich erfolgen müssen. Der prädiktive Wert der molekulargenetischen Analyse mit Nachweis von flankierenden Markern („flanking markers") des FAP-Gens soll nahezu 100% erreichen. Die präsymptomatischen Untersuchungen sollten im Alter von etwa 10 Jahren beginnen. Da in einem beträchtlichen Prozentsatz auch Adenome im Duodenum (insbesondere peripapillär) angetroffen werden, sollten mindestens alle 2 Jahre zusätzlich endoskopische Untersuchungen des oberen Verdauungstraktes durchgeführt werden [1, 26].

Hamartome, hamartomatöse Polyposen

Es kann heute als gesichert gelten, daß auch Hamartome (Peutz-Jeghers-Polypen und juvenile Polypen) – vielleicht aus Adenomanteilen – Karzinome „entwickeln". Das Peutz-Jeghers-Syndrom (Pigmentflecken perioral und auf der Mundschleimhaut, Peutz-Jeghers-Polypen im Gastrointestinaltrakt), die familiäre juvenile Polypose (juvenile Polypen im Kolorektum) – wahrscheinlich auch der Morbus Cowden (Multiple-Hamartome-Syndrom) – gelten als Präkanzerosen [9, 14]. Beim Peutz-Jeghers-Syndrom und beim Morbus Cowden sind regelmäßige Kontrollen erforderlich: größere Polypen werden endoskopisch oder operativ (Jejunum und Ileum) abgetragen. Polypen im Dünndarm führen immer wieder zum Ileus und erfordern eine entsprechende Behandlung. Bei der familiären juvenilen Polypose treten häufig Darmblutungen auf, eine Kolektomie ist zumeist erforderlich. Die histologische Analyse abgetragener Polypen sichert jeweils die Diagnose.

Familiäre (Nichtpolypose-) kolorektale Karzinomsyndrome

Schätzungsweise 5% der Patienten mit kolorektalem Karzinom haben ein hereditäres Nichtpolypose-Karzinomsyndrom; die Patienten mit familiärer adenomatöser Polypose machen kaum 1 % der Patienten mit kolorektalen Karzinomen aus. Bei dem hereditären Karzinomsyndrom (Lynch I und Lynch II) finden sich zwar auch Polypen, aber sie sind vorwiegend im rechten Kolon lokalisiert und häufig klein und sehr flach. Lynch [17] ist überzeugt, daß Adenome auch beim hereditären Karzinomsyndrom Vorläufer des kolorektalen Karzinoms sind; er fand solitäre Adenome in 30 % und multiple Adenome in 20 % der Fälle, v. a. im rechten Kolon. Der Verdacht auf das Vorliegen dieser hereditären Syndrome ist dann gegeben, wenn ein Karzinom vor dem 45. Lebensjahr auftritt, v. a. im rechten Kolon, und wenn synchrone und metachrone Tumoren angetroffen wurden. Beim Lynch-II-Syndrom werden auch endometriale und ovariale Karzinome – v. a. im jüngeren Alter – gefunden. Entscheidende Hinweise auf diese Syndrome werden bei Ermittlung der genetischen Familienanamnese eruiert. Die Untersuchung einer betroffenen Familie (Lynch II) deckte einen genetischen Marker in der Nachbarschaft des FAP-Gens auf Chromosom 5 auf. Das Vorliegen eines familiären Kolonkarzinoms wird leider immer noch viel zu wenig in Betracht gezogen.

Metachrone kolorektale Karzinome

Nach Darmresektion wegen eines Karzinoms besteht ein gewisses, wenn auch geringes Risiko der Entwicklung metachroner Karzinome. Bisher wurden entsprechende Kontrollkoloskopien zu häufig ausgeführt. Sinnvoll erscheint eine erste Koloskopie etwa 1 Jahr nach der Operation; weitere Kontrollen sollten in Abständen von etwa 3 Jahren erfolgen [7, 23].

Präkanzeröse Konditionen – Colitis ulcerosa, Morbus Crohn

Es bestehen heute keine Zweifel mehr, daß Patienten mit Colitis ulcerosa ein erhöhtes Karzinomrisiko aufweisen; die Häufigkeit der Karzinomentwicklung steht in gewisser Beziehung zur Dauer und zur Ausdehnung der Kolitis im Kolorektum. Das Karzinomrisiko ist am höchsten bei totaler Kolitis (bis zum Zäkum) und bei extensiver Kolitis (bis zur rechten Flexur); die linksseitige Kolitis zeigt – wenn überhaupt – nur ein geringes Risiko. Übereinstimmend haben entsprechende Studien ergeben, daß erst 8–10 Jahre nach Krankheitsbeginn eine Entartungstendenz erkennbar wird. Lennard-Jones et al. [16] haben unlängst die Ergebnisse koloskopisch-bioptischer Untersuchungen bei extensiver und totaler Colitis ulcerosa (401 Patienten, Studienbeginn mehr als 10 Jahre nach Start der Erkrankung) publiziert. Die Intention der Studie war das Auffinden von Dysplasien. Die kumulative Wahrscheinlichkeit der Entwicklung eines Karzinoms im Darm betrug 3 % nach 15 Jahren, 5 % nach 20 Jahren und 9 % nach 25 Jahren. Es gibt weitere Studien aus früheren und den letzten Jahren, die das Risiko der Karzinomentwicklung bei Colitis ulcerosa aufgezeigt haben. Dennoch – es existiert keine kontrollierte Studie. Die Fahndung nach einer Dysplasie als Vorläufer eines Karzinoms ist keine optimale Methode, da die Beurteilung der histologischen Präparate bezüglich einer Dysplasie (sehr) subjektiv ist; besser und objektiver wäre die Durchflußzytometrie mit der Frage nach einer Aneuploidie. Die Empfehlungen für ein Screening bei Colitis ulcerosa gehen dahin, alle Jahre eine Koloskopie durchzuführen, Start der Kontrollen etwa 10 Jahre nach Krankheitsbeginn. Bei intensiver und anhaltender linksseitiger Colitis ulcerosa empfehlen sich Kontrollen in Abständen von 2 Jahren (mit multiplen Biopsien oder Durchflußzytometrie, wenn verfügbar). Eine schwedische Studie [6] hat belegen können, daß auch beim Morbus Crohn ein Karzinomrisiko besteht: Das Risiko der Karzinomentwicklung wurde kalkuliert und betrug in Abhängigkeit von der Lokalisation der Entzündung 3,2 % bei Erkrankung des terminalen Ileums und (rechten) Kolons und 5 % bei alleinigem Befall des Kolons; bei Beschränkung der Erkrankung auf das terminale Ileum war kein erhöhtes Risiko zu ermitteln. Weitere Studien sind erforderlich, Notwendigkeit und Modalitäten von Kontrolluntersuchungen zum Nachweis von Präkursoren oder frühen Stadien des Karzinoms bei Morbus Crohn zu ermitteln.

Ausblick

Das primäre und wesentliche Ziel der Krebsvorsorge ist die Reduktion der Mortalität, dies gilt auch und insbesondere für das kolorektale Karzinom. Alle bisherigen Maßnahmen und Methoden haben beim kolorektalen Karzinom versagt; die Mortalität an Darmkrebs ist in den letzten Jahren in der Bundesrepublik Deutschland ständig angestiegen. Als unzureichend hat sich diesbezüglich der Hämokkulttest (FOBT) erwiesen, dessen prädiktiver Wert für den Darmkrebs nur 5–10 % beträgt [23]; auch die koloskopische Polypektomie kann rein rechnerisch nicht zur Senkung der Mortalität an kolorektalem Karzinom beitragen.

Die Erfolge der molekulargenetischen Analysen in der präsymptomatischen Erfassung der betroffenen Angehörigen von Familien mit familiärer adenomatöser Polypose (etwa 50 %) mittels polymorpher DNS-Proben (gekoppelte und flankierende Marker am FAP-Gen) lassen hoffen und annehmen, daß es gelingen könnte, Personen mit einem hohen Risiko der Entwicklung eines kolorektalen Karzinoms molekulargenetisch zu erfassen; erste Erfolge solcher Untersuchungen an Stuhlpartikeln wurden bereits publiziert [25]. Bis molekulargenetische Tests allgemein zur Verfügung stehen, sollte man danach trachten, Kontrolluntersuchungen bei Personen mit erhöhtem Darmkrebsrisiko auf ein vernünftiges Maß zu reduzieren.

Weitere Hoffnungen gründen sich auf Methoden der Chemoprävention des Krebses [3, 10, 24, 27], mit denen es gelingen könnte, präkanzeröse Läsionen zu reduzieren (z. B. Adenome im Kolorektum) und die Entwicklung von Dysplasien und Karzinomen bei präkanzerösen Konditionen zu verhindern.

Literatur

1. Alexander JR, Andrews JM, Buchi KN et al. (1989) High prevalence of adenomatous polyps of the duodenal papilla in familial adenomatous polyposis. Dig Dis Sci 34:167–170
2. Anonymous (1991) Molecular secrets of colorectal cancer (Editorial), Lancet 338:1363–1364
3. Anonymous (1992) Cancer screening and prevention: organ vs non-organ specific? (Editorial), Lancet 339:902–903
4. Atkins WS, Morson BC, Cuzick J (1992) Long-term risk of colorectal cancer after excision of rectosigmoid adenomas. N Engl J Med 326:658–662
5. Bülow S (1991) Diagnosis of familial polyposis. World J Surg 15:41–46
6. Ekbom A, Helmick C, Zack M et al (1990) Increased risk of large bowel cancer in Crohn's disease with colonic involvement. Lancet 336:357–359
7. Fleischer DE, Goldberg SB, Browning TH et al (1989) Detection and surveillance of colorectal cancer. J Am Med Assoc 262:580–585
8. Friedel W, Möslein G, Jaeger K et al (1991) Familiäre adenomatöse Polyposis. Dtsch Ärztebl 88:851–860
9. Giardiello FM, Welsh SB, Hamilton SR et al (1987) Increased risk of cancer in the Peutz-Jeghers syndrome. N Engl J Med 316:1511–1514
10. Gutierrez AA, Lemoine NR, Sikoba K (1992) Gene therapy for cancer. Lancet 339:715–721
11. Hamilton SR (1983) Pathogenesis of polyps (adenomas). Dis Colon Rectum 26:413–414
12. Järvinen HJ (1991) Other gastrointestinal polyps. World J Surg 15:50–56
13. Jagelman DG, DeCosse JJ, Bussey HJR (1988) Upper gastrointestinal cancer in familial adenomatous polyposis. Lancet 331:1149–1150
14. Jass JR, Williams CB, Bussey HJR, et al (1988) Juvenile polyposis – a precancerous condition. Histopathology 13:619–630
15. Kavin H, Sinicrope F, Esker AH (1992) Management of perforation of the colon at colonoscopy. Am J Gastroenterol 87:161–167
16. Lennard-Jones JE, Melville DM, Morson BC, et al (1990) Precancer and cancer in extensive ulcerative colitis: findings among 401 patients over 22 years. Gut 31:800–806
17. Lynch TL, Bronson EK, Strayhorn PC, et al (1990) Genetic diagnosis of Lynch-syndrome II in an extended colorectal cancer-prone family. Cancer 66:2233–2238
18. MacDonald F, Morton DG, Rindl PM, et al (1992) Predictive diagnosis of familial adenomatous polyposis with linked DNA markers: population based study. Br Med J 304:869–872
19. Morson BC, Williams CB, Frühmorgen P, et al (1990) Colorectal adenomas: risk of cancer and results of follow-up. Gastroenterology Int 3:57–62
20. Nishisho I, Nakamura Y, Miyoshi Y et al (1991) Mutation of chromosome 5q21 genes in FAP and colorectal cancer patients. Science 253:665–669
21. Piper JK, Carr-Locke DL (1992) Colonic tumors. Endoscopy 24:80–94
22. Pollock AM, Quirke P (1991) Adenoma screening and colorectal cancer, the need for screening and polypectomy is unproved. Br Med J 303:3–4
23. Ransohoff DF, Lang CA (1991) Screening for colorectal cancer. N Engl J Med 325:37–41
24. Rigau J, Pique M, Rubio E et al (1991) Effects of longterm sulindac therapy on colonic polyposis. Ann Intern Med 115:952–954
25. Sidranski D, Tokino T, Hamilton SR et al (1992) Identification of ras oncogen mutations in the stool of patients with curable colorectal tumors. Science 256:102–105
26. Spigelman AD, Williams CB, Talbot IC et al (1989) Upper gastrointestinal cancer in patients with familial adenomatous polyposis. Lancet 334:783–785
27. Thun M, Namdoodiri M, Heath C (1991) Aspirin use and reduced risk of fatal colon cancer. N Engl J Med 325:1593–1596

Internistisch-onkologische Therapiestrategien bei kolorektalen Karzinomen

F. Overkamp, J. Orzessek

Vorbemerkungen

Der Begriff „Therapiestrategien" könnte übertriebene Erwartungen wecken und fälschlicherweise signalisieren, es stünden bewährte, durchgreifende, sicheren Erfolg versprechende internistisch-onkologische Behandlungsmöglichkeiten zur Verfügung. Hämatoonkologen neigen zumindest gelegentlich zu dem Versuch, einen Mangel an bahnbrechenden Behandlungsvorschlägen durch besonders hochtrabende Formulierungen zu kompensieren. Es gibt zwar eine Reihe von Fortschritten sowie interessante, partiell erfolgreiche und hoffnungsvolle Therapieansätze, aber Tatsache bleibt zum gegenwärtigen Zeitpunkt, daß trotz neuer Anstrengungen zur Prävention, trotz Früherkennungsmaßnahmen und weiterentwickelter Therapiemodalitäten die Fünfjahresüberlebensraten bei kolorektalen Karzinomen nahezu unverändert geblieben sind [19, 24].

Nach wie vor ist die Primärbehandlung dieser Tumoren die Domäne der Chirurgie. Mit keiner anderen Therapiemaßnahme als der Operation sind in den lokalisierten Frühstadien vergleichbar überzeugende Behandlungsergebnisse zu erzielen [35].

Das lokal fortgeschrittene inoperable und insbesondere das metastasierende kolorektale Karzinom bedarf jedoch einer internistisch-onkologischen Intervention [4, 5, 19]. Die zytostatische Behandlung hat dabei naturgemäß eine überwiegend palliative Zielsetzung. Die wichtigsten Behandlungsziele sind die Reduktion tumorbedingter Beschwerden und damit die Verbesserung der Lebensqualität sowie die Verlängerung symptom- bzw. beschwerdefreier Intervalle. Diesbezüglich sind Fortschritte zu verzeichnen. Remissionen sind jedoch in der Regel nur partiell und passager. Auch wenn einige Studien statistisch signifikante Vorteile hinsichtlich der einen oder anderen Therapieinnovation dokumentiert haben, bleibt festzuhalten, daß die Gesamtüberlebenszeit bisher im Vergleich zu unbehandelten Patienten *nicht nennenswert* verlängert werden konnte.

Internistisch-onkologische Bemühungen müssen daher sehr sorgfältig mit dem natürlichen Verlauf der Erkrankung verglichen werden, um den therapeutischen Gewinn der jeweiligen Methode bewerten zu können [33].

Der natürliche, durch keine Behandlung beeinflußte Verlauf der Erkrankung wurde in einer retrospektiven Studie bei 484 Patienten analysiert [23]. Die mittlere Überlebenszeit aller Patienten betrug nur 7 Monate. Es fanden sich jedoch erhebliche Variationen: Einzelne Patienten überlebten nach lokaler Inoperabilität und ohne zusätzliche Therapie nur wenige Wochen, andere hatten einen Spontanverlauf über mehrere Jahre. Diese Schwankungen des Spontanverlaufs hängen von verschiedenen Einflußgrößen ab, insbesondere von der initialen Tumormasse, der Metastasenlokalisation, dem krankheitsfreien Intervall nach Operation des Primärtumors und dem Differenzierungsgrad der Tumorzellen. Vor dem Hintergrund dieser Daten wird man internistisch-onkologische Therapiemöglichkeiten einsetzen und ihren klinischen Wert beurteilen müssen.

Chemotherapie mit 5-Fluorouracil

Die **Monotherapie mit 5-Fluorouracil** (5-FU) gilt als **zytostatische Standardtherapie** [7, 29]. Mit einer reinen Monotherapie ist eine Ansprechrate von etwa 15–20 % zu erwarten. Andere Zytostatika wie Methotrexat, Mitomycin C, Anthracycline und Nitrosoharnstoffderivate zeigen geringere Ansprechraten. Zytostatikakombinationen haben bisher keinen entscheidenden Vorteil gegenüber der 5-FU-Monotherapie erkennen lassen [9, 40, 41].

In verschiedenen klinischen Studien wurde eine deutliche Dosis-Wirkung-Beziehung für 5-FU festgestellt; je höher die Dosis, desto besser die antiproliferative Wirkung. Es wurden daher verschiedene Versuche unternommen, eine Dosisintensitätssteigerung zu erzielen.

Die einfachste Möglichkeit ist naturgemäß die Dosissteigerung der Substanz selbst. Sie kann beispielsweise durch wöchentliche hochdosierte Dauerinfusionen über 24–48 h erreicht werden [22]. Jedoch sind bei höheren Dosierungen naturgemäß auch stärkere Nebenwirkungen zu erwarten. Insbesondere führen Mukositis, Diarrhö, Erbrechen, Leuko- und Thrombozytopenie, aber auch die Kardiotoxizität nicht selten zu einer beträchtlichen Belastung der Lebensqualität. Für den Patienten angenehmer und unter ambulanten Bedingungen lassen sich Langzeitinfusionen über externe Zytostatikapumpen applizieren, die an ein subkutan implantiertes zentralvenöses Portsystem angeschlossen werden [31]. Über eine Pumpe können Zytostatika wie 5-Fluorouracil über Tage bis Wochen kontinuierlich appliziert werden. Der Patient trägt die Zytostatikapumpe in einem Gürtel bei sich. Auf diese Weise ist es möglich, die 5-FU-Dosis kumulativ beträchtlich zu steigern und damit im Hinblick auf die erwähnte Dosis-Wirkung-Beziehung eine höhere Ansprechrate zu erreichen [42]. Bei diesen protrahierten Langzeitinfusionen sind die Nebenwirkungen erstaunlich gering, es ändert sich aber das Toxizitätsprofil: Die Hämatotoxizität nimmt deutlich ab, die Toxizität an Haut und Schleimhäuten nimmt zu.

Biomodulation, „Immuntherapie"

Eine weitere Möglichkeit, eine Verstärkung der 5-FU-Wirkung zu erzielen, besteht in der biochemischen Modulation. Für eine Reihe sog. Biomodulatoren wurde in vivo und in vitro eine Verstärkung des 5-FU-Effekts festgestellt. Insbesondere **Folinsäure (Leukovorin)** scheint klinisch besonders effektiv zu sein [8, 30]. Der Wirkungsmechanismus von 5-FU beruht im wesentlichen auf der Hemmung der Thymidylatsynthetase in den Tumorzellen. In Gegenwart von Leukovorin wird dieses Enzym verstärkt gehemmt und der Hemmeffekt dauert länger an.

Unverändert nicht hinreichend bekannt ist jedoch die wirksamste Dosierung von Leukovorin und seine beste Applikationsweise in Verbindung mit 5-FU [11, 12, 13, 34]. Insbesondere ist ungeklärt, ob Leukovorin zwingend hochdosiert eingesetzt werden muß. Verschiedene Untersuchungen haben gezeigt, daß offenbar auch mit niedrigeren Dosen Leukovorin die gleichen Remissionsraten wie mit höheren und hohen Dosierungen erzielt werden können. Weitere Studienergebnisse diesbezüglich müssen abgewartet werden.

Auch die sog. „Immuntherapie" ist derzeit Gegenstand klinischer Studien. Eine Steigerung der Remissionsraten wird von Kombinationen aus Interferonen und Interleukinen mit Zytostatika erhofft [36, 38]. Aber die Toxizität auch dieser Therapiemodalitäten ist hoch, und eine nennenswerte (wenn auch teilweise signifikante) Verbesserung der Behandlungsergebnisse konnte durch sie bisher nicht erzielt werden. Interferon besitzt einen geringen eigenständigen antiproliferativen Effekt und zeigt auch eine in-vitro-Wirkung auf zytostatikaresistente Zellinien. Kreuzresistenzen wurden bisher nicht beobachtet. Vor allem aber verstärkt Interferon die zytotoxische Aktivität von 5-FU auf Tumorzellen. Unter Einwirkung von Interferon wird der Komplex aus 5-FU und Thymidylatsynthetase stabilisiert. Die modulatorische Wirkung von Folinsäure auf 5-FU wird durch Interferon zusätzlich intensiviert. Darüber hinaus beeinflußt Interferon über genregulatorische Mechanismen die Zytotoxizität von 5-FU: Nach der Inaktivierung der Thymidylatsynthetase durch 5-FU kommt es kompensatorisch zur Überexpression des Thymidylatsynthetase-Gens. Interferon hemmt diese Gegenregulation. Allerdings verstärkt es auch dosisabhängig die 5-FU-induzierte Toxizität [1, 14, 17, 18, 20, 21, 28, 32, 39, 43].

Der klinische Wert von Kombinationstherapien (Zytostatikum + Leukovorin + Interferon, evtl. + Interleukin) wird in aktuellen Studien überprüft. Auch die Kombination von 5-FU mit der neuen Substanz N-Phosphonatacetyl-L-aspartat (PALA) wird derzeit erprobt. Die Daten der Vorstudien sind jedoch im Gegensatz zu der Stimmung auf manchen Onkologenkongressen keineswegs euphorisierend. Insbesondere müssen die Studien zeigen, ob signifikant günstigere Remissionsraten durch die Kombinationstherapien zu erzielen sind, ob eine nennenswerte Verlängerung der Gesamtüberlebenszeit erreicht werden kann und v. a. ob die therapiebedingte Toxizität in einem für die palliative Therapie vertretbaren Rahmen bleibt.

Zur Klärung dieser Fragen erscheint es prinzipiell wünschenswert, daß möglichst viele Patienten in eine der laufenden klinischen Studien eingebracht werden.

Regionale Therapieverfahren

Regionale zytostatische Therapieverfahren [15] sind grundsätzlich kein Ersatz für eine chirurgische Intervention. Wenn eine Operation technisch möglich ist, sollte sie angestrebt werden. Während nach Resektion kolorektaler Lebermetastasen nach etwa 2 Jahren noch ca. 30 % der Patienten leben, liegt die Überlebensrate 2 Jahre nach alleiniger regionaler Chemotherapie bei nur knapp 10 %.

Eine regionale Chemotherapie wird somit – wenn überhaupt – bei inoperablen, aber lokal begrenzten Tumoren durchgeführt [10, 27]. Auch alle regionalen Therapieverfahren sollten sowohl palliativ wie adjuvant nur innerhalb klinischer Studien durchgeführt werden. Die intraarterielle Instillation oder Infusion von 5-FU über die katheterisierte A. hepatica und ihre Seitenäste wird seit Jahren am häufigsten praktiziert [16, 44]. Katheterfehllagen, Katheterthrombosen, chemische Hepatitiden und Infektionen sind dabei häufige Komplikationen. Randomisierte Studien bezüglich einer lokoregionalen Chemotherapie über die A. hepatica ergaben erhebliche Schwankungen der Remissionsraten. Die Überlebenszeit der Patienten konnte auch mit dieser Methode bisher nicht wesentlich verbessert werden. Ob eine Kombination von systemischer und intraarterieller Behandlung die Prognose der Patienten verbessern kann, bleibt ebenfalls abzuwarten.

Eine regionale Therapie über die V. portae wird seltener durchgeführt.

Die Peritonealkarzinose kann in fortgeschrittenen Stadien kolorektaler Karzinome durch die erhebliche Aszitesbildung zu gravierenden Beschwerden führen. Wiederholte Parazentesen und eine diuretische Therapie sind meist nur von kurzfristigem und unzureichendem Nutzen. Die intraperitoneale 5-FU-Applikation führt nach möglichst vollständiger Parazentese häufig zu einem vorübergehenden Sistieren der Aszitesbildung. Die hohe lokale Zytostatikakonzentration führt neben einer effektiven Zytotoxizität zu einer Fibrosierung des Peritoneums mit Reduktion der tumorbedingt gesteigerten Kapillarpermeabilität. Nebenwirkungen sind im Vergleich zu systemischen Therapien gering. Die chemische Peritonitis ist als lokale Komplikation selten. Bei gleichzeitig vorliegender extraperitonealer Tumormanifestation kann die Kombination einer intraperitonealen und systemischen Chemotherapie im Einzelfall sinnvoll sein.

In letzter Zeit beschäftigt man sich in einigen Zentren wieder intensiver mit der Embolisation tumorversorgender Arterien. Embolisierenden Substanzen wie z. B. Mikrosphären werden teilweise Zytostatika zugesetzt, um den zytotoxischen Effekt zu verstärken. Jedoch sind auch die Behandlungsergebnisse dieser sog. Chemoembolisation (noch) nicht so ermutigend, daß man hierzu bereits eine generelle Therapieempfehlung formulieren könnte.

Zusätzliche Behandlungsmöglichkeiten

Als ultima ratio bei vollständiger Resistenz gegenüber Zytostatika kommt bei ausgedehnter hepatischer Metastasierung eine fraktionierte Bestrahlung der Leber in sehr geringen Einzeldosen am Linearbeschleuniger in Betracht, womit sich gelegentlich eine Reduktion der Leberkapselspannung erzielen läßt. Eine Strahlentherapie ist also überwiegend unter analgetischen Gesichtspunkten indiziert.

Zur Schmerzlinderung – insbesondere bei Leberkapselspannung – haben sich Glukokortikoide (speziell Dexamethason) bewährt.

Instrumentelle Verfahren wie perkutane biliäre Drainagen oder bilioduodenale Drainagen kommen als rein symptomatische Therapieverfahren in fortgeschrittenen Fällen einer Lebermetastasierung bei Stauungsikterus in Betracht.

Alle anderen publizierten und nichtpublizierten „alternativen" Therapieformen sind rein experimenteller Natur: Systematische oder regionale Hyperthermie, monoklonale Anti-CEA-Antikörper, photodynamische Therapie, E.-coli-Lipopolysaccharide und lymphokinaktivierte Killerzellen haben bisher keine signifikanten Ansprechraten gezeigt [3, 5, 19].

Synopsis

Bei kritischer Analyse der bisherigen Ausführungen ergibt sich somit für das fortgeschrittene metastasierende kolorektale Karzinom folgende grobe und vorläufige Leitlinie:

Entscheidend für jede Therapieindikation ist die vorherige Beobachtung des individuellen spontanen Verlaufs. Bei offensichtlich langsamer Progredienz, geringgradiger Metastasierung und fehlenden Beschwerden ist eine abwartende Haltung gerechtfertigt.

Im Falle einer deutlichen Progression und insbesondere beim Auftreten von tumorbedingten Beschwerden ist die Einleitung einer internistisch-onkologischen Behandlung angezeigt. Je nach Metastasenlokalisation und dem vorliegenden klinischen Bild wird man sich für eine der regionalen oder systemischen Therapiemöglichkeiten entscheiden. Vorzugsweise sollten alle Behandlungen im Rahmen kontrollierter klinischer Studien durchgeführt werden.

Da zum gegenwärtigen Zeitpunkt mit keiner der zur Verfügung stehenden Methoden eine wesentliche Verlängerung der Gesamtüberlebenszeit erzielt werden kann, sind alle Konzepte als palliative Maßnahmen anzusehen und sollten daher so nebenwirkungsarm wie möglich sein.

Bei der systemischen Chemotherapie empfiehlt es sich beispielsweise, mit einer standardisierten milden zytostatischen Behandlung (Leukovorin/5-FU in „konventioneller Dosierung") zu beginnen und bis zum Erreichen einer maximalen Remission und/oder Beschwerdefreiheit fortzusetzen. Anschließend kann wiederum ein therapiefreies Intervall zur erneuten Beobachtung des Spontanverlaufs sinnvoll sein. Interessant ist, daß im Falle eines erneuten Rezidives und/oder einer weitergehenden Metastasierung eine dosisintensivierte 5-FU-Applikation (z. B. über externe Pumpen) auch dann erfolgreich sein kann, wenn unter einer „normal" dosierten Therapie kein Ansprechen mehr zu verzeichnen war. (Auf Dosisangaben wird in dieser Übersichtsarbeit bewußt verzichtet.)

Adjuvante Therapie

In den initialen Tumorstadien B2 und C sind das Lokalrezidiv und das Metastasierungsrisiko deutlich erhöht und die Gesamtüberlebenszeit entsprechend verkürzt.

Die Diskussion um adjuvante Therapiemaßnahmen in diesen Stadien ist in letzter Zeit durch neuere Studienergebnisse wiederbelebt worden [2, 26].

Beim Kolonkarzinom sind die überzeugendsten publizierten Erfolge einer adjuvanten Therapie bisher mit der Kombination von 5-FU und Levamisol, einer immunmodulatorisch wirkenden Substanz, erzielt worden [6, 25]. Ob jedoch das günstige Ergebnis der Studie von Moertel et al. [25] definitiv durch die Kombination von Levamisol mit 5-FU bedingt ist oder durch ausreichend hohe 5-FU-Dosen im Sinne der Dosis-Wirkung-Beziehung erzielt wurde, kann z. Z. noch nicht endgültig beurteilt werden. Die NIH Consensus Development Conference hat 1990 diese Therapiekombination zur adjuvanten Behandlung im Stadium Dukes C (fraglich B) als vorläufig akzeptierte Richtlinie empfohlen.

Bezüglich der adjuvanten Therapie des kurativ resezierten Rektumkarzinoms haben Metaanalysen großer randomisierter Studien ergeben, daß eine prä- oder postoperative Bestrahlung in den Stadien B2 und C die Rate lokoregionaler Rezidive signifikant senkt. Verschiedene andere adjuvante Therapiestudien haben auch kürzlich wieder den Wert einer kombinierten adjuvanten Radio- und Chemotherapie gegenüber einer alleinigen Radio- oder Chemotherapie belegen können und stützen entsprechende Empfehlungen der oben erwähnten Konferenz.

Insbesondere die adjuvanten Therapien sollten ausschließlich innerhalb klinischer Studien erfolgen, in denen verschiedene Schemata randomisiert geprüft werden. Probleme bei der Deutung und Bewertung von Studienergebnissen können sich jedoch wegen offensichtlich bestehender Unterschiede in den Qualitätsstandards ergeben. Beispielsweise können Kliniken, die sich der Chirurgie kolorektaler Karzinome speziell annehmen, allein mit operativen Maßnahmen ähnlich gute Ergebnisse vorweisen wie andere Zentren mit Operation und adjuvanter Chemo- bzw. Radiotherapie [37]. Es sei somit die Anmerkung erlaubt, daß in prospektiven Therapiestudien Kliniken mit gleichem chirurgischen, strahlentherapeutischen und chemotherapeutischen Standard kooperieren sollten.

Literatur

1. Ajani JA, Rios AA, Ende K et al. (1989) Phase I und II studies of the combination of recombinant human interferon-gamma und 5-fluorouracil in patients with advanced colorectal carcinoma. J Biol Response Mod 8:140
2. Buyse M (1988) Adjuvant therapy of colorectal cancer. JAMA 259:3571
3. Bägli DJ, Steele GD, Barlozzari T (1989) Natural killer sensitivity of colorectal carcinoma targets. Correlation with degree of differentiation. Arch Surg 124:89
4. Carter SK, Friedmann M (1974) Integration of chemotherapy into combined-modality treatment of solid tumours. Cancer Treat Rev 1:111
5. Der Arzneimittelbrief (1991) Nr. 9
6. DeVita VT, Hellmann S, Rosenberg St (1991) The efficacy and the group C status of levamisole and 5-fluorouracil for patients with Dukes C colon cancer. Lippincott, Philadelphia, Appendix B, 251 (Important advances in oncology)
7. Einhorn LH (1989) Improvements in fluorouracil chemotherapy? J Clin Oncol 7:1377
8. Erlichman C, Fine S, Wong A, Elhakim T (1988) A randomized trial of fluorouracil and folinic acid in patients with metastatic colorectal carcinoma. J Clin Oncol 6:469
9. Fryta KS, Moertel CG, Schutt AJ, Hahn RG, Reitemeier RJ (1975) Adriamycin (NSC-123127) therapy for advanced gastrointestinal cancer. Cancer Chemother Rep 59:405
10. Gawenda M, Prokop A, Huber R, Pichlmaier H (1991) Lokale Chemotherapie der Leber bei nicht resektablen Lebermetastasen kolorektaler Karzinome. Tumordiagn Ther 12:186–191
11. Hines J, Adelstein D, Bast J, Spiess J (1988) High dose oral leucovorin and intravenous 5-fluorouracil in advanced metastatic colorectal carcinoma. Proc Am Soc Clin Oncol 7:110
12. Hines J, Zaken M, Adelstein D, Rustum Y (1988) Treatment of advanced-stage colorectal adenocarcinoma with fluorouracil and high dose leucovorin calcium: a pilot study. J Clin Oncol 6:142
13. Hryniuk WM, Figueredo A, Goodyear M (1987) Applications on dose intensity to problems in chemotherapy of breast and colorectal cancer. Semin Oncol 14:3
14. Huberman M, Bering H, Tessitore J, Groopman J, Tran L, Young D, Evans L (1990) 5-fluorouracil (5-FU) plus recombinant alpha interferon (Roferon A) in advanced colorectal cancer. Proc ASCO 9:116
15. Kelm C, Schwemmle K, Henneking K, Quoika P (1992) Behandlungsmöglichkeiten maligner Lebertumoren. Klinikarzt 21, 1:23 ff.
16. Kemeny N, Daly J, Oderman P, Shike M, Chun H, Petroni G, Geller (1984) Hepatic artery pump infusion: toxicity and results in patients with metastatic colorectal carcinoma. J Clin Oncol 2:595
17. Kemeny N, Kelsen D, Derby S, Sammarco P, Adams L, Murray P (1990) Combination of 5-fluorouracil (FU) and recombinant alpha-interferon (Ifn) in advanced colorectal carcinoma: activity but significant toxicity. Proc ASCO 9:109
18. Klein HO, Golbach G, Voigt P, Coerper C, Bernhard C (1990) Combination of interferons and cytostatic drugs for treatment of advanced colorectal cancer. 15th International Cancer Congress, Hamburg, August 16
19. Klein HO (1991) Chemo- und Immunotherapie des kolorektalen Karzinoms. Internist 32:348–353
20. Krown SE, Mintzer D, Cunningham-Rundles S, Niedzwieki D, Krim M, Einzig Al, Gabrilove JL, Shurgot B, Gessula J (1987) High-dose human lymphoblastoid interferon in metastatic colorectal cancer: clinical results and modification of biological responses. Cancer Treat Rep 71:39
21. Lillis PK, Brown TD, Beougher K, Koeller J, Marcus SG, von Hoff DD (1987) Phase II trial of recombinant beta interferon in advanced colorectal cancer. Cancer Treat Rep 71:965

22. Lokich J, Ahlgren J, Gullo J, Phillips J, Freyer J (1987) A randomized trial of standard bolus 5-FU vs protracted infusional 5-FU in advanced colorectal cancer. Proc Am Soc Clin Oncol 6:81
23. Moertel CG (1969) Natural History of Gastrointestinal Cancer. In: Moertel CG, Reitemeier RJ (eds) Advanced gastrointestinal cancer. Clinical management and chemotherapy. Harper Row, New York, p3
24. Moertel CG (1975) Clinical management of advanced gastrointestinal cancer. Cancer 36:675
25. Moertel CG, Fleming TR, MacDonald JS et al. (1990) Levamisole and fluorouracil for adjuvant therapy of resected colon carcinoma. N Engl J Med 322:352
26. Muggia FM, Groshen S (1991) Adjuvant therapy of colon cancer: Lessons while looking for breakthroughs. Ann Oncol 2:641–644
27. Niederhuber JE, Ensminger W, Gyves J, Thrall J, Walker S, Cozzi E (1984) Regional chemotherapy of colorectal cancer metastatic to the liver. Cancer 53:1336
28. Niederle N, Kurschel E, Schmidt CG (1984) Biologischer Effekt von rekombiniertem Leukozyten-alpha2-Interferon bei metastasierten kolorektalen Karzinomen. Dtsch Med Wochenschr 109:779
29. Nobile M, Vidili M, Sobrero A, Sertoli M, Canobbio L, Fassio T, Rubagotti A, Gallo L, Lore G, Galligioni E, Rosso R (1988) 5-fluorouracil in advanced metastatic colorectal carcinoma. Proc Am Soc Clin Oncol 7:97
30. O'Connell M, Poon M, Wieand H, Moertel C, Krook J, Gerstner J (1990) Biochemical modulation of 5-fluorouracil (5-FU) with leucovorin (LV): confirmatory evidence of improved therapeutic efficacy in the treatment of advanced colorectal cancer. Proc Am Soc Clin Oncol 9:106
31. Overkamp F (1992) Internistisch-onkologische Therapiestrategien bei kolorektalen Karzinomen. (Vortrag im Rahmen der 18. Coloproktologie-Tage Bad Homburg 7.3.1992)
32. Pazdur R, Abbruzzese J, Faintuch J et al. (1990) Phase II study of recombinant interferon alpha (rIFN) and 5-fluorouracil (5-FU) in patients (PTS) with advanced colorectal carcinoma. Proc Am Soc Clin Oncol 9:117
33. Pestana C, Reitemeier RJ, Moertel CG, Judd ES, Dougherty (1974) The natural history of carcinoma of the colon and rectum. Am J Surg 108:826
34. Petrelli N, Stablein D, Bruckner H, Meqibow A, Meyer R, Douglas H (1988) Prospective randomized phase III trial of 5-fluorouracil (5-FU) vs 5-FU and high dose leucovorin (HDCF) vs 5-FU and low dose leucovorin (LDCF) in patients with metastatic colorectal adeno-carcinoma. A report of the Gastro-Intestinal Tumor Study Group. Proc Am Soc Clin Oncol 7:94
35. Prokop A, Tübergen D, Pichlmaier H (1991) Chirurgische Therapie des kolorektalen Karzinoms. Internist 32:335–347
36. Rosenberg SA (1988) Immunotherapy of cancer using interleukin 2: current status and future prospects. Immunol Today 9:58
37. Sauer R (1989) Praeoperative Strahlentherapie beim Rektumkarzinom. Onkologie 12 (Suppl 2):1–33
38. Scheithauer W (1989) Palliative Chemotherapie und Immuntherapie des kolorektalen Karzinoms. Tumordiagn Ther 10:1
39. Triozzi PL, Kenney P, Young D, Rinehart JJ (1987) Open-label phase II trial of recombinant beta interferon (IFN-beta) in patients with colorectal cancer. Cancer Treat Rep 71:983
40. Ultman P, Philips H (1982) Survival response to chemotherapy for advanced colorectal adenocarcinoma. Cancer 49:1536
41. Valone F, Drakes T, Flam M, Hannigan J (1988) Randomized trial of 5-FU vs. leucovorin plus 5-FU vs. sequential methotrexate, 5-FU leucovorin in patients with advanced colorectal carcinom. Proc Am Soc Clin Oncol 7:95
42. Wade J, Herbst S (1988) Prolonged venous infusion (PVI) of 5-fluorouracil for metastatic colon cancer: a follow-up report. Am Soc Clin Oncol 7:94

43. Wadler S, Schwartz EL, Goldman M et al. (1989) Fluorouracil and recombinant alfa-2a-interferon: an active regimen against advanced colorectal carcinoma. J Clin Oncol 7:1769
44. Watkins E, Khazei A, Nahra KS (1970) Surgical basis for arterial infusion chemotherapy of disseminated carcinoma of the liver. Surg Gynecol Obstet 130:580

II. Intestinale Probleme in tropischen Ländern

(Moderator: J. Bockemühl)

Prophylaxe der Reisediarrhö

H. Kollaritsch

Nach Untersuchungen von Steffen [13] und eigenen Daten [6] sind Durch-fallserkrankungen die häufigsten Gesundheitsstörungen bei touristisch rei-senden Personen, für die ihr Urlaubsziel Länder mit niedrigem sozioökono-mischem und hygienischem Standard sind. Die Frequenz des Auftretens solcher als Reisediarrhö (RD) bezeichneter Zustände wird von einer Viel-zahl epidemiologischer Faktoren mitbestimmt: Aufenthaltsort und -dauer, Unterbringung, Reisestil und persönliche Konsequenz in der Nahrungsmit-telhygiene variieren das Risiko beträchtlich, ohne daß jedoch einer oder sogar die Kombination mehrerer dieser Faktoren in der Lage wären, das Erkrankungsrisiko auf ein für Touristen akzeptables Minimum zu reduzie-ren [6]. Trotzdem ist die Variation der Erkrankungshäufigkeit durch Vari-anz der Exposition interessant genug, tabellarisch vorgestellt zu werden; unterstreichen diese Daten doch nachdrücklich die Sinnhaftigkeit des Wun-sches nach einer gezielten Prophylaxe der Reisediarrhö (Tabelle 1).

Kumuliert man rechnerisch alle inzidenzreduzierenden epidemiologi-schen Faktoren, so bliebe ein Restrisiko von wenigstens 22%. Das negative Gegenteil ergibt ein Maximalrisiko von fast 67%.

Tabelle 1. Epidemiologische Faktoren, die die Inzidenz der Reisediarrhö beeinflussen (3696 Touristen, Reisediarrhöinzidenz: 39,36%). (Aus Kollaritsch [6])

Epidemiologischer Parameter	Risikodifferenz im Auftreten der RD (günstigste/ungünstigste Situation) [%]
Alter des Reisenden	11,8 (34,3–46,1)
Körpergewicht des Reisenden	8,6 (37,4–46,0)
Erstaufenthalt/wiederholter Aufenthalt	0
Aufenthaltsdauer (nach Wochen)	23,4 (22,2–45,6)
Aufenthaltsort/e (geographische Region)	27,3 (31,9–59,2)
Unterbringung im Gastland (Hotelkategorie)	8,0 (37,7–45,7)
Reisestil im Gastland	18,2 (32,4–50,7)
Nahrungsmittelhygiene	9,1 (36,7–45,8)

Es ist daher überaus verständlich, daß seit Beginn des Massentourismus der Ruf nach einer effizienten, von epidemiologischen Risikofaktoren unabhängigen medikamentösen Prophylaxe der RD laut wurde und auch Anlaß gab, verschiedenste Medikamente in diesem Einsatz zu überprüfen. Bevor jedoch eine Übersicht über die verschiedenen Untersuchungen zu diesem Thema gegeben wird, soll der Grund für das Dilemma der medikamentösen Prophylaxe und die Frustration der Reisemediziner umrissen werden. Es liegt mit großer Wahrscheinlichkeit in der Ätiologie dieser Erkrankungen. Einigkeit herrscht darüber, daß praktisch alle Reisediarrhöen eine infektiöse Genese haben [13]. Der Einfluß anderer Parameter wie Klimaumstellung, Sonneneinstrahlung, Hitzestreß, Zeitdifferenzen, Dysbiose der normalen Darmflora oder psychischer Streß ist unwahrscheinlicher geworden und – was wohl noch schwerer wiegt – objektiv nicht meßbar bzw. präzise definierbar. Infektionsepidemiologische Studien bei erkrankten Reisenden vor Ort haben jedoch ein Bild zur Ätiologie ergeben, das ebenfalls kaum Grund zur Freude aufkommen läßt. Bei klinisch sehr ähnlichem Verlauf [7] sind die auslösenden ätiologischen Agenzien überaus heterogen (Tabelle 2). Außerdem bestehen beträchtliche regionale und saisonale Differenzen in den Isolationsraten enteropathogener Keime aus dem Stuhl bei akut an RD Erkrankten. Doch dies sind nicht die einzigen Probleme, denen eine adäquate Prophylaxe der RD gerecht werden müßte: Selbst bei Untersuchungen mit hohem labortechnischem Aufwand konnte bei 15–50 % der Patienten (regional und vom Untersucher abhängig) überhaupt kein Keim während der akuten Krankheitsphase isoliert werden, obwohl das prompte therapeutische Ansprechen auf Breitbandantibiotika einen klaren Beweis für eine akute gastrointestinale Infektion brachte. Ebenso wesentlich

Tabelle 2. Ätiologie der Reisediarrhö in verschiedenen Studien (*N/A* keine Daten verfügbar)

Isolat	Asien [%]	Mittel-/Süd-amerika [%]	Nord-/Ost-afrika [%]	Westafrika [%]
ETEC	8–34	28–72	10–75	12–42
Salmonella Spp.	8–15	0–16	0– 2	3– 4
Shigella Spp.	4–12	0–30	0–15	6– 7
Campylobacter Spp.	2–11	?– 7	?–13	1–11
Aeromonas hydrophila	1–57	N/A	N/A	0
Vibrio parahaemolyticus	1–16	0– 1	?– 4	N/A
Giardia lamblia	0– 5	0– 9	N/A	0
Entamoeba histolytica	0– 5	0– 9	N/A	2
Rotavirus	27–32	19–36	0– 4	2–17
Sonstige	0–10	0– 5	0– 8	14
Mehrere	9–22	N/A	N/A	10
Kein Erreger	33–53	15–30	15–55	40–53
Anzahl der Studien	9	16	4	2

erscheint für die Beurteilung der Prämissen für eine Reisediarrhöprophylaxe, daß in 9–22 % der Fälle von akut erkrankten Touristen im Stuhl der betroffenen Patienten mehr als ein potentiell enteropathogener Keim isoliert werden konnte. Die Publikation eines Falles einer Patientin, bei der nach Rückkehr aus den Tropen nicht weniger als 6 enteropathogene Keime gleichzeitig im Stuhl gefunden wurden, unterstreicht die zu erwartenden Schwierigkeiten für eine adäquate Prophylaxe [1]. Doch noch ein weiterer Faktor erschwert die Ausgangssituation für eine medikamentöse Prophylaxe: Bei einigen Keimen, wie z. B. Aeromonas hydrophila oder Plesiomonas shigelloides, ist nicht klar, inwieweit sie ein ausreichend singulärer Grund für das Zustandekommen einer Diarrhö bei Reisenden sind.

Probleme für eine Prophylaxe der Reisediarrhö:
– heterogenes Keimspektrum,
– regional und saisonal unterschiedliches Verteilungsmuster,
– hohe Frequenz „negativer" Stuhlbefunde,
– polymikrobielle Ätiologie,
– unklare Pathogenese bei einigen Keimen,
– unterschiedliche Virulenzfaktoren bei verschiedenen Keimen.

Schließlich muß noch hervorgehoben werden, daß fieberhafte Durchfälle immer auch die Möglichkeit einer Malaria in die Differentialdiagnose einschließen sollten.

Die Mehrzahl der bei Reisenden diarrhöauslösenden Keime hat als pathogenetisches Grundprinzip die Bildung von Enterotoxinen. Auch wenn das Resultat einer solchen Enterotoxinwirkung zumeist die wäßrige Diarrhö ist, so muß doch deutlich abgegrenzt werden, daß auch hier eine größere Zahl verschiedener Toxine zu berücksichtigen sind. Neben echten Enterotoxinen vom Typ des Choleratoxins wissen wir heute, daß eine beachtliche Zahl weiterer Toxine, Adhärenzfaktoren, zytopathischer Effektoren und noch anderer Virulenzfaktoren beim Zustandekommen des Substrates „Diarrhö" eine Rolle spielen. Viele dieser Faktoren sind erst postuliert worden, jedoch weit davon entfernt, endgültig charakterisiert und in ihrer Bedeutung für die jeweilige Infektion festgelegt zu sein. Doch für einen vorbeugenden Eingriff in die Ursache-Wirkungs-Beziehung zwischen Keim und Wirt im Sinne der Prophylaxe der Reisediarrhö wird auch die Bedeutung dieses Problemkreises deutlich. Soviel zur, wie gesagt, wenig erfreulichen Ausgangssituation für eine Prophylaxe der Reisediarrhö. Im wesentlichen bieten sich also neben der Expositionsprophylaxe („boil it, peel it or forget it"), deren Wert ohne einschneidenden Eingriff in den Freiraum des Touristen nur als mäßig bezeichnet werden kann, 3 Möglichkeiten der Vorbeugung an:
– antibiotisch wirkende Pharmaka,
– nichtantibiotische Substanzen,
– Vakzine.

Angesichts der Ätiologie der Reisediarrhö ist es natürlich naheliegend, primär antibiotisch wirkende Substanzen in der Prophylaxe einzusetzen. Die Sinnhaftigkeit einer solchen Prophylaxe muß jedoch der kritischen Bewertung standhalten. Der Nutzen und die Effektivität von Antibiotika muß den mit einer solchen Medikation verbundenen individuellen Nebenwirkungen und ökologischen Nachteilen gegenübergestellt werden:

Pro:
- hohe Effektivität;

Kontra:
- Nebenwirkungen (Allergien, Photosensibilisierung, Zerstörung der Darmflora, gastrointestinale Reaktionen u. v. a.)
- Induktion von Resistenzentwicklungen.

Darüber hinaus besteht seit einer Consensus Conference im Jahre 1985 [3] die eindeutige Empfehlung, Antibiotika nicht in der Prophylaxe der Reisediarrhö einzusetzen. Nach den vorliegenden Daten über den prophylaktischen Einsatz von Antibiotika ist in 3–5 % der sie anwendenden Reisenden mit einer oder mehreren objektivierbaren Nebenwirkungen zu rechnen [5]. Schwerer wiegt aber sicherlich die Tatsache, daß bei unkritischem Antibiotikaeinsatz im Massentourismus in den touristischen Ballungszentren sehr rasch eine Keimselektion stattfinden würde und – ähnlich wie beim Hospitalismus – einen Verlust der Effektivität der Chemoprophylaktika nach sich ziehen würde. Ein weiterer Faktor, der nicht übersehen werden sollte, sind die entstehenden Kosten für die Reisenden. Vor allem Gyrasehemmer, überaus effektiv in der Prophylaxe der RD, sind teuer.

Die kontrollierten klinischen Studien zum Einsatz antibiotisch wirkender Substanzen haben zweifellos deren Wirksamkeit untermauert (Tabelle 3). Die in Tabelle 3 wiedergegebenen Daten beziehen sich auf die Effektivität verschiedener antibiotisch wirksamer Substanzen in verschiedenen geografischen Regionen bei einer Aufenthaltsdauer von 2–3 Wochen [15]. Teilweise aus älteren Untersuchungen stammen die Daten der heute als obsolet geltenden Kombinationen wie Streptotriad. Auffällig ist auch die Tatsache, daß einige Antibiotika in ihrer Effektivität regional sehr stark schwanken, so Co-Trimoxazol zwischen 59 % und 95 % oder Doxycyclin zwischen 58 % und 86 %. Dies spiegelt letztlich die Ausgangsresistenzsituation der verschiedenen Keime wider und unterstreicht die limitierte Sinnhaftigkeit einer antibiotischen Vorbeugung. Außerdem – und auch das relativiert die Ergebnisse – sind bei den meisten dieser Untersuchungen Inzidenzvarianzen aufgrund unterschiedlicher epidemiologischer Gegebenheiten nicht genau evaluiert worden.

Erwartungsgemäß haben aber die Gyrasehemmer die höchste Effizienz gezeigt. Dies hat auch zu Diskussionen Anlaß gegeben, ob diese Substanzgruppe nicht wenigstens limitiert zur Verhütung von Reisedurchfällen eingesetzt werden sollte. Tatsächlich bestehen heute Ansätze, bei bestimmten Risikopatienten (Anazidität, M. Crohn, Colitis ulcerosa, Immunsuppri-

Tabelle 3. Antibiotika zur Reisediarrhöprophylaxe

Substanz	Tagesdosis	Effektivität[a] [%]
Trimethoprim	200–400 mg	52–66 (3)
Co-Trimoxazol	2 mal 160/800 mg	59–95 (5)
Doxycyclin	100–200 mg	58–86 (4)
Mecillinam	200 mg	70–75 (2)
Erythromycin	1000 mg	100 (1)
Norfloxacin	200–400 mg	68–93 (4)
Ciprofloxacin	500 mg	94 (1)
Ofloxacin	200 mg	95 (1)
Neomycin	1000 mg	71 (1)
Phtalysulfathiazol	2000 mg	62 (1)
Streptotriad	130 mg Streptomycin	28 (1)
	200 mg Sulfadimidin	
	200 mg Sulfadiazin	
	200 mg Sulfathiazol	

[a] Angegebene „protection rate" gegenüber Placebo in den verschiedenen Studien, in Klammer Anzahl der erfaßbaren Studien.

mierte) oder Reisenden mit „kritischen Missionen" eine Kurzzeitprophylaxe mit Gyrasehemmern zumindest zu diskutieren [15]. Persönlich erscheint ein sehr restriktiver Einsatz vonnöten, will man nicht für ein an sich banales Krankheitsgeschehen mit ausgeprägt selbstlimitierendem Charakter wertvolle Antibiotika mißbrauchen.

In Kenntnis um diese Problematik bestand von jeher der Wunsch, nicht primär antibiotisch wirkende Präparate in der Vorbeugung der RD einzusetzen. Auch hier wurde eine Anzahl verschiedenster Medikationen getestet, teilweise mit sehr unterschiedlichen Ergebnissen (Tabelle 4).

Eines der ältesten Mittel zur Prophylaxe der Reisediarrhö waren die heute obsoleten halogenierten Hydroxychinoline. Obwohl diese Mittel den Beweis ihrer Wirksamkeit in praktisch allen randomisierten Doppelblindstudien schuldig geblieben sind, wurden sie in Form des Entero-Vioform und Mexaform breitest verwendet. Erst der Bericht über schwerwiegende Nebenwirkungen (SMON: subakute Myelo-optiko-neuropathie) vornehmlich aus Japan bereitete diesem Unfug ein Ende [14]. Außerdem lagen sogar Untersuchungen vor, die eine erhöhte Frequenz von Salmonellosen bei Einnahme von Hydroxychinolinen ergaben. Ethacridin, ein lokales Darmantiseptikum, das zur Durchfallbehandlung im 2. Weltkrieg verwendet wurde, blieb ein Wirksamkeitsbeweis ebenfalls schuldig.

Zu den bestuntersuchten nichtantiobiotisch wirkenden Präparationen in der Prophylaxe der RD gehören viable Lactobacillus-acidophilus-Bakterien, die vorbeugend vor und während des Aufenthaltes im Risikogebiet genommen werden. Mehrere, auch eigene Untersuchungen [9, 14] haben auch hier optimistische Erwartungen zerstören müssen; trotz hoher Keimzahlen blieb ein inzidenzreduzierender Effekt aus. Interessant ist hier eine neuere Arbeit

Tabelle 4. Nichtantiobitische Mittel in der Reisediarrhöprophylaxe (nur Doppelblindstudien erfaßt)

Substanz	Tagesdosis	Effektivität [%]
Hydroxychinolin	2mal 375 mg u. v. a.	
Ethacridin	verschieden	0
Lactobacillus acidophilus	bis $2 \cdot 10^9$ pro Tag	0
Dodecoral	$1,2 \cdot 10^{10a}$	0
Streptococcus faecium	$1,5 \cdot 10^7$	8,5
	$1 \cdot 10^9$	6,6
Saccharomyces boulardi	$5 \cdot 10^9$	
	$1 \cdot 10^{10}$	0–59[b]
Wismuthsubsalizylat	2,1 g (Tabletten)	40,6
	240 ml (Suspension)	62

[a] 12 Keimspezies mit $1 \cdot 10^9$ abgetötete Keime.
[b] Regional unterschiedliche Wirksamkeit.

finnischen Ursprungs [11], die ebenfalls zunächst insgesamt bescheidene Resultate zur Wirksamkeit belegt; doch bei regionsspezifischer Aufarbeitung der Einzelergebnisse findet sich eine protektive Kapazität in der Südtürkei von fast 40%. Auch der Einfluß individueller Parameter wurde evaluiert; Personen unter 40 Jahren wurden durch Lactobacillus signifikant besser geschützt als ältere Reisende. Dieses Ergebnis ist deshalb um so interessanter, als in einer eigenen Untersuchung mit *Saccharomyces boulardii* ähnliche Phänomene zu beobachten waren. In Gebieten Nordafrikas und der Türkei konnte eine klinisch durchaus relevante Reduktion der Diarrhöinzidenz bis zu 59% erzielt werden, in anderen Regionen wie zum Beispiel im Fernen Osten brachte die vorbeugende Einnahme von Saccharomyces boulardii keinen Effekt [8]. Auf dieses Ergebnis wird bei der Gesamtbeurteilung von nichtantibiotischen Reisediarrhöprophylaktika noch einzugehen sein.

Ein interessanter Ansatzpunkt für eine Diarrhöprophylaxe wäre auch die Induktion einer spezifischen Abwehr gegen die am häufigsten ätiologisch isolierten Keime, die für derartige Durchfälle verantwortlich sind. Ein Totimpfstoff aus 12 enteropathogenen Keimen (6 Salmonellen, 2 Shigellen, 4 E. coli) wurde in dieser Indikation überprüft. Das Dodecoral (Tabelle 4) enttäuschte in seiner Wirkung. Ebenfalls enttäuschend war die Wirkung von Streptococcus faecium SF 68, der keinen inzidenzreduzierenden Effekt erbrachte.

Gut etabliert ist hingegen die prophylaktische Wirkung von Wismutsubsalizylat (BSS) [14]. Sowohl als Suspension – hier sogar noch etwas besser – als auch in Tablettenform kann durch die vorbeugende Einnahme eines derartigen Präparates fast die Hälfte aller Durchfallserkrankungen verhindert werden. Kritisierend muß hier aber eingewandt werden, daß die Prophylaxestudien mit BSS mit einem genau definierten Patientengut in nur einer geografischen Region, nämlich an Studenten in Mexiko, durchgeführt wurden. Betrachtet man dies im Licht der Tatsache, daß sowohl verschiedene Antibiotika regionale Wirksamkeitsunterschiede erkennen lassen, als auch bei Lactobacillus und bei Saccharomyces ähnliche Phänomene erkennbar werden, so soll dies den Erfolg des BSS nicht schmälern, aber doch relativieren. Außerdem bedeutet bei Verwendung der oralen Suspension, die besser wirksam war, die erforderliche Tagesmenge von 240 ml eine deutliche Einschränkung der Praktikabilität einer solchen Prophylaxe. Für 3 Wochen Aufenthalt wären demnach pro Person 5 Liter (!) der Suspension mitzuführen.

Insgesamt sind diese Ergebnisse alles andere als ermutigend. Verwunderlich sind sie aber wohl kaum. Ruft man sich die oben wiedergegebenen Problemstellungen für die Reisediarrhöprophylaxe in Erinnerung, so wird das Scheitern der genannten nichtantibiotisch wirksamen Präparate oder ihre bescheidenen Teilerfolge leicht erklärbar. Vor allem die Tatsache der unterschiedlichen pathophysiologischen Mechanismen beim Zustandekommen der RD, das völlig heterogene Keimspektrum und die regional unterschiedlichen Keimverteilungsmuster stellen wohl sehr hohe Anforderungen an ein derartiges nichtantibiotisches Präparat. Erschwerend kommt hinzu, daß wir über die in vivo relevanten Wirkmechanismen der verschiedenen genannten Keimpräparate sehr wenig wissen und es daher an Ansatzpunkten zur Effektivitätssteigerung fehlt. Vielleicht wären Kombinationspräparate sinnvoll, vielleicht eine wesentliche Erhöhung der Keimzahl, um zu objektivierbaren und vor allem klinisch relevanten Inzidenzreduktionen zu kommen.

Abschließend seien einige Aspekte zur vielleicht vielversprechendsten Form der Reisediarrhöprophylaxe genannt, die auch sozioökonomisch und infektionsepidemiologisch in den Ländern der Dritten Welt Entscheidendes verbessern könnte: die Immunisierung gegen enteropathogene Keime. Obwohl, wie schon erwähnt, eine Vielzahl von enteropathogenen Keimen als Diarrhöauslöser in Frage kommen, sind häufigkeitsmäßig ETEC (Enterotoxin-produzierende E. coli), EPEC (enteropathogene E. coli), Salmonellen, Shigellen, Campylobacter, Vibrio cholerae und Rotaviren am bedeutendsten. Auf diese Keime wird daher auch von der WHO im Rahmen des „Diarrhoeal Disease Control Program" das Hauptaugenmerk gelegt und eine Impfstoffherstellung maximal propagiert [10].

Die orale Lebendimmunisierung mit an Galaktoseepimerase defizienten Salmonella typhi 21a hat klargemacht, daß orale Vakzinen gegen enteropathogene Keime nicht illusorisch sind. Das Modell der enzymdefekten Mutante hat auch bei Immunisierungsversuchen mit S. typhimurium und S. dublin in Mäusen und Kälbern Erfolge gezeigt. Darüber hinaus sind derartige S.-typhi-Varianten überaus interessante Kandidaten als „live carriers" für andere Fremdantigene.

Vielleicht noch bedeutsamer für Immunisierungsversuche gegen eine Vielzahl von enteropathogenen Keimen, deren pathogenetischer Hauptfaktor in einer Toxinproduktion besteht, ist die Neuentwicklung von oralen

38   H. Kollaritsch

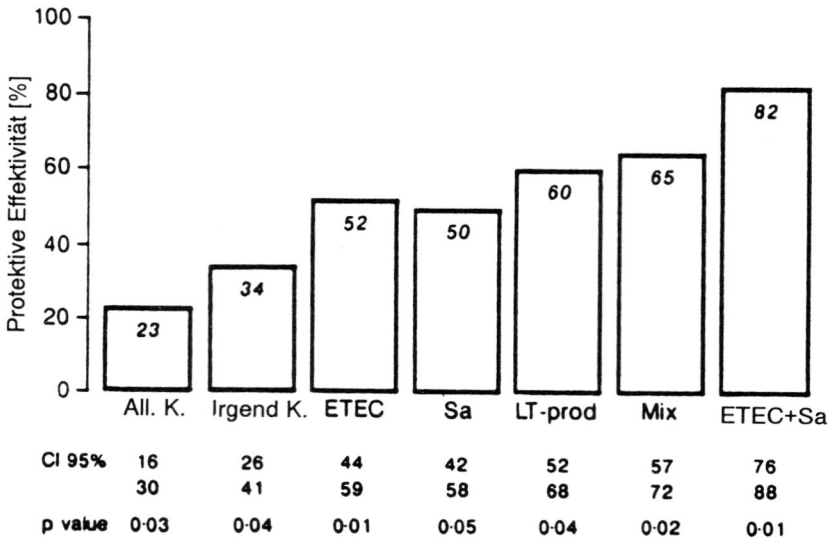

	All. K.	Irgend K.	ETEC	Sa	LT-prod	Mix	ETEC+Sa
CI 95%	16 30	26 41	44 59	42 58	52 68	57 72	76 88
p value	0·03	0·04	0·01	0·05	0·04	0·02	0·01

Abb. 1. Protektive Effektivität von BS-WC-Vakzine (B-Subunit-Whole cell-Cholera-Vakzine) gegen Diarrhö bakteriellen Ursprungs (*Irgend K.* irgendein isolierter enteropathogener Keim, *ETEC* Enterotoxin-produzierende E. coli, *Sa* Salmonellen, *LT-prod* Stämme, die hitzelabile Toxine produzieren (LT-ETEC und LT+St-ETEC), *Mix* vermischte Infektionen mit mehreren Keimen gleichzeitig); *CI 95 %* Confidenceintervall 95 %. (Nach Peltola et al. [12])

Choleravakzinen [2]. Eine aus abgetöteten Choleravibrionen bestehende, mit 1 mg der B-Subunit des Choleratoxins angereicherte orale Vakzine bewies bereits in einer Feldstudie in Bangladesh [2], daß ein etwa 67 %iger Schutz gegen LT-ETEC induzierte Diarrhö für einen Zeitraum von ca. 3 Monaten induzierbar war, und zwar nach 2 oder 3 Impfdosen. Insbesonders schwere Krankheitsverläufe einer LT-ETEC-Diarrhö wurden zu 86 % verhindert; gegen leichtere Verläufe bestand immerhin ein 54 %iger Schutz. Der Wert dieser Untersuchung für die Prophylaxe der Reisediarrhö wurde jüngst [12] bestätigt. Touristen in Marokko, die 2 Impfdosen erhalten hatten, wurden effektiv gegen Episoden von Reisediarrhö geschützt. Die protektive Effektivität gegen ETEC lag bei 52 %, jene gegen Salmonellen (v. a. Enteritidisstämme) lag bei 50 %; bei Mischinfektionen stieg der protektive Wert auf 65 %, und die besten Resultate wurden beim Vergleich jener Gruppen erzielt, bei denen eine Mischinfektion mit Salmonellen der Enteritidisgruppe und ETEC (82 %) vorlag (Abb. 1). Das wesentliche Prinzip der Immunisierung bestand hier augenscheinlich in der zusätzlichen Gabe der B-Subunit des Choleratoxins, denn die Totvakzine alleine erbrachte keinen Schutz gegen andere Diarrhöen [2]. Leider ist ein breiter Einsatz dieser Vakzine, die vom Institut Pasteur/Merieux produziert wird, durch Produktionsprobleme und einem daraus resultierenden hohen Preis vorläufig stark eingeschränkt.

Auch gegen Shigellainfektionen wird bereits intensiv an Vakzinen gearbeitet. Gentechnologische Manipulation der Virulenz, im Stoffwechsel oder in der Invasionspotenz sind hier die Ansatzpunkte für die Vakzinenproduktion [4]. Nach Klärung der theoretischen Grundlagen sind klinische Studien mit derartigen Vakzinen im Gange. Diese Untersuchungen belegen, daß die genannten Vakzinen nebenwirkungsarm sind und eine Antikörperantwort induzieren, was in der Koprofiltration nachweisbar war. Feldversuche sind noch nicht publiziert.

Die Zukunft der Immunisierung gegen enteropathogene Keime wird aber vermutlich in der Anwendung polyvalenter Vakzinen gegen eine Vielzahl verschiedener Erreger liegen. Der praktische Wert derartiger Vakzinen wäre nicht nur in der Reisemedizin gegeben, er wäre ungeheuer groß in den Entwicklungsländern selbst, in denen akute bakterielle Diarrhöen das größte Morbiditäts- und Mortalitätsproblem überhaupt darstellen.

Literatur

1. Albert S, Weber B, Schäfer V et al. (1990) Six enteropathogens isolated from a case of acute gastroenteritis. Infection 18:381–382
2. Clemens ID, Sack DA, Harris IR et al. (1988) Cross protection by B-subunit-whole cell cholera vaccine against diarrhea associated with heat-labile toxin-producing enterotoxigenic. E. coli: Results of a large-scale field trial. Infect Dis 158:372–377
3. Consensus Conference (1985) Traveller's diarrhea. J Am Med Assoc 253:2700–2704
4. Deutscher V, Marinova S, Vassilev T et al. (1990) Live Shigella flexneri 2a and Shigella sonnei I vaccine candidate strains with two attenuating markers. II. Preliminary results of vaccination of adult volunteers and children aged 2–17 years. Vaccine 8:30–34
5. Du Pont HL, Ericsson CD, Johnson PC (1985) Chemotherapy and chemoprophylaxis of travellers diarrhea. Ann Intern Med 102:260–261
6. Kollaritsch H (1989) Traveller's diarrhea among austrian tourists in warm climate countries: I. Epidemiology. Eur J Epidemiol 5:74–81
7. Kollaritsch H (1989) Traveller's diarrhea among austrian tourists to warm climate countries: II. Clinical features. Eur J Epidemiol 5:355–362
8. Kollaritsch H, Tobüren D, Scheiner O, Wiedermann G (1988) Prophylaxe der Reisediarrhö: Ergebnisse einer doppelblinden, randomisierten, plazebokontrollierten Studie über die Wirksamkeit von Saccharomyces cerevisiae CBS 5926. Münch Med Wochenschr 130:671–675
9. Kollaritsch H, Kremsner P, Wiedermann G, Scheiner O (1989) Prevention of traveller's diarrhea: Comparison of different nonantibiotic preparations. Travel Med Int 7:9–18
10. Levine MM (1990) Modern vaccines: Enteric infection. Lancet 1:958–961
11. Oksanen PJ, Salminen S, Saxelin M et al. (1990) Prevention of traveller's diarrhea by Lactobacillus GG. Ann Med 22:53–56
12. Peltola H, Siitonen A, Kyrönseppä H et al. (1991) Prevention of traveller's diarrhea by oral-B-subunit/whole cell cholera vaccine. Lancet 338:1285–1289
13. Steffen R (1984) Reisemedizin: Epidemiologie der Gesundheitsstörungen bei Interkontinentalreisenden und präventivmedizinische Konsequenzen. Springer, Berlin Heidelberg New York Tokyo
14. Steffen R, Heusser R, Du Pont HL (1986) Prevention of traveller's diarrhea by nonantibiotic drugs. Rev Infect Dis 8 Suppl 2:151–159
15. Wiström J, Norby R (1990) Antibiotic prophylaxis of traveller's diarrhea. Scand J Infect Dis Suppl 70:111–129

Therapie der Reisediarrhö

G. D. Burchard

Die Therapie der Reisediarrhö erfolgt symptomatisch mit unspezifischen Maßnahmen und gegebenenfalls spezifisch mit antimikrobiellen Medikamenten. Die spezifische Therapie erfolgt gezielt bei bekanntem Erreger oder ungezielt – meist als Selbsttherapie während der Reise.

Es wird zunächst auf die symptomatischen Maßnahmen eingegangen, dann auf die gezielte antimikrobielle Therapie bei bekanntem Erreger und dann ausführlich auf die Möglichkeiten einer antibiotischen Selbsttherapie bei unbekanntem Erreger [4, 32].

Symptomatische Therapie

Unter den *symptomatischen Maßnahmen* steht die Rehydratationstherapie im Vordergrund, da jede Diarrhö zu Dehydratation, Kalium- und Bikarbonatmangel führen kann. Der Bikarbonatmangel kann zur metabolischen Azidose führen. In leichteren Fällen genügen Fruchtsäfte, gezuckerter Tee, Bouillon oder ähnliches, in schwereren Fällen eventuell die Trinklösung von der WHO oder vergleichbare Präparate wie z. B. Elotrans. Bei einem Flüssigkeitsverlust von über 10 % des Körpergewichts muß die Rehydratation intravenös mit Ringer-Laktat-Lösungen erfolgen. Daß die Rehydratation eine wichtige Maßnahme darstellt, ergibt sich z. B. aus Untersuchungen der WHO: Nach Einführung eines nationalen Programms zur Verbreitung der Trinklösung in Ägypten sank die Zahl der Todesfälle durch Diarrhö unter Kleinkindern schneller als in den Jahren zuvor [17], während sich die Sterblichkeit aus anderen Ursachen nicht änderte.

Darüber hinausgehende symptomatische Maßnahmen sollen die Bauchschmerzen und die Diarrhö beheben. Eine Reihe von Antidiarrhoika werden seit langem eingesetzt; sie lassen sich einteilen in Adsorbenzien, Adstringenzien, Desinfizienzien, Bakterien- und Hefepräparate und Motilitätshemmer (Tabelle 1). Für die meisten Substanzen existieren z. Z. zu wenig Daten, die ihren Einsatz rechtfertigen würden [19]. Das gilt auch für sekretionshemmende Substanzen wie Chlorpromazin, Indometazin oder Somatostatin. Für *Saccharomyces boulardii* liegen Studien an Kindern mit Diarrhö vor, z. B. aus Mexiko, sowie Studien zur Prophylaxe einer Reise-

Tabelle 1. Antidiarrhoika

Gruppe	Wirkstoffe	Handelsname
Adsorbenzien	Pektine	Diarrhoesan
	Kaoline	Kaopectate N
	Siliciumdioxid	Entero-Teknosal
	„Heilerde"	
	Medizinische Kohle	Kohle-Compretten
Adstringenzien	Tannine	Tannacomp
	Pflanzenextrakte	entero-sanol
Desinfizienzien	Ethacridin	
	Nifuroxazid	
	Kolloidales Wismut	Peptobismol
Bakterien- und Hefe-	Lactobacillus acidophilus	Omniflora
präparate	Saccharomyces boulardii	Perenterol
Motilitätshemmer	Tinctura Opii	
	Difenoxin	
	Diphenoxylat	Reasec
	Loperamid	Imodium
Sekretionshemmer	Chlorpromazin	Megaphen
	Indometazin	Amuno
	Somatostatin	

diarrhö [6, 24, 28]. Sicher nachgewiesen ist ein Effekt in placebokontrollierten Studien für die Motilitätshemmer, für *S. boulardii* und für kolloidales Wismut.

Zum Wismutsubsalicylat sind – neben Prophylaxestudien, auf die hier nicht eingegangen wird – 4 größere kontrollierte Studien durchgeführt worden, die von Steffen 1990 in den *Reviews of Infectious Diseases* zusammengefaßt wurden (Tabelle 2): Die Studien wurden in Mexiko und Gambia durchgeführt, eine Studie unter der Leitung des Impfzentrums in Zürich bei Reisenden weltweit [43]. In allen Studien war das Wismutsubsalicylat dem Placebo signifikant überlegen [14]. Stuhlfrequenzen, subjektive Symptome und Krankheitsdauer wurden deutlich reduziert. Die Studie in Gambia

Tabelle 2. Therapie der Reisediarrhö mit Wismutsubsalicylat

Land	Dosis	Kontrolle	Autor	Jahr
Mexiko	4,3–8,4 g/Tag	Placebo	DuPont et al.	1977 [14]
Mexiko	3,1–4,2 g/Tag	Loperamid	Johnson et al.	1986 [26]
Gambia	4,2 g/Tag	Placebo	Steffen et al.	1988 [42]
Weltweit	4,2 g/Tag	Loperamid	Steffen et al.	1988 [42]
		Doxycyclin		
		TMP/SMZ		
		Placebo		

zeigte, daß die Senkung der Stuhlfrequenz signifikant stärker war als bei Placebogabe. In der 4. Studie war die Senkung der Stuhlfrequenz unter Wismutsubsalicylat sogar vergleichbar der unter Antibiotika. Ein Nachteil des Wismutsubsalicylats ist allerdings die große Menge, die eingenommen bzw. mitgenommen werden muß, 16 Tabletten à 262 mg oder fast ein Viertel Liter der flüssigen Präparation alle 24 h. Häufigste Nebenwirkung sind Schwarzfärbung der Zunge und dunkle Stühle. In einer Consensus Conference der National Institutes of Health, Bethesda, wurde 1985 die Befürchtung geäußert, daß Wismut oder Salicylat bei Einnahme größerer Mengen eventuell zu Nebenwirkungen führen könnten, z. B. bei Patienten mit Niereninsuffizienz oder bei gleichzeitiger Einnahme von Salizylaten aus anderen Gründen [9]. Diese Befürchtung hat sich in den genannten Studien allerdings nicht bestätigt.

Die Wirksamkeit von Motilitätshemmern wurde ebenfalls in mehreren kontrollierten Studien belegt. Die größte Bedeutung unter den Präparaten hat Loperamid (Imodium). Diphenoxylat (Handelsname Reasec) wirkt in höheren Dosen morphinartig und ist wegen seiner zentralen Wirkung verlassen worden. In einer vergleichenden Studie mit Wismutsubsalicylat war Loperamid dem Wismut überlegen [26]. Allerdings muß darauf hingewiesen werden, daß Motilitätshemmer in einer Studie mit einer kleinen Zahl von Patienten mit Shigellenruhr die Diarrhödauer verzögerten [13]. In den meisten folgenden Studien wurden daher Patienten mit Temperaturen über 39 °C oder mit blutigen Stühlen ausgeschlossen. Zusammenfassend kann festgestellt werden, daß Loperamid bei unkomplizierten wäßrigen Diarrhöen gut wirksam ist und auch zur Selbsttherapie empfohlen werden kann. Es sollte nicht von Patienten mit hohem Fieber oder mit Blut im Stuhl genommen werden. Wenn bei akuten Durchfällen 48 h nach Therapiebeginn keine klinische Besserung eingetreten ist, sollte Loperamid abgesetzt werden. Im übrigen ist auch bei Kindern und bei schwangeren Frauen Vorsicht angeraten.

Gezielte antimikrobielle Therapie

Eine banale Gastroenteritis mit wäßrigen Diarrhöen wird auch beim Nachweis von Salmonellen oder Campylobacter nicht antibiotisch behandelt. Kontrollierte Studien haben in diesen Fällen keinen Vorteil einer antibiotischen Therapie zeigen können. Das gleiche gilt für leichte Fälle einer Shigellose. Andererseits sollten eitrig-blutige Diarrhöen wenn möglich *antimikrobiell, erreger- und resistenzgerecht* behandelt werden.

Bei den bakteriell bedingten Diarrhöen sind in den meisten Fällen Trimethoprim/Sulfamethoxazol oder Chinolone die Medikamente erster Wahl (Tabelle 3). So sind beide Medikamente bei der Shigellenruhr gut wirksam [3, 37]. Man muß natürlich darauf hinweisen, daß historisch betrachtet alle neuen Antibiotika, die als shigellenwirksam erkannt wurden, zunächst breit

Tabelle 3. Therapie der Reisediarrhö bei bekanntem Erreger

Erkrankung	Therapie	Dosierung	Dauer
Shigellose	TMP/SMZ	320/1600 mg	5 Tage
	Ciprofloxaxin	2mal 500 mg	5 Tage
	Norfloxacin	2mal 400 mg	5 Tage
Salmonellose	wie Shigellose		
Campylobacterenteritis	Erythromcycin	2mal 500 mg	
	Ciprofloxacin	2mal 500 mg	5 Tage
Plesiomonas, Aeromonas	TMP/SMZ	320/1600 mg	5 Tage
	Ciprofloxacin	2mal 500 mg	5 Tage
	Norfloxacin	2mal 400 mg	5 Tage
Cholera	Tetracyclin	4mal 500 mg	3 Tage
	Doxycyclin	1mal 300 mg	einmal
	TMP/SMZ	2mal 160/800 mg	3 Tage

eingesetzt wurden, bis dann zunehmend häufig Resistenzen auftraten [7, 25]. So sind z. B. in den 80er Jahren trimethoprim-resistente *Shigella dysenteriae 1* insbesondere auf dem indischen Subkontinent aufgetreten. Campylobacter kommt in einigen Gegenden wie z. B. in Bangladesh relativ häufig vor [39]. In Marokko wurde vor kurzem festgestellt, daß die Häufigkeit einer durch Campylobacter bedingten Reisediarrhö stark von der Jahreszeit abhängt; im Winter wurden Campylobacter bei 28 % der Fälle nachgewiesen [30]. Mittel der ersten Wahl bei Campylobacterinfektionen ist Erythromycin; Chinolone sind ebenfalls wirksam [1]. Pathogene Nichtcholeravibrionen, insbesondere *Vibrio parahaemolyticus,* werden gelegentlich in Südostasien nachgewiesen [40]. Bei Vibrionen ist Tetracyclin das Mittel der ersten Wahl, alternativ Doxycyclin oder TMP/SMZ.

Protozoeninfektionen sollten spezifisch therapiert werden (Tabelle 4). Insbesondere eine intestinale Amöbiasis sollte spezifisch behandelt werden,

Tabelle 4. Therapie der Reisediarrhö: Protozoen

Erkrankung	Therapie	Dosierung	Dauer
Amöbenruhr	Metronidazol	3mal 750 mg	10 Tage
	+ Furamide	3mal 500 mg	10 Tage
Giardiasis	Metronidazol	3mal 250 mg	5–10 Tage
	Quinacrine	3mal 100 mg	5 Tage
Cryptosporidiose	–		
Isosporiasis	TMP/SMZ	4mal 160/800 mg	10 Tage
		+ 2mal 160/800 mg	21 Tage
Balantidienruhr	Metronidazol	3mal 750 mg	5 Tage
	Tetracyclin	4mal 500 mg	10 Tage

um die Entstehung eines Amöbenleberabszesses zu verhindern. Die Diagnose der intestinalen Amöbiasis beruht auf dem Nachweis von *Entamoebahistolytica*-Trophozoiten im Stuhl, die Erythrozyten phagozytiert haben. Allerdings ist darauf hinzuweisen, daß die Diarrhöen bei der intestinalen Amöbiasis nicht immer blutig-schleimig oder – wie es in manchen Lehrbüchern steht – himbeergeleeartig sein müssen. Es gibt bei der intestinalen Amöbiasis ein ganzes Spektrum von Symptomen, so daß eigentlich bei jeder Diarrhö nach Tropenaufenthalt eine Stuhluntersuchung auf *E. histolytica* angezeigt ist. Mittel der Wahl bei der intestinalen Amöbiasis sind Nitroimidazolpräparate, z. B. Metronidazol. Es gibt zum einen eine Reihe von Studien mit anderen Nitroimidazolen, die keinen wesentlichen Unterschied ergeben haben, zum anderen gibt es Studien mit kürzeren Behandlungszeiten (im übrigen auch beim Amöbenleberabszeß). Hierunter wurden aber gelegentlich Therapieversager gesehen. Um einen Amöbenleberabszeß zu verhindern, müssen nicht nur die Trophozoiten, sondern auch die Zysten sicher eliminiert werden. Da Nitroimidazole schlecht auf die Zysten wirken, sollte eine Nachbehandlung mit Diloxanidfuroat erfolgen. Diloxanidfuroat (Handelsname Furamide) wird im Darm nicht resorbiert und hat dementsprechend kaum Nebenwirkungen. Es soll kurz darauf hingewiesen werden, daß mittlerweile die Existenz von zwei Subspezies von *E. histolytica,* einer pathogenen und einer apathogenen, als gesichert angesehen werden kann. Dieses haben insbesondere Untersuchungen der ribosomalen DNS, die sich für taxonomische Fragestellungen gut eignet, ergeben [8]. Dementsprechend ist es fraglich, ob Zystenausscheider ohne *E. histolytica*-spezifische Antikörper im Serum überhaupt behandelt zu werden brauchen.

Obwohl mit den Amöben überhaupt nicht verwandt (taxonomische Untersuchungen mittels rRNS-Analysen zeigten, daß *Giardia lamblia* isoliert von allen anderen Protozoen steht), sind Nitroimidazole auch Mittel der ersten Wahl zur Behandlung einer Giardiasis. Bei Therapieversagen steht als Alternative das Atabrine zur Verfügung. Atabrine ist kontraindiziert bei Psychosen und bei Dermatosen.

Cryptosporidien kommen selten als Erreger einer Reisediarrhö in Frage – im Bernhard-Nocht-Institut für Tropenmedizin in Hamburg in etwa 0,5 % [5], in einer Studie in Nepal in immerhin 5 % der Fälle [46]. Eine medikamentöse antiparasitäre Therapie steht nicht zur Verfügung. Im allgemeinen ist die Cryptosporidiose aber selbstlimitierend mit einem Verlauf über 2–3 Wochen; bei Immunkompetenten werden nur in Einzelfällen Verläufe über mehrere Wochen bis zu einigen Monaten gesehen. *Isospora belli* und *Sarcocystis* spielen nach allem, was bekannt ist, keine Rolle als Erreger einer Reisediarrhö. *Balantidium coli* als Erreger der Balantidiumruhr ist ebenfalls eine Rarität; aus Papua-Neuguinea wurden in den letzten Jahren einige Fälle gemeldet. Zur Therapie eignen sich Metronidazol oder Tetracyclin.

Auch Würmer kommen nur selten als Ursache einer akuten Reisediarrhö in Frage. Man muß sich dabei klar werden, daß man die Protozoen als

Tabelle 5. Therapie der Reisediarrhö: Helminthen

Erreger	Lokalisation	Klinik	Therapie
Zestoden: Taenia saginata (Rinderbandwurm)	Darm	geringe, unspezifische Beschwerden	Niclosamid 1mal 2 g oder Praziquantel 1mal 10 mg/kg KG
Taenia solium (Schweinebandwurm)	Darm	geringe, unspezifische Beschwerden	Niclosamid 1mal 2 g oder Praziquantel 1mal 10 mg/kg KG
Hymenolepis nana (Zwergbandwurm)	Darm	unspezifische Beschwerden, Diarrhö	Praziquantel 1mal 25 mg/kg KG
Trematoden: Fasciolopsis buski (großer Darmegel)	Darm	unspezifische Symptome, Diarrhö	Praziquantel 1mal 15 mg/kg KG
Schistosoma mansoni	Mesenterialgefäße	unspezifische Symptome, Diarrhö	Praziquantel 1mal 40 mg/kg KG
Nematoden: Ancylostoma, Necator (Hakenwurm)	Dünndarm	Diarrhö, Eisenmangel	Mebendazol 2mal 100 mg für 3 Tage
Trichuris trichiura (Peitschenwurm)	Dickdarm	Diarrhö, Rektumprolaps	Mebendazol 2mal 100 mg für 3 Tage
Trichostrongylus	Dünndarm	evtl. Bauchschmerzen, Diarrhö	Tiabendazol 2mal 26 mg/kg KG/Tag für 2 Tage

„Mikroparasiten" bezeichnen kann, charakterisiert durch kurze Generationszeiten und durch extrem hohe Reproduktionsraten innerhalb eines Wirtes. Die Folge ist meist ein kurzer Krankheitsverlauf. Würmer dagegen sind „Makroparasiten". Sie vermehren sich meist nicht innerhalb eines Wirtes, teleologisch betrachtet, weil dann die Belastung für den Wirt zu groß würde und die Würmer sich die eigene Lebensgrundlage entziehen würden. Daher benötigen sie für ihre Nachkommen eine Wirtfindungsstrategie und haben daher im Laufe der Evolution komplizierte Zyklen entwickelt. Symptome treten daher erst nach längerer Zeit und nach wiederholter Infektion auf. Die Therapie bereitet mit den Medikamenten Mebendazol (Handelsname Vermox), Tiabendazol (Handelsname Mintezol) und Praziquantel (Handelsname Biltricide) keine besonderen Schwierigkeiten (Tabelle 5).

Es ist kurz darauf hinzuweisen, daß vor kurzem auch Algen bzw. cyanobakterienähnliche Organismen als Durchfallerreger in Südostasien beschrieben wurden; über eine spezifische Therapie ist nichts bekannt [29].

Ungezielte antimikrobielle Therapie

Bei den Empfehlungen zur *antimikrobiellen, aber ungezielten Selbsttherapie* durch den Reisenden geht man davon aus, daß weltweit am häufigsten enterotoxigene *Escherchia coli* als Erreger einer Reisediarrhö in Frage kommen, daneben Shigellen, Salmonellen und Campylobacter. Viren, Aeromonas, Plesiomonas, Vibrionen sowie *Giardia lamblia, Entamoeba histolytica,* Cryptosporidien und Helminthen spielen demgegenüber eine nur untergeordnete Rolle [23, 33]. In einer Reihe von kontrollierten Studien wurde nachgewiesen, daß die Einnahme von Antibiotika die Dauer der Reisediarrhö signifikant verkürzt und bei Versagen der oben erwähnten unspezifischen Maßnahmen oder bei Dysenterie empfohlen werden kann [10, 11, 12, 18, 20, 36a, 41, 42, 48, 49]. Dies wurde insbesondere gezeigt für Tetrazykline, für Trimethoprim/Sulfamethoxazol und für Chinolone (Tabelle 6). Studien zur Therapie mit Erythromycin liegen nicht vor; es gibt nur eine Studie von 1981 zur prophylaktischen Einnahme von Erythromycin [2]. Sofern in den Studien Erreger isoliert wurden, handelte es sich – erwartungsgemäß – vorwiegend um enterotoxigene *E. coli* und Shigellen. Es ist aber darauf hinzuweisen, daß auch Plesiomonas, das in Thailand etwas häufiger vorkommen soll, und Aeromonas auf TMP/SMZ und Chinolone empfindlich sind [27]. *Campylobacter jejuni* und *C. coli* dagegen sind TMP/SMZ-resistent [31].

Auf einige neuere Studien soll besonders hingewiesen werden: In einer Studie an US-Studenten mit Reisediarrhö in Mexiko wurde festgestellt, daß die Selbsttherapie mit dem nichtresorbierbaren Monobactamantibiotikum

Tabelle 6. Therapie der Reisediarrhö: Studien zur Selbsttherapie

Autor	Jahr	Land	Untersuchte Präparate	
DuPont et al.	1982 [11]	Mexiko	TMP/SMZ	
			TMP	– Placebo
DuPont et al.	1984 [10]	Mexiko	Furazolidone	– Placebo
Ericsson et al.	1985 [18]	Mexiko	Bicozamycin	– Placebo
DuPont et al.	1986 [12]	Mexiko	TMP/SMZ,	– Placebo
			Bicozamycin,	
			Furazolidone	
Ericsson et al.	1987 [20]	Mexiko	Ciprofloxacin	– TMP/SMZ
Widström et al.	1989 [48]	Weltweit	Norfloxacin	– Placebo
Ericsson et al.	1990 [21]	Mexiko	TMP/SMZ,	– Placebo
			TMP/SMZ	
			+ Loperamid	
Taylor et al.	1991 [47]	Ägypten	Ciprofloxacin	– Ciprofloxacin
			+ Loperamid	
DuPont et al.	1992 [16]	Mexiko	Aztreonam	– Placebo
DuPont et al.	1992 [16]	Mexiko	Ofloxacin	– Placebo
Petruccelli	1992 [36a]	Thailand	Ciprofloxacin	– Ciprofloxacin
			+ Loperamide	

Aztreonam gut toleriert wurde und die Dauer der Diarrhö im Schnitt um 40 h verminderte [15]. Ericsson et al. verglichen ebenfalls in Mexiko in einer placebokontrollierten Studie TMP/SMZ über 1 Tag oder über 3 Tage mit Loperamid allein und mit einer Kombination aus TMP/SMZ und Loperamid. Patienten in der Gruppe mit der Kombinationstherapie hatten die kürzeste Diarrhödauer: 1 h gegenüber 59 h in der Placebogruppe [21].

Demgegenüber fanden Taylor et al. in einer Studie an US-Militärpersonal während einer Übung in Ägypten, daß Ciprofloxazin (2mal 500 mg über 3 Tage) sehr effizient war, daß die gleichzeitige Gabe von Loperamid darüber hinaus aber keinen signifikanten Vorteil brachte [47]. Eine vergleichbare Wirksamkeit wurde auch für ein anderes Chinolon – und zwar Oflaxocin – festgestellt [16].

Was folgt aus diesen Studien? Eine antibiotische Selbsttherapie ist sehr effizient. Die besten Erfahrungen liegen vor mit TMP/SMZ (2mal 800/160 mg über 3 Tage) und mit Chinolonen (z. B. Ciprofloxazin, 2mal 500 mg über 3 Tage). Die prophylaktische Gabe von Antibiotika bringt Nachteile mit sich: Allergien, antibiotikassoziierte Kolitis, Candidavaginitis, Resistenzentwicklung. Daher erscheint es sinnvoller, eine antibiotische Selbsttherapie unter folgenden Umständen anzuraten: a) blutig-schleimige Diarrhöen mit Fieber oder bei wäßrigen Diarrhöen Versagen einer symptomatischen Therapie z. B. mit Loperamid, b) ärztliche Behandlung nicht möglich.

In den genannten Studien zeigte sich zwar eine gute Effektivität der antibiotischen Selbsttherapie, trotzdem bleiben einige Bedenken bestehen:
– Grundsätzlich muß damit gerechnet werden, daß in tropischen und subtropischen Ländern antibiotikaresistente Stämme häufiger vorkommen als in Europa bzw. in den USA [35, 45]. So wurden z. B. in einer Studie bei US-Amerikanern, die nach Mexiko reisten und keine Antibiotika einnahmen, nach einer Woche bei 57 % der Reisenden TMP/SMZ-resistente *E. coli* nachgewiesen. TMP/SMZ wurde z. B. von den amerikanischen Truppen während der Operation „Desert Shield" zunächst bei Diarrhö eingesetzt, dann aber wegen der inkonsistenten Wirkung durch Chinolone ersetzt [25]. Das bedeutet zumindest, daß die Empfehlungen zur antibiotischen Selbsttherapie regelmäßig der aktuellen Resistenzsituation angepaßt werden müssen. Man sollte auch bedenken, daß TMP/SMZ für die Länder weniger geeignet ist, in denen Campylobacter einen relativ hohen Prozentsatz der Erreger einer Reisediarrhö ausmacht, das gilt z. B. – wie oben ausgeführt – für Marokko, wo im Winter 28 % der Reisediarrhöen campylobacterbedingt sind.
– Eine intestinale Amöbiasis durch *E. histolytica* wird durch die genannten Antibiotika nicht ausreichend behandelt. Es ist daher – zumindest theoretisch – möglich, daß sich im weiteren Verlauf bei solchen Patienten ein Amöbenleberabszeß entwickelt. In der genannten Studie von Ericsson [21] wurde z. B. nur in einem Falle *E. histolytica* im Stuhl nachgewiesen, in der Studie von Taylor et al. [47] überhaupt nicht. Da *E. histolytica* als Erreger einer Reisediarrhö insgesamt also sehr selten ist und da ein Amöbenleberabszeß nur in wenigen Prozent einer intestinalen Amöbiasis

auftritt, scheint dieses Risiko insgesamt sehr klein zu sein, ist aber nicht ganz auszuschließen.
- Als ein weiteres Risiko wird teilweise angesehen, daß die Behandlung einer *Shigella-dystenteriae*-Typ-1-Infektion mit einem Medikament, gegen das die Erreger resistent sind, das Auftreten eines hämolytisch-urämischen Syndroms begünstigen könnte.
- Ein anderes Risiko liegt möglicherweise darin, daß leichtere gastrointestinale Symptome zusammen mit Fieber auch einmal durch eine Malaria bedingt sein können. Dazu eine retrospektive Analyse von 24 Malariafällen in einem Krankenhaus in New York, publiziert 1988 in den *Archives of Internal Medicine:* 75 % der Patienten hatten auch gastrointestinale Symptome [22]. Dieser Prozentsatz scheint nach eigenen Erfahrungen sehr hoch zu sein, trotzdem besteht aber die Gefahr, daß eine antibiotische Selbsttherapie die Diagnose der Malaria evtl. verschleiern könnte.

Alternative Therapieansätze

Bei *E.-histolytica*-Infektionen zeichnet sich die Möglichkeit ab, die Effizienz der Behandlung dadurch zu erhöhen, daß Nitroimidazole kovalent an Silicapartikel gebunden werden. Diese Silicapartikel werden von den Amöben phagozytiert, die Nitroimidazole werden dann intrazellulär in den Trophozoiten freigesetzt [34].

Sehr erfolgversprechend erscheint der Ansatz, die Adhärenz der Mikroorganismen zu beeinflussen. Prinzipiell kommt es bei allen intestinalen Erregern, die invasiv werden können, zunächst zu einer Adhärenz an das Darmepithel; diese Adhärenz wird über spezifische Rezeptoren vermittelt. So bindet *E. histolytica* z. B. über ein Galactose-N-Acetylgalactosamin-bindendes Lektin vom Molekulargewicht 170000 der Amöbe an das Epithel. Dieses Lektin ist kloniert und sequenziert [44]; spezifische Antikörper gegen bestimmte Epitope des Lektins konnten in Tierversuchen die Ausbildung einer invasiven Amöbiasis verhindern. Die Entwicklung einer spezifischen Hemmung der Adhärenz erscheint also denkbar. Entsprechende Ansätze gibt es bei bakteriellen Erkrankungen [36].

Literatur

1. Anders BJ, Lauer BA, Paisley JW (1982) Double-blind placebo controlled trial of erythromycin for treatment of campylobacter enteritis. Lancet I:131–137
2. Andremont A, Tarcrede C (1981) Reduction of the aerobic gram negative bacterial flora of the gastro-intestinal tract and prevention of travelers' diarrhea using oral erythromycin. Ann Microbiol (Inst. Pasteur) 132 B:419–427
3. Bhattacharya SK, Bhattacharya MK, Dutta P, Sen D, Raraily R, Moitra A, Pal SC (1991) Randomized clinical trial of norfloxacin for shigellosis. Am J Trop Med Hyg 45:683–687
4. Bockemühl J (1991) Reisediarrhö. Klinik, Ätiologie, Therapie und Prophylaxe. Dtsch Ärztebl 88:B 1705–B 1710
5. Burchard GD, Salasz-Hardebeck M (1984) Kryptosporidiose bei immunkompetenten Patienten aus tropischen und subtropischen Ländern. Med Welt 40:1088–1090

6. Cetina-Sauri G, Basto GS (1989) Evaluación terapéutica de Saccharomyces boulardii en niños con diarrea aguda. Tribuna Médica 56:111–115
7. Chatkaeomorakot A, Echeverria P, Taylor DN, Seriwatana J, Leksomboon U (1987) Trimethoprim-resistant Shigella and enterotoxigenic Escherichia coli strains in children in Thailand. Pedriatr Infect Dis J 6:736–739
8. Clark CG, Diamond L (1991) Ribosomal RNA genes of "pathogenic" and "nonpathogenic" Entamoeba histolytica are distinct. Mol Biochem Parasitol 49:297–302
9. Consensus Conference (1985) Travelers' diarrhea. JAMA 253:2700–2704
10. DuPont HL, Ericsson CD, Galindo E, Wood LV, Morgan D, Bitsura JAM, Mendiola JG (1984) Furazolidone versus ampicillin in the treatment of travelers' diarrhea. Antimicrob Ag Chemother 26:160–163
11. DuPont HL, Reves RR, Galindo E, Sullivan PS, Wood LV, Mendiola JG (1982) Treatment of travelers' diarrhea with trimethoprim/sulfamethoxazole and with trimethoprim alone. N Engl J Med 307:841–844
12. DuPont HL, Ericsson CD, Reves RR, Galindo E (1986) Antimicrobial therapy for travelers' diarrhea. Rev Inf Dis 8 (Suppl 2):S 217–S 222
13. DuPont HL, Hornick RB (1973) Adverse effect of lomotil therapy in shigellosis. JAMA 226:1525–1528
14. DuPont HL, Sullivan P, Pickering LK, Haynes G, Ackerman PB (1977) Symptomatic treatment of diarrhea with bismuth subsalicylate among students attending a Mexican university. Gastroenterology 73:715–718
15. DuPont HL, Ericsson CD, Mathewson JJ, Cabada FJ de la, Conrad DA (1992) Oral aztreonam, a poorly absorbed yet effective therapy for bacterial diarrhea in US travelers to Mexico. JAMA 267:1932–1935
16. DuPont HL, Ericsson CD, Mathewson JJ, DuPont MW (1992) Five versus three days of ofloxacin therapy for travelers' diarrhea: a placebo-controlled study. Antimicrob Ag Chemother 36:87–91
17. El-Rafie M et al. (1990) Effect of diarrhoeal disease control on infant mortality in Egypt. Lancet 335:334–338
18. Ericsson CD, DuPont HL, Galindo E, Mathewson JJ, Morgan DR, Wood LV, Mendiola J (1985) Efficacy of bicozamycin in preventing travelers' diarrhea. Gastroenterology 88:473–477
19. Ericsson CD, DuPont HL, Johnson PC (1986) Nonantibiotic treatment for travelers's diarrhea. Rev Inf Dis 8 (Suppl 2):S 202–S 206
20. Ericsson CD, Johnson PC, DuPont HL, Morgan DR, Bitsura JAM, Cabada J de la (1987) Ciprofloxacin or trimethoprim-sulfamethoxazole as initial therapy for travelers' diarrhea. Ann Intern Med 106:216–220
21. Ericsson CD, DuPont HL, Mathewson JJ, West S, Johnson PC, Bitsura JAM (1990) Treatment of travelers' diarrhea with sulfamethoxazole and trimethoprim and loperamide. JAMA 263:257–263
22. Gordon S, Brennessel DJ, Goldstein JA, Rosner F (1988) Malaria: a city hospital experience. Arch Int Med 148:1569–1571
23. Guerrant RL, Bobak DA (1991) Bacterial and protozoal gastroenteritis. N Engl J Med 325:327–340
24. Höchter W, Chase D, Hagenhoff G (1990) Saccharomyces boulardii bei akuter Erwachsenendiarrhö. Wirksamkeit und Verträglichkeit der Behandlung. MMW 132:188–192
25. Hyams KC et al. (1991) Diarrheal disease during operation desert shield. N Engl J Med 325:1423–1428
26. Johnson PC, Ericsson CD, DuPont HL, Morgan DR, Bitsura JAM, Wood LV (1986) Comparison of loperamide with bismuth subsalicylate for the treatment of acute travelers' diarrhea. JAMA 255:757–760
27. Kain KG, Kelly MT (1989) Clinical features, epidemiology, and treatment of Plesiomonas shigelloides diarrhea. J Clin Microbiol 27:998–1001

28. Kollaritsch HH, Tobüren D, Scheiner O, Wiedermann G (1988) Prophylaxe der Reisediarrhö. Ergebnisse einer doppelblinden, plazebo-kontrollierten Studie über die Wirksamkeit von Saccharomyces cerevisiae CBS 5926. MMW 130:671–674
29. Long EG, White EH. Carmichael WW, Quinlisk PM, Raja R, Swisher BL, Daugharty H, Cohen MT (1991) Morphologic and staining characteristics of cyanobacterium-like organism associated with diarrhea. J Inf Dis 164:199–202
30. Mattila L, Sitonen A, Kyrönseppä H, Simula I et al. (1992) Seasonal variation in etiology of travelers' diarrhea. J Inf Dis 165:385–388
31. McNulty CAM (1987) The treatment of campylobacter infections in man. J Antimicrob Chemother 19:281–284
32. Meier R, Gyr K (1990) Diarrhöe bei Reiserückkehrern (Ätiologie, Diagnostik und Therapie). Therapeut Umschau 10:809–818
33. Menge H, Riecken EO (1987) Viral bedingte Gastroenteritiden. Dtsch Med Wochenschr 112:225–230
34. Mirelman D, DeMeester F, Stolarsky T, Burchard GD, Ernst-Cabrera K. Wilchek M (1989) Effects of covalently bound silica-nitroimidazole drug particles on Entamoeba histolytica. J Inf Dis 159:303–309
35. Murray BE (1986) Resistance of shigella, salmonella, and other selected enteric pathogens to antimicrobial agents. Rev J Inf Dis 8 (Suppl 2):S 172–S 181
36. Mynott TL, Chandler DS, Luke RKJ (1991) Efficacy of enteric-coated protease in preventing attachment of enterotoxigenic escherichia coli and diarrheal disease in the RITARD model. Infect Immun 59:3708–3714
36a.Petruccelli BP, Murphy GS, Sanchez JL et al. (1992) Treatment of travelers' diarrhea with ciprofloxacin and loperamide. J Infect Dis 165:557–560
37. Pichler HET, Diridl G, Stickler K, Wolf D (1987) Clinical efficacy of ciprofloxacine compared with placebo in bacterial diarrhea. Am J Med 82 (Suppl 4 A):329–332
38. Sack RB, Froehlich JL, Ørskov F, Ørskov I (1986) Doxycycline is an effective treatment for travelers' diarrhea. J Diarrhoel Dis Res 4:144–148
39. Speelman P, Struelens MJ, Sanyal SC, Glass RI (1983) Detection of Campylobacter jejuni and other potential pathogens in travelers' diarrhea in Bangladesh. Scand J Gastroenterol 18 (Suppl 84):19–23
40. Sriratanaban A, Reinprayoon S (1982) Vibrio parahaemolyticus: a major cause of travelers' diarrhea in Bangkok. Am J Trop Med Hyg 31:128–130
41. Steffen R, Heusser R, Tschopp A, DuPont HL (1988) Efficacy and side-effects of six agents in the self-treatment of travelers' diarrhea. Travel Med Internat 6:153–157
42. Steffen R, Mathewson JJ, Ericsson CD, DuPont HL, Helminger A, Balm TK, Wolf K, Witassek F (1988) Travelers' diarrhea in West Africa and in Mexico: fecal transport systems and liquid bismuth subsalicylate for self therapy. J Inf Dis 57:1008–1013
43. Steffen R (1990) Worldwide efficacy of bismuth subsalicylate in the treatment of travelers' diarrhea. Rev Inf Dis 12 (Suppl 1):S 80–S 86
44. Tannich E, Ebert F, Horstmann RD (1991) Primary structure of the 170-kDa surface lectin of pathogenetic Entamoeba histolytica. Proc Natl Acad Sci USA 88:1849–1853
45. Taylor DN, Echeverria P (1986) Etiology and epidemiology of travelers' diarrhea in Asia. Rev Inf Dis 8 (Suppl 2):S 31–S 35
46. Taylor DN, Houston R, Shlim DR, Bhaibulaya M, Ungar BLP, Echeverria P (1988) Etiology of diarrhea among travelers and foreign residents in Nepal. JAMA 260:1245–1248
47. Taylor DN, Sanchez JL, Candler W, Thorton S, McQueen C, Echeverria P (1991) Treatment of travelers' diarrhea: ciprofloxacin plus loperamide compared with ciprofloxacin alone. Ann Intern Med 114:731–734
48. Wiström J, Jertborn M, Hedström SA, Alestig K, Englund G, Jellheden B, Norrby R (1989) Short-term self-treatment of travelers' diarrhea with norfloxacine: a placebo-controlled study. J Antimicrob Chemother 23:905–913
49. Wiström J, Norrby R (1990) Antibiotic prophylaxis of travelers' diarrhea. Scand J Infect Dis Suppl 70:111–129

Tropische Enteropathie und tropische Sprue

K. Fleischer

Definition

Die tropische Enteropathie beschreibt eine Störung des Jejunums während eines längeren Tropenaufenthaltes oder nach der Rückkehr hiervon. Sie ist zunächst histopathologisch dadurch definiert, daß die Dünndarmschleimhaut von mehr als 80 % aller Menschen, die in den Tropen leben, sich mäßig bis deutlich von der Dünndarmschleimhaut von Menschen, die in gemäßigten Zonen leben, unterscheidet. Es handelt sich um eine chronische, unspezifische Entzündung, verglichen mit dem normalen Schleimhautbild, das histopathologisch in Europa oder Nordamerika definiert ist.

Die Ätiologie ist nicht eindeutig geklärt. Ursache ist mit Wahrscheinlichkeit eine andauernde Kontamination des oberen Dünndarms mit Fäkalkeimen aus dem Trinkwasser und aus fäkaloraler Übertragung. Bei Tropenrückkehrern wird daher auch von postinfektiöser tropischer Malabsorption gesprochen. Einige Autoren nehmen eine diätetische Ursache, etwa bei Afrikanern oder Indern, an.

Mit der histologischen Veränderung geht ein wechselnder Grad von Malabsorption verschiedener Substanzen einher. Nur ein kleiner Teil der betroffenen Personen hat klinische Zeichen im Sinne eines tropischen Malabsorptionssyndroms. Die tropische Sprue ist nach überwiegender Meinung die schwerste Form dieses Malabsorptionssyndroms. Sie ist die Spitze des Eisberges subklinischer und klinischer Enteropathien, die den überwiegenden Teil aller Tropenbewohner betrifft. Eine kleinere Gruppe von Autoren hält die tropische Sprue aufgrund epidemiologischer und pathophysiologischer Kriterien für eine ätiologisch getrennte Erkrankung.

Die tropische Enteropathie und ihre klinischen Formen „tropische Malabsorption" und „tropische Sprue" sind erworben, rückbildungs- und, von seltenen weiter fortgeschrittenen Fällen der tropischen Sprue abgesehen, therapiefähig. Wesentlichste Bestandteile der Therapie sind Ernährung unter günstigen Trinkwasser- und Hygienebedingungen, Folsäure und orale Antibiose, z.B. mit Tetracyclin.

Epidemiologie

Lindenbaum prägte 1966 bei seinen Untersuchungen in Pakistan an amerikanischen Peace-Corp-Volontären den Ausdruck „tropische Enteropathie". Seither haben eine Fülle von Studien in Asien, insbesondere auch in Mittelamerika, aber auch in Schwarzafrika gezeigt, daß diese histologische Veränderung des Jejunums den üblichen Zustand der Dünndarmmukosa der meisten Tropenbewohner darstellt. Nur ein kleiner Teil dieser Menschen hat eine klinische tropische Malabsorption, insbesondere in dicht bevölkerten Regionen mit ungenügender Trinkwasserversorgung und Hygiene, schlecht funktionierender Fäkalentsorgung und hoher Kontamination von Lebensmitteln. Dies gilt v. a. für städtische Ballungsgebiete und Küstenregionen. Ein wesentlicher Unterschied zwischen den Kontinenten ist nicht zu erkennen.

Faszinierend ist, daß Neugeborene in den Tropen eine identische Dünndarmmukosa zeigen wie Neugeborene in unseren Breiten, daß aber bereits nach 6 Monaten, häufiger schon deutlich früher, Entzündungszeichen auftreten.

Europäer, die längere Zeit – über 6 Monate – in den Tropen leben, entwickeln in über 50% die histopathologischen Veränderungen der tropischen Enteropathie. Sie ist im Schweregrad abhängig vom Lebensstandard, gemessen am Hygienestandard von Speisen und Trinkwasserversorgung. Eine tropische Malabsorption kommt bei diesen Tropenrückkehrern gelegentlich vor. Wir haben in unserer tropenmedizinischen Abteilung während der letzten Jahre etwa 70 derartige Patienten gesehen, während die tropische Sprue eine Rarität geworden ist. Ich erinnere mich nur an 2 Patienten. Die tropische Sprue war dagegen noch in den Kolonialzeiten, eindrucksvoll beschrieben von englischen und holländischen Autoren, die häufigste Ursache für eine Repatriierung in die Heimat.

Ätiologie

Der Nachweis eines spezifischen Erregers konnte in keiner der zahlreichen Untersuchungen in den Tropen oder bei Tropenrückkehrern geführt werden. Es handelt sich vielmehr nach aller Evidenz um eine andauernde oder wiederholte Belastung des Jejunums mit Fäkalkeimen, sei es bakteriell, viral oder parasitär.

Eine eigene Untersuchung zur tropischen Enteropathie bei einer Gruppe von Afrikanern in einem ländlichen Gebiet von Zimbabwe, von europäischen Tropenrückkehrern mit wenigstens 6 Monaten Einsatz in den Tropen und einer deutschen Kontrollgruppe zeigte, daß Afrikaner wie deutsche Tropenrückkehrer, die nur fäkal belastetes Oberflächenwasser zur Verfügung hatten, beinahe zu 100% eine tropische Enteropathie mit einer signifikant höheren Rate von Malabsorption hatten als die Personen aus den Gruppen, die Zugang zu sauberem Tiefbrunnenwasser hatten.

Klinik

Das tropische Malabsorptionssyndrom und die tropische Sprue sind äußerst variabel in ihrem Verlauf und reichen von einer selbstlimitierenden Darmstörung zur lang ausgezogenen Erkrankung mit Auszehrung und im äußersten Fall mit Tod. Alle betroffenen Europäer lebten längere Zeit in den Tropen. Die große Zahl der tropischen Kurzurlauber kommt damit nicht in Betracht. Es sind entweder Personen, die dort z. B. als Techniker, Entwicklungshelfer oder Missionare arbeiten oder Einzeltouristen, v. a. jugendliche Aussteiger, die ein Jahr lang in Indien, Thailand oder neuerdings auch in den Andenstaaten leben. Wir haben sie in den 70er Jahren als „overlander" kennengelernt, als sie zu Hunderten über Land nach Indien trampten, um in Goa oder Nepal zu leben. Drogen spielen nach wie vor eine ganz große Rolle bei dieser Gruppe. HIV-Infektionen, die ebenfalls zu einer Enteropathie des oberen Dünndarms führen, treten zunehmend häufig auf.

Die angegebenen Beschwerden lassen sich in 3 Gruppen einteilen: Durchfälle, Oberbauchbeschwerden und psychische Veränderungen. Anhaltende breiige, nicht wäßrige Entleerungen stehen an erster Stelle. Hier wechseln Wochen mit relativer Ruhe mit nur 1–2 weichen Stühlen/Tag ab mit Phasen, in denen 3 oder 4 massige, übelriechende Stühle abgesetzt werden. Gelegentlich sind sie fettglänzend und kleben an der Toilettenschüssel. Makroskopisch ist die matschige Konsistenz deutlich unterschiedlich vom pastös-volumigen Stuhl des Vegetariers oder des afrikanischen Maisessers mit seinem hohen Fasergehalt und noch mehr von der geformten, relativ trockenen kleinen Entleerung des fleischessenden Europäers.

Andauerndes Druckgefühl im Oberbauch, Rumoren, Flatulenz, Appetitminderung und eine langsame Gewichtsabnahme bilden die 2. Gruppe der Beschwerden. Bei der tropischen Sprue kann ein marasmischer Zustand entstehen.

Die betroffenen Tropenrückkehrer klagen immer wieder über eine unerklärbare Müdigkeit und Antriebslosigkeit. Sie sind reizbar und reaktiv verstimmt, und eine negative Beurteilung des abgelaufenen Tropenaufenthaltes überwiegt. Libidoabschwächung und Regelstörungen kommen wiederholt dazu. Diese psychischen Störungen sind besonders auffällig bei Personen, die bei der Ausreiseuntersuchung das Bild einer ausgeglichenen und positiv gestimmten Persönlichkeit geboten hatten.

Bei der körperlichen Untersuchung findet man lediglich eine Hyperperistaltik, gelegentlich einen diffusen Druckschmerz oberhalb des Nabels und eine leichte Einschränkung des Allgemeinzustandes. Lediglich bei fortgeschrittener Malabsorption treten sekundäre Mangelzeichen auf.

Diagnostik

Eine eingehende Befragung sollte stattfinden zu Region, Dauer des Tropenaufenthaltes und Beschäftigung. Wesentlich ist die Befragung zur Trinkwas-

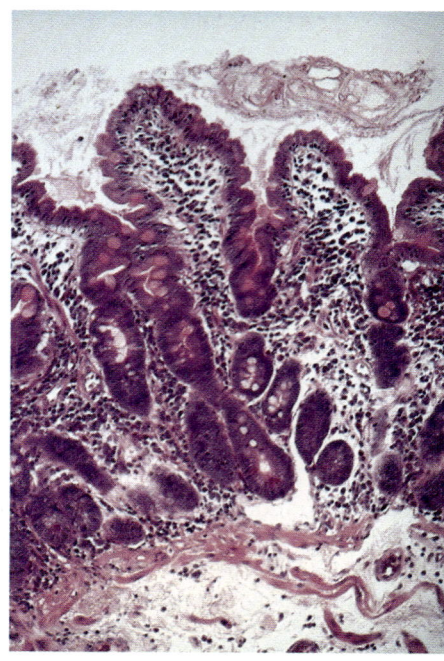

Abb. 1. Histologisches Bild der tropischen Enteropathie (Jejunum, Stadium 3)

serqualität, zu dessen Bevorratung und zur Verwendung von Haushaltsfiltern. Nur in wenigen Städten entspricht sie einem für uns tolerablen Standard. Jeder Betroffene mit einer Malabsorption hat eine intensive Durchfallanamnese.

Die Laborergebnisse sind fast stets unbefriedigend. Eine leichte makrozytäre Anämie ist häufig. Die diversen Absorptionstets sind inkonsistent.

Entscheidend ist die Jejunalbiopsie. Histopathologisch wird die tropische Enteropathie in den Stadien der Entzündung von der Stufe Null, der normalen Mukosa über die Stufen 1 bis 3 eingeteilt (Abb. 1). Es finden sich fortschreitend in den 3 Stadien zunehmend plumpe und abgeflachte Zotten, eine Vertiefung der Krypten, eine zunehmende Zerstörung der Enterozyten mit Verlust des Bürstensaumes, eine Vermehrung der Becherzellen und eine zunehmende entzündliche Infiltration der Lamina propria und des Epithelsaums.

Die tropische Sprue ist ein Endstadium, nämlich ein weitgehender Verlust des Zottengewebes, resultierend in einer ausgeprägten Malabsorption (Abb. 2).

Therapie

Die Therapie der tropischen Malabsorption und der tropischen Sprue besteht in erster Linie in einer Unterbrechung der angenommenen Ursache,

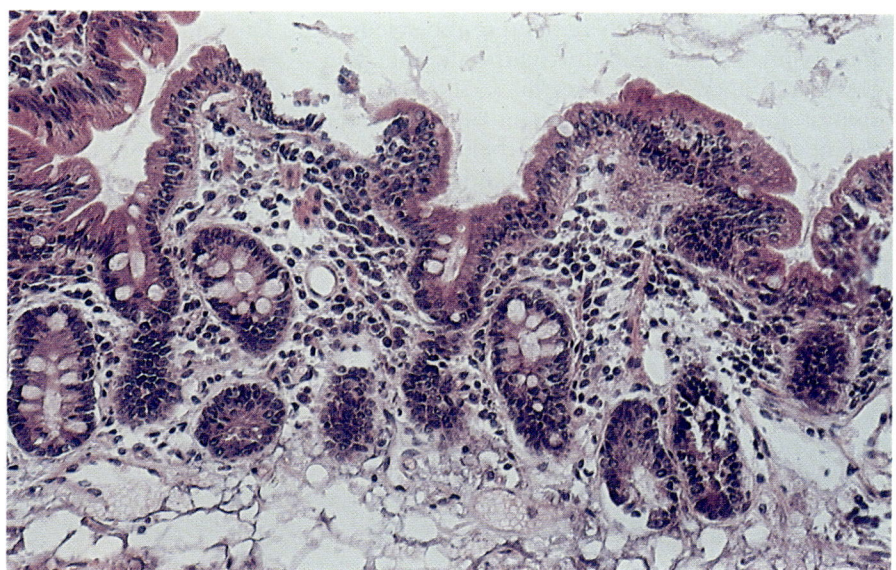

Abb. 2. Histologisches Bild der tropischen Sprue (Jejunum)

d. h. der Dauerbelastung des Jejunums mit Fäkalkeimen. Die Heimreise nach Europa und ein längeres Verbleiben hier nach Tropeneinsatz sind hierzu notwendig.

Die medikamentöse Therapie besteht v. a. aus kristalliner, oraler Folsäure, die von den geschädigten Enterozyten zum Wiederaufbau benötigt wird. Eine Dosis von 5 mg pro Tag morgens und abends über wenigstens 6–8 Wochen hat sich bewährt. Bei stärkerer Störung muß die bakterielle Kontamination zuerst durch ein orales Antibiotikum beseitigt werden, wobei die größte Erfahrung mit gutem Erfolg bei einer Tetracyclinbehandlung (8–10 Tage) vorliegt.

Die Kost soll eiweißreich, fettreduziert und nicht faservermehrt sein. Eine Erholung der Dünndarmmukosa mit Wiederherstellung des klinischen Befindens ist in der Regel innerhalb von 6–12 Wochen zu erreichen.

Bedeutung der tropischen Enteropathie

Eine tropische Enteropathie betrifft bei Europäern Personen, die längere Zeit unter teils schwierigen Bedingungen in den Tropen leben mußten. Ihre Lebensqualität ist durch die manchmal ein- bis mehrjährige Darmstörung mit Durchfall deutlich eingeschränkt. Eine vielfältige Diagnostik mit wiederholten Endoskopien, bildgebenden Verfahren und Laboruntersuchungen stellt den vorausgegangenen Umweltfaktor „gestörte Wasser- und Speisenhygiene" mit seiner entzündlichen Folge nicht in den Mittelpunkt und bringt daher für den Patienten unbefriedigende Ergebnisse. Eine Therapie ex juvantibus kann durchaus angezeigt sein.

In den Tropen haben über 80% aller Menschen eine histopathologische Jejunitis mit häufig subklinischen oder geringen klinischen Zeichen. Eine begleitende Malabsorption trägt bei ohnehin grenzwertiger Kalorienzufuhr vieler Menschen in Entwicklungsländern zu ihrer Schwächung, insbesondere zum körperlichen Minderwachstum von Kindern und Jugendlichen, bei. Eine Verbesserung dieser Situation kann nur durch eine Verbesserung der Trinkwasserversorgung erreicht werden – und die ist in vielen städtischen Ballungsräumen der dritten Welt gefährdeter denn je.

Literatur

1. Cook GC (1984) Aetiology and pathogenesis of postinfective tropical malabsorption (tropical sprue). Lancet I:721–723
2. Fleischer NKF (1981) Tropische Enteropathie bei Tropenrückkehrern und Afrikanern. Trop Med Parasit 32:141
3. Lindenbaum I, Kent TH, Spring H (1966) Malabsorption and jejunitis in American Peace Corps Volunteers in Pakistan. Ann Intern Med 65:1201–1206
4. Montgomery RD, Chesner IM (1985) Post-infective malabsorption in the temperate zone. Trans R Soc Trop Med Hyg 79:322–327
5. Simon GL, Gorbach SL (1986) The human intestinal microflora. Dig Dis Sci 31 (Suppl):147 S–162 S
6. Westergaard H (1985) The sprue syndromes. Am J Med Sci 290:249–262

Besondere Einflußfaktoren als Auslösemechanismen der Diarrhö

H. Ruppin

Durchfälle in tropischen Regionen betreffen sowohl die Einwohner als auch Reisende aus Industrieländern. Überwiegend verlaufen sie als akute Diarrhö, hervorgerufen durch Bakterien, Viren oder Protozoen. Darüber hinaus gibt es eine ganze Reihe von endogenen und exogenen Einflüssen, die das individuelle Risiko für Durchfallerkrankungen mitbestimmen. Dazu gehören Lebensalter, sozialer Status, Wohn- und Nahrungshygiene, immunologische Abwehr, Ernährungszustand, Voroperationen oder Vorerkrankungen am Gastrointestinaltrakt, Ernährungsfehler und Medikamente, insbesondere Antibiotika.

Lebensalter

Säuglinge und Kinder unter 5 Jahren erkranken 3- bis 5mal häufiger an Durchfällen, als ältere Kinder und Erwachsene im mittleren Lebensalter [8]. Bei ihnen treten mehr als 80% aller Todesfälle auf. Einen zweiten, kleineren Gipfel der Morbidität erleben Jugendliche nach Verlassen des Elternhauses, vorwiegend infolge Befalls durch *Campylobacter jejuni* [25].

Kinder bis zum Ende des 1. Lebensjahres weisen vor allem in unterprivilegierten Regionen auch die höchste Mortalität durch Exsikkose und Malnutrition bei akuten und chronischen Diarrhöen auf [8, 11]. Bei älteren Menschen wächst die Rate an Durchfallerkrankungen besonders durch Salmonellen und *Clostridium difficile* und die Gefahr tödlicher Komplikationen wieder an [8]. Säuglinge und Kleinkinder sind noch unvorbereitet auf die Invasion von Bakterien, Viren und Pilzen. Hinzu kommt, daß sie bis zum Ende des 1. Lebensmonats noch über keine ausreichende basale und stimulierbare gastrale Säuresekretion verfügen und so die effektive „Säurebarriere" des Magens gegen Durchfallerreger fehlt [7]. Brustgestillte Kinder sind im Vorteil gegenüber Flaschenkindern und erkranken seltener und weniger heftig [4].

Diese Beobachtung von Cunningham ist vielfach bestätigt und auch experimentell abgesichert worden [5]. Menschliche Muttermilch und Kolostrum enthalten reichlich Immunglobuline, besonders sekretorisches IgA

(1 g/Tag), Antikörper gegen zahlreiche Bakterien, Viren und *Candida* Sp., Laktoferrin, Lysozym, Laktoperoxidase sowie immunkompetente Zellen (Makrophagen, Lymphozyten) und Komplement [5].

Wohnverhältnisse

Auch in bezug auf ihr individuelles Hygieneverhalten stellen Kinder und Greise Risikogruppen dar. Sie leben häufiger in größeren Wohn-, Spiel- und Lerngemeinschaften zusammen. Die engen körperlichen Kontakte in Kindergärten, Schulen, Internaten, Heimen oder Pflegestationen mit Altersgenossen erhöht die Gefahr kleinerer Durchfallepidemien. Das trifft in gleichem Maße für Kliniken und in höherem Maße für Massenunterkünfte nach Katastrophen oder in Flüchtlingslagern zu. Die Gefahr sich rasch ausbreitender Infektionskrankheiten in Massenunterkünften kannten schon die Ärzte im Ägypten der Pharaonen. Auf ihren Rat hin wurden die Elitetruppen immer außerhalb größerer Gemeinden untergebracht [26]. Diese Strategie bewährt sich auch heute: Die US-Truppen im irakischen Feldzug „Desert Shield – Desert Storm" erkrankten nicht häufiger oder schwerer als friedliche Touristen [12, 17]:

Eine oder mehrere Episoden:	57 %;
Zeitweise dienstunfähig:	20 %:
– ETEC	29 %;
– Shigellen	26 %;
Multiresistenz 13–30 %.	

Immunstatus

Zelluläre oder humorale Immundefekte prädestinieren in besonderem Maße zu gehäuften, langanhaltenden und oft schwer therapeutisch zu beeinflussenden Durchfällen. Die Infektion mit HIV-1-Virus führt in einem hohen Prozentsatz über ein Zwischenstadium, den „Aids-related complex" (ARC) zur manifesten Aids-Erkrankung infolge einer zunehmenden Zerstörung immunkompetenter T-Helferzellen. Ein großer Teil dieser Personen ist homo- oder bisexuell. Auch ohne HIV-Infektion erkranken homosexuell aktive Männer in einem hohen Prozentsatz an enteralen Infektionen, die unter dem Begriff „Gay-bowel-Syndrom" zusammengefaßt werden [23]. Im Rahmen des Gay-bowel-Syndroms werden Durchfälle in erster Linie durch *Campylobacter* Sp., *Shigella* Sp. und *Giardia lamblia* verursacht [15]. HIV-infizierte und besonders an Aids Erkrankte leiden zu 30–50 % an Diarrhö, in tropischen Gegenden sogar noch viel häufiger (Literatur in [15]). Aids-assoziierte Durchfälle werden durch Cryptosporidien, *Campylobacter* Sp. und seltene andere Erreger hervorgerufen. Beim Gay-bowel-Syndrom und bei Aids finden sich häufiger mit, seltener ohne Diarrhö eine ganze Reihe

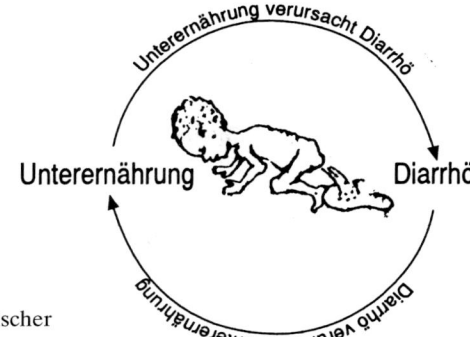

Abb. 1. Circulus vitiosus zwischen chronischer
Diarrhö und Unterernährung

verschiedener potentiell pathogener Bakterien, Viren oder Protozoen in
Stuhl, Schleimhaut oder durch indirekten serologischen Nachweis im Blut
[15]. Die HIV-Durchseuchung ist in Zentralafrika und in der Karibik am
höchsten, nimmt aber in Südostasien und Südamerika zur Zeit steil ansteigend zu [14].

Auch selektive Immunglobulin-A- (IgA) und globale Immunglobulinmangelzustände bewirken bei den Betroffenen gehäuft akute oder langanhaltende, z. T. mit sprueähnlichen Krankheitsbildern einhergehende Diarrhöen
[10, 18]. Hierbei spielen vermutlich *G. lamblia* und *Cl. difficile* eine unmittelbar auslösende Rolle für die enteralen Symptome.

Besondere Beziehungen zwischen Immunstatus, Malassimilation und
Diarrhö bestehen bei den intestinalen Lymphomen, Krankheitsbildern, die
gar nicht so selten zunächst als Spruesyndrome fehlgedeutet werden [24].

Ernährungszustand

Mangelernährung erhöht das Morbiditätsrisiko in besonderem Maße für
akute und chronische Durchfälle [28]. Andererseits verschlechtern Diarrhöen besonders bei gleichzeitiger Malassimilation oder simultanem Erbrechen den Ernährungszustand [20]. Das entstehende Defizit an Eiweiß und
Spurenelementen schwächt die Immunabwehr; ein Teufelskreis aus sich
gegenseitig verstärkenden Faktoren wird so inganggesetzt (Abb. 1). Die
gravierende Unterernährung großer Teile der Weltbevölkerung – wiederum
vor allem der kleinen Kinder in tropischen Regionen – erklärt daher, weshalb Durchfallerkrankungen weltweit nach kardiovaskulären Erkrankungen
die Nummer 2 der Todesursachen darstellen [29].

Voroperationen oder Vorerkrankungen am Gastrointestinaltrakt

Die Durchfälle nach Magenteilresektion oder Gastrektomie im Rahmen des
Frühdumpingsyndroms oder nach proximal-gastraler Vagotomie infolge

Gallensäuremalabsorption sind seit langer Zeit bekannte typische, meist nur anfängliche Komplikationen dieser Operationsverfahren [1]. Auch nach Dünndarmresektionen, insbesondere bei Seit-zu-Seit-Anastomosen, wenn ein Kurzdarm- oder Blindsacksyndrom sich entwickelt hat, ist die Malassimilation der Nahrung entweder infolge zu rascher Darmpassage oder aufgrund bakterieller Überwucherung des Dünndarmes bekannt [22]. Diese Personen erleben postoperativ oft einen erheblichen Gewichtsverlust und neigen selbst bei weitgehend normalisierter Stuhlfrequenz und -konsistenz zu häufigen Durchfallepisoden. Ebenfalls sind Patienten mit chronisch-entzündlichen Darmerkrankungen in der Remission vermehrt von infektiösen Durchfällen bedroht und reagieren dann mit schwereren und länger anhaltenden Erkrankungen, die auch in ein entzündliches Rezidiv der Grundkrankheit münden können [6]. Diese endogenen Einflußfaktoren spielen in tropischen Regionen besonders für Reisende eine Rolle, auf die vor Antritt der Reise nachhaltig hingewiesen werden muß. Die Betroffenen sollen entsprechende Verhaltensmaßregeln erhalten und ihre Reiseapotheke sehr sorgfältig ausstatten.

Ernährungsfehler

Bei der einheimischen Bevölkerung der meisten tropischen Gebiete ist der intestinale Laktasemangel nach der Säuglingszeit nahezu die Regel (Literatur in [16]). Probleme bereitet dieser Mangel nur, wenn Reisende oder Asylbewerber aus diesen Gegenden in unseren Breiten Milchprodukte in Unkenntnis der Zusammenhänge oder unwissentlich zu sich nehmen. Wenn im Rahmen einer akuten Diarrhö durch enteropathogene Erreger beim Säugling ein sekundärer Laktasemangel auftritt, bewirkt Milchfütterung eine Verlängerung der Durchfallepisode. Touhami et al. haben kürzlich gezeigt, daß die Dauer dieser Diarrhö bei Ersatz der Milch durch Joghurt signifikant abgekürzt werden kann [27].

Die orale Rehydratation von Kindern bei schwerer Exsikkose spielt in tropischen Ländern schon aus Kostengründen eine viel größere Rolle als bei uns. Dabei hat die Zusammensetzung der Lösung Einfluß auf das Stuhlvolumen. Pizarro et al. aus Costa Rica und eine Reihe anderer Autoren konnten nachweisen, daß Glukose oder Saccharose in der Rehydratationslösung einen ungünstigen Effekt auf das Durchfallvolumen haben und daß Reishydrolysat oder andere Stärkehydrolysate als Kohlenhydrat die Stuhlwassermenge deutlich reduzieren [19].

Antibiotika

Zahlreiche Medikamente können in individuell unterschiedlichen Dosierungen und verschiedener Häufigkeit Durchfälle hervorrufen, natürlich auch in warmen Ländern bei Einheimischen und Fremden. Die Wirkungsmechanis-

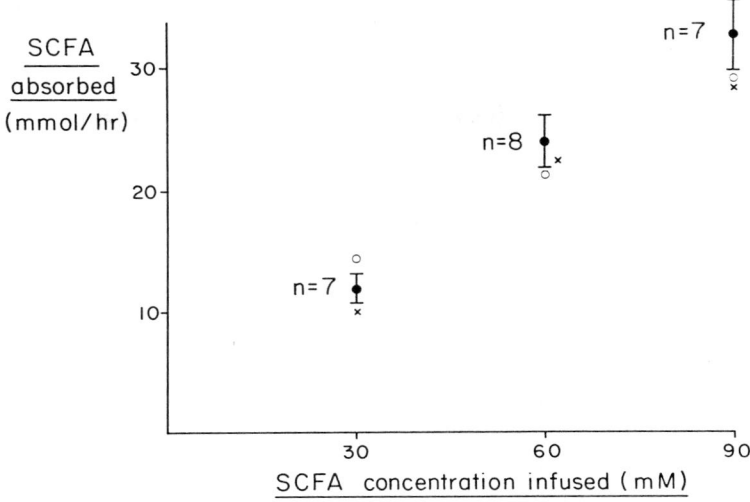

Abb. 2. Absorption kurzkettiger Fettsäuren *(SCFA)* im Kolon beim Menschen. *Abszisse:* Konzentration der SCFA im Perfusat; *Ordinate:* Absorptionsraten für SCFA. *Schwarze Punkte:* Propionat (x ± SEM); *Kreise:* Acetat; *Kreuze:* Butyrat (je 1 Untersuchung). (Aus [21])

men dieser Substanzen sind höchst unterschiedlich, zumeist handelt es sich aber um direkte Effekte auf Absorption, Sekretion oder Motilität des Darmes (z. B. bei Magnesium, gallensäurehaltigen Verdauungsmitteln, L-Thyroxin, Gastroprokinetika). Das trifft nicht für die Antibiotika zu. Antiobiotika-assoziierte Diarrhöen sind vor allem mit der Überwucherung von *Cl. difficile* und dadurch ausgelöster pseudomembranöser Kolitis in Zusammenhang gebracht worden (Literatur in [3]). Dabei war schon lange bekannt, daß *Cl. difficile* oder sein Toxin im Stuhl bei nur 30 % dieser Patienten und auch bei einigen Gesunden nachweisbar waren. Antibiotika reduzieren nach neueren Erkenntnissen die Konzentration kurzkettiger Fettsäuren im Stuhl [3]. 90 % der Gesamtmenge an kurzkettigen Fettsäuren im Kolon bestehen aus Buttersäure (60 %), Propionsäure (25 %) und Essigsäure (15 %) [13]. Diese Säuren werden rasch unter Mitnahme von Wasser und Elektrolyten von der Darmschleimhaut absorbiert ([21]; Abb. 2). Vor allem Butyrat dient der Kolonmukosa als hauptsächlicher Energielieferant. Fehlen kurzkettige Fettsäuren im Dickdarmlumen oder ist ihre Konzentration stark erniedrigt, so kommt es zur Schleimhautatrophie oder zur Entzündung, z. B. zu der Diversionskolitis im distalen Schenkel eines doppelläufigen Anus praeter [9]. Im Tierversuch heilen Kolonanastomosen ohne kurzkettige Fettsäuren im Lumen verzögert [13]. Sie werden aus Kohlenhydraten, in geringem Maße auch aus Eiweißen oder Aminosäuren durch anaerobe Bakterien fermentativ gebildet. Zucker und Aminosäuren können vom Dickdarm nicht absorbiert werden. Wenn die Kolonflora durch Antibiotika nachhaltig reduziert worden ist, bleiben die malabsorbierten pflanzlichen

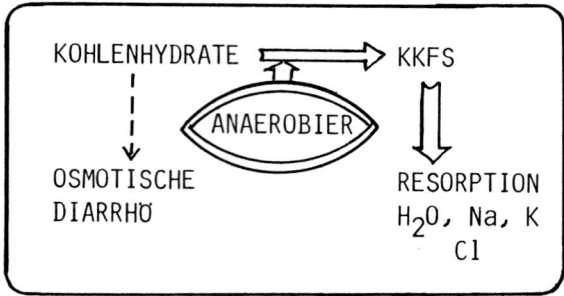

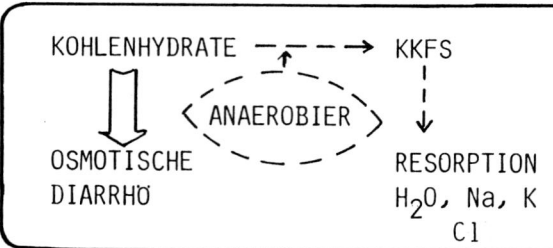

Abb. 3a, b. Der Entstehungsmechanismus von Diarrhöen bei Kohlenhydratassimilation. Kurzkettige Fettsäuren (KKF 5) entstehen durch Einwirkung anaerober Bakterien auf malassimilierte Kohlenhydrate im Kolon. Normalzustand (**a**); osmotische Diarrhö bei Reduktion der Anaerobier (**b**)

Kohlenhydrate einschließlich Stärke, Fruktose und Sorbit, Laktose und Aminosäuren unangetastet und verursachen einen osmotischen Durchfall ([3]; Abb. 3a, b). Durch Infusion einer Lösung von kurzkettigen Fettsäuren in den distalen entzündeten Schenkel eines doppelläufigen Anus praeter kann die Diversionskolitis beseitigt werden [9]. Bei einer Colitis ulcerosa vermag diese Lösung, als Klysma verabreicht, die Aktivität der Entzündung bei der Mehrzahl der Patienten eindrucksvoll zu reduzieren [2].

Daraus läßt sich schließen, daß antibiotika-assoziierte Durchfälle in der Regel durch einen Mangel an kurzkettigen Fettsäuren im Kolon verursacht werden. Dabei wirken osmotische Kräfte durch nicht absorbierbare Solute und ein Substratmangel der Kolonschleimhaut mit konsekutiver Entzündung oder Schleimhautatrophie zusammen [3, 13].

Zusammenfassung

Eine ganze Reihe exogener und endogener Einflußfaktoren spielen als verstärkende Mechanismen für die Morbidität und Mortalität von Durchfallerkrankungen besonders in tropischen Regionen bedeutsame Rollen. Im Zentrum stehen dabei die immunologische Situation des Individuums und das Ausmaß der Invasion von Durchfallerregern. Vorerkrankungen am Gastrointestinaltrakt und Behandlung mit Medikamenten, v. a. Antibiotika, stellen weitere potentielle Risiken dar. Durch die Zusammensetzung der Nahrung und der oralen Rehydratationslösung können Intensität und Dauer des Durchfalles beeinflußt werden.

Literatur

1. Becker HD, Caspary WF (1980) Postgastrectomy and postvagotomy syndromes. Springer, Berlin Heidelberg New York
2. Breuer RI, Buto SK, Christ ML et al. (1991) Rectal irrigation with short-chain fatty acids for distal ulcerative colitis. Dig Dis Sci 36:185–187
3. Clausen MR, Bonnén H, Tvede M et al. (1991) Colonic fermentation to short-chain fatty acids is decreased in antibiotic-associated diarrhea. Gastroenteroloy 101:1497–1504
4. Cunningham AS (1977) Morbidity in breast fed and artificially fed infants. J Pediatr 90:726–729
5. Freier S, Lebenthal E, Faber J (1984) The fate of foreign antigens in the intestinal tract in infancy and childhood. In: Lebenthal E (ed) Chronic diarrhea in children. Raven, New York, pp 391–406
6. Gorbach LS (1982) Viral infections and inflammatory bowel disease. Gastroenterology 83:1318–1319
7. Gracey M (1984) The intestinal micoflora and protracted diarrhea in infancy. In: Lebenthal E (ed) Chronic diarrhea in children. Raven, New York, pp 223–236
8. Guerrant RL, Bobak DA (1991) Bacterial and protozoal gastroenteritis. N Engl J Med 325:327–340
9. Harig JM, Soergel KH, Komorowski RA (1989) Treatment of diversion colitis with short-chain-fatty acid irrigation. N Engl J Med 320:23–28
10. Hartong WA, Gourley WK, Arvanitakis C (1979) Giardiasis: clinical spectrum and functional-structural abnormalities of the small intestinal mucosa. Gastroenterology 77:61–69
11. Hirschhorn N (1980) The treatment of acute diarrhea in children. An historical and physiological perspective. Am J Clin Nutr 33:637–663
12. Hyams KC (1991) Diarrheal disease during operation Desert Shield. N Engl J Med 325:1423–1428
13. Klein S (1992) Short-chain fatty acids and the colon. Selected summary. Gastroenterology 102:364–365
14. Koch MG (1991) Epidemiologie – international. In: L'age-Stehr J, Helm EB (Hrsg) AIDS und die Vorstadien: Ein Leitfaden für Praxis und Klinik. Springer, Berlin Heidelberg New York Tokyo, S 1.11–1.1.18
15. Laughon BE, Druckman DA, Vernon et al. (1988) Prevalence of enteric pathogens in homosexual men with and without aquired immunodeficiency syndrome. Gastroenterology 94:984–993
16. Maiuri L, Raia V, Potter J et al. (1991) Mosaic pattern of lactase expression by villous enterocytes in human adult-type hypolactasia. Gastroenterology 100:359–369
17. Malone JD, Parapello S, Thornton S et al. (1991) Parasitic infections in troops returning from operation Desert Storm. N Engl J Med 325:1448
18. Perlmutter DH, Leichtner AM, Goldman H et al. (1985) Chronic diarrhea associated with hypogammaglobulinemia and enteropathy in infants and children. Dig Dis Sci 30:1149–1155
19. Pizarro D, Posada G, Sandi L et al. (1991) Rice-based oral electrolyte solutions for the management of infantile diarrhea. N Engl J Med 324:517–521
20. Rosenberg IH, Beisel WR, Gordon JE et al. (1974) Infant and child enteritis-malabsorption-malnutrition: the potential of limited studies with low-dose antibiotic feeding. Am J Clin Nutr 27:304–309

21. Ruppin H, Bar-Meir S, Soergel KH (1980) Absorption of short-chain fatty acids by the colon. Gastroenterology 78:1500–1507
22. Ruppin H (1983) Bakterielle Überwucherung nach operativen Eingriffen am Dünndarm. In: Demling L, Lux G, Domschke W (Hrsg) Therapie postoperativer Störungen des Gastrointestinaltraktes. Thieme, Stuttgart, S 217–223
23. Sohn N, Robilatti JG (1977) The gay bowel syndrome. A review of colonic and rectal conditions in 200 male homosexuals. Am J Gastroenterol 67:478–484
24. Swinson CM, Slavin G, Coles EC and Booth CC (1983) Celiac disease and malignancy. Lancet I:111–115
25. Tauxe RV, Deming MS, Blake PA (1985) Campylobacter jejuni infections on college campuses: a national survey. Am J Publ Health 75:659–660
26. Thorwald J (1962) Macht und Geheimnis der frühen Ärzte. Droemer/Knaur, München
27. Touhami M, Boudraa G, Mary JY et al. (1991) Early efficacy of replacement of milk by yoghurt in feeding children with persistent diarrhea. Gastroenterology 100:A 21 (abstr)
28. Werner D (1990) Where there is no doctor. A village health handbook. Macmillan, London
29. WHO (1990) reports decry neglect of world health problems. ASM News 56:358–359

III. *Saccharomyces boulardii*

(Moderator: M. Zeitz)

Wirkungsmechanismen und klinischer Einsatz von Saccharomyces boulardii bei Durchfallerkrankungen

H.-U. Jahn, M. Zeitz

In der Therapie und Prophylaxe von akuten und chronischen Diarrhöen wird die Wildhefeart Saccharomyces boulardii (S. b.) in lyophilisierter Form eingesetzt. Weitere klinische Anwendung findet sie in der Therapie der Acne vulgaris [16]. Nach oraler Aufnahme der Kapseln mit lyophilisierter S. b. kommt es zur intermittierenden Ansiedlung im Darm, wobei auch einige Tage nach Absetzen des Präparates noch lebende S. b. im Darm nachzuweisen ist [2]. S. b. kann über verschiedene Mechanismen in die Pathophysiologie der Diarrhö eingreifen. Im folgenden werden Arbeiten über die Pharmakokinetik und die unterschiedlichen Wirkungsmechanismen sowie einige klinische Studien mit S. b. zusammengefaßt und kritisch diskutiert.

Pharmakokinetik

Nach oraler Gabe von Kapseln mit lyophilisierter S. b. wird ab dem 2. Behandlungstag lebende Hefe in den Fäzes ausgeschieden, die aber 8–10 Tage nach Beendigung der oralen Aufnahme nicht mehr nachzuweisen ist. Somit konnte eine dauerhafte Ansiedlung im Gastrointestinaltrakt des Wirtsorganismus nie beobachtet werden [2]. Der Übertritt von vitaler S. b. aus dem Darmlumen in die Blutbahn oder in das Lymphsystem wird kontrovers diskutiert. Die Arbeitsgruppe von Volkheimer wies nach oraler Applikation von bis zu 250 g lebender Bäckerhefe im Urin lebende Hefe nach. Aus diesen Untersuchungen wurde die Hypothese der Persorption von Hefe aus dem Darmlumen, die anschließend über die Lymphgefäße die Blutbahn erreicht, abgeleitet [24]. Andere Arbeitsgruppen konnten dies in Untersuchungen beim Menschen sowie im Tiermodell nicht bestätigen (Übersicht in [13]). Eine Publikation aus jüngster Zeit beschreibt kasuistisch, daß bei immunsupprimierten Patienten apathogene Saccharomycesstämme in Blutkulturen nachzuweisen waren [1]. In der Therapie mit lyophilisierter, lebensfähiger S. b. sind solche Fälle nach derzeitigem Wissensstand noch nie beobachtet worden. Es bleibt letztendlich ungeklärt, ob S. b. in vitaler Form oder ggf. Zellwandfraktion im Darmlumen verbleibt oder auch systemisch auftritt.

Wirkungsmechanismen

In der Literatur sowie in eigenen Arbeiten konnten in vivo und in vitro unterschiedliche Wirkungsmechanismen beobachtet werden, die einen Effekt von S. b. bei der Therapie von Diarrhöen erklären können.

Direkter und indirekter Antagonismus

In Kokulturen von lebender S. b. mit pathogenen Bakterien und potentiell pathogenen Hefen wie Candida albicans konnte ein direkter Antagonismus nachgewiesen werden [3]. Darüber hinaus wurde eine Unterstützung der physiologischen Darmflora beobachtet, was zur Suppression von pathogenen Mikroorganismen führen kann (indirekter Antagonismus). Als Ursache hierfür werden Syntheseprodukte der vitalen Hefe (Vitamine des B-Komplexes, Aminosäuren, Enzyme und Sterine) diskutiert, die sowohl der intestinalen Standortflora, aber auch dem Wirtsorganismus zur Verfügung stehen können [10, 20].

Enzyminduktion

In einer humanen Probandenstudie wurde im Dünndarm ein Anstieg der Bürstensaumenzyme Saccharase, Laktase und Maltase in Homogenaten aus Saugbiopsien nach oraler Gabe von S. b. nachgewiesen [5]. Tierexperimentelle Studien an Ratten zeigten ebenfalls nach Applikation von S. b. im Dünndarm einen Anstieg der enzymatischen Aktivität von Saccharase, nicht aber von Maltase, Laktase und saurer β-Galaktosidase, verglichen mit einer Placebogruppe. Da sämtliche Untersuchungen an Homogenaten durchgeführt wurden, ist ein Einfluß von proteolytischen Enzymen aus dem Darmlumen sowie die Mitbestimmung luminaler Enzymaktivitäten nicht auszuschließen.

Intestinale IgA-Sekretion

Tierexperimentelle placebokontrollierte Studien wiesen einen Einfluß von lebender S. b. auf die Gesamtmenge an sekretorischem IgA in der Duodenalflüssigkeit sowie auf den intrazellulären Gehalt der sekretorischen Komponente von Immunglobulinen in den Kryptenzellen des Jejunums nach [6]. Beide Fraktionen zeigten eine signifikante Erhöhung in der Verumgruppe im Vergleich zur Placebogruppe. Ein maximaler Anteil von 5–10 % spezifischem IgA gegen S. b. wurde diskutiert, ohne daß eine weitere Differenzierung erfolgte.

Immunmodulation

Untersuchungen von immunologischen Effekten von S. b. an gesunden Probanden ergaben einen Einfluß auf das Blutbild, auf den klassischen und alternativen Weg des Komplementsystems in vivo und in vitro sowie auf die Leukozytenchemotaxis [17]. Ein mitogener Effekt von S. b. auf unselektierte periphere Lymphozyten konnte nicht beobachtet werden. Diese Ergebnisse bestätigen Tierexperimente, die einen unspezifischen Einfluß von S. b. auf das Retikuloendothelial- und Komplementsystem nachgewiesen hatten [4, 8]. Vorläufige Ergebnisse einer eigenen Probandenstudie weisen darauf hin, daß die Einnahme von S. b. einen Einfluß auf den Immunstatus hat. Vor und nach Einnahme von S. b. erfolgte bei gesunden Probanden eine Blutentnahme sowie eine Duodenoskopie zur Biopsieentnahme. Aus dem Blut und den Biopsien wurden Lymphozyten isoliert, die mittels monoklonaler Antikörper phänotypisch in der Durchflußzytometrie (FAC Scan) charakterisiert wurden. In Erweiterung zu früheren Untersuchungen wurde mittels Zwei- bzw. Dreifachfärbungen die Population der CD 3+-Zellen (T-Zellen) untersucht. Es erfolgte die Bestimmung der Zahl der CD 4+-Zellen (Helfer/Induktor), CD 8+-Zellen (zytotoxisch/Suppressor) sowie die Analyse der Expression von Aktivierungs- (HLA-DR/CD 25) und Differenzierungsmarkern (CD 45 RA/RO). In der Gesamtpopulation wurde darüber hinaus die Zahl der CD 20+-Zellen (B-Zellen) und CD 16/57+-Zellen (natürliche Killerzellen) bestimmt. Die Ergebnisse der FAC-Scan Analysen der peripheren Blutlymphozyten (PBL) und intestinalen Lymphozyten (IL) sind in Tabelle 1 zusammengefaßt.

Bei den CD 20- und CD 16/57-positiven Zellen wurden keine Veränderungen unter dem Einfluß von S. b. beobachtet. Die Untersuchungen zeigen, daß es nach enteraler Applikation von S. b. zu einer vermehrten T-Zellaktivierung sowohl im Darm als auch im Blut kommt. Die beobachteten gegensinnigen Verschiebungen der T-Lymphozytensubpopulationen CD 4 und CD 8 sind möglicherweise durch die Besonderheit der Initiierung der Immunantwort im darmassoziierten Immunsystem bedingt. In weiteren Untersuchungen wurde unter Einnahme von S. b. keine Beeinflussung des systemischen humoralen Immunsystems des Gesunden beobachtet [12]. In-vitro-Untersuchungen ergaben einen supprimierenden Effekt von S. b. auf die mitogenstimulierte Proliferation von PBL. Der Mechanismus und die Relevanz dieser Beobachtungen für die Immunregulation ist noch unklar.

Tabelle 1. Veränderung der Lymphozytensubpopulation, der Differenzierungs- und Aktivierungsmarker von CD 3+-Zellen gesunder Probanden nach Einnahme von S. b. (n = 9; ⇔ keine Veränderungen, ⇓ Abfall, ⇑ Anstieg)

	CD 4	CD 8	CD 45 RO	CD 45 RA	CD 25	HLA-DR
PBL	⇔	⇓	⇔	⇓	⇑	⇑
IL	⇓	⇑	⇔	⇔	⇑	⇑

Der mögliche Einfluß von S. b. auf einzelne Zellsubpopulationen wie Suppressor- oder Helferzellen könnte hierfür weitere Hinweise geben.

Intestinaler Ionentransport

In-vitro-Untersuchungen mit Epithel aus dem Colon descendens der Ratte wiesen einen Einfluß von lebender S. b. auf den intestinalen Chloridtransport nach, der auch nach Zugabe von Kulturüberstand der Hefe erreicht wurde. Diese Ergebisse legen nahe, daß noch nicht definierte Syntheseprodukte der Hefe den intestinalen Chloridtransport beeinflussen können und damit direkt in den Pathomechanismus von Diarrhöen eingreifen könnten [15].

Klinischer Einsatz

In den letzten Jahren wurden einige klinische Studien publiziert, in denen die Wirksamkeit von lebender S. b. zur Therapie und Prophylaxe der akuten und chronischen Diarrhö untersucht wurde.

Prophylaxe der Reisediarrhö

Die prophylaktische Wirkung von S. b. auf die Reisediarrhö untersuchten Kollaritsch et al. 1988 in einer doppelblinden, randomisierten Studie [14]: 1231 Reisende in tropische und subtropische Länder erhielten Placebo (n = 406), 250 mg S. b. pro Tag (n = 426) oder 500 mg S. b. pro Tag (n = 399). 5 Tage vor Reiseantritt wurde mit der Einnahme begonnen, und sie wurde während des gesamten Auslandsaufenthaltes – auch bei Auftreten einer Diarrhö – fortgeführt. Die 3 Gruppen wiesen hinsichtlich Geschlecht, Alter, Körpergewicht, Dauer des Auslandaufenthaltes sowie in der Anzahl der Personen, die erstmalig oder mehrfach eine Fernreise antraten, keine Unterschiede auf. In der Placebogruppe trat bei 42,6% der Reisenden eine Diarrhö auf. Unter einer Prophylaxe mit 250 mg S. b. wurde das Auftreten von Diarrhöen auf 33,6% und mit 500 mg S. b. auf 31,6% gesenkt. Der klinische Verlauf von aufgetretenen Diarrhöen wurde in keiner der 3 Gruppen beeinflußt. Die prophylaktische Wirksamkeit von S. b. wies deutliche regionale Unterschiede auf. Diese war bei Reisen nach Nord- und Westafrika am wirkungsvollsten (p < 0,01), bei Reisen nach Ostafrika und Südamerika statistisch noch signifikant (p < 0,05), wohingegen bei Reisen in den mittleren und fernen Osten sowie nach Mittelamerika nur noch eine geringe, aber nicht signifikante Wirksamkeit bei der Prophylaxe der Reisediarrhö beobachtet wurde.

Akute Diarrhö bei Kindern und Erwachsenen

Die Bewertung klinischer Studien zur Wirksamkeit der Therapie der akuten Diarrhö bei Kindern und Erwachsenen mit S. b. ist durch die kurze Dauer und die i. allg. selbstlimitierende Erkrankung mit und ohne Medikation erschwert [7, 11].

Antibiotikaassoziierte Diarrhö

In einer prospektiven, doppelblinden kontrollierten Studie wurde von Surawicz et al. die prophylaktische Wirkung von S. b. auf antibiotikaassoziierte Diarrhöen untersucht [21]. Von 180 nicht immunsupprimierten Patienten, die unter einer stationären antibiotischen Therapie standen, erhielten 64 Patienten Placebo und 116 Patienten 1 g S. b. pro Tag. Die Alters- und Geschlechtsverteilung war in den beiden Gruppen gleich. Vor Therapiebeginn sowie nach 5 und 10 Tagen wurden Stuhluntersuchungen auf Clostridium difficile durchgeführt. 21,8 % der Patienten aus der Placebogruppe, aber nur 9,5 % der Patienten aus der Verumgruppe entwickelten Diarrhöen. Bei 48 Patienten wurde Clostridium difficile im Stuhl nachgewiesen; nur 8 Patienten hiervon entwickelten eine Diarrhö (5 von 16 Patienten aus der Placebo- und 3 von 32 aus der Verumgruppe: nicht signifikant). Die Dauer der Diarrhöen bzw. die Frequenz der Stühle waren in beiden Gruppen nicht signifikant verschieden.
In einer offenen Studie untersuchte die gleiche Gruppe den prophylaktischen Effekt von S. b. bei 13 Patienten, die unter Antibiotikatherapie anamnestisch 1- bis 9mal eine pseudomembranöse, mit Clostridium difficile assoziierte Diarrhö entwickelt hatten und die erneut für 10 Tage mit Vancomycin behandelt werden mußten [22]. Unter einer gleichzeitigen Therapie mit 500 mg S. b. ab dem 5. Tag der Vancomycintherapie für 30 Tage entwickelten 2 der 13 Patienten eine Diarrhö, bei denen auch Clostridium difficile (1mal Zytotoxin-positiv) im Stuhl nachgewiesen werden konnte. Im Stuhl der 11 asymptomatischen Patienten wurde in 3 Fällen Clostridium difficile (1mal Zytotoxin-positiv) entdeckt. Diese Ergebnisse bestätigten frühere tierexperimentelle Daten [9, 23] und geben Hinweise auf eine klinische Wirksamkeit von lebender S. b. zur Prophylaxe von antibiotikaassoziierten Diarrhöen und von rezidivierenden pseudomembranösen, mit Clostridium difficile assoziierten Diarrhöen.

HIV-assoziierte Diarrhö

In einer offenen Pilotstudie untersuchten Saint-Marc et al. den Effekt von S. b. bei 17 HIV-infizierten Patienten (CDC IV) mit chronischer Diarrhö und Stuhlgewichten > 300 g [19]. Im Stuhl von 2 Patienten konnten Zytomegalieviren, von 2 Patienten Campylobacter und von 1 Patienten Clostridium difficile nachgewiesen werden; bei den 12 übrigen Patienten gelang kein Erregernachweis im Stuhl. Unter einer Therapie mit 3 g S. b. pro Tag über 15 Tage kam es zu einer deutlichen Senkung der Stuhlfrequenz und Besserung der Stuhlkonsistenz mit gleichzeitiger Gewichtszunahme.

Morbus Crohn

In einer randomisierten Cross-over-Pilotstudie wurde bei Patienten mit Morbus Crohn mit gering erhöhter Krankheitsaktivität ein positiver Effekt unter einer Behandlung mit S. b. beobachtet [18].

Diskussion

In vitro und in vivo konnten unterschiedliche Mechanismen von lebender S. b. nachgewiesen werden, die in die Pathophysiologie der Diarrhö eingreifen. Es kommt zu einer passageren Ansiedlung von S. b. im Gastrointestinaltrakt [2]. Daß einzelne lebende S. b. oder auch deren Bestandteile in die Blutbahn gelangen, ist nicht belegt [13, 24]: eine hieraus resultierende potentielle pathogene Wirkung wurde niemals beschrieben. Inwieweit ein mikrobieller Antagonismus [3, 10, 20], eine Induktion der intestinalen Bürstensaumenzyme [5], eine Steigerung der intestinalen IgA-Sekretion [7], eine immunmodulatorische Wirkung [12, 17] oder ein Einfluß auf den intestinalen Ionentransport [15] in der Therapie oder Prophylaxe der Diarrhö in vivo einzeln oder gemeinsam eine Rolle spielen, bleibt aber unklar.

Die prophylaktische Wirkung von S. b. auf Reisediarrhöen wies deutliche regionale Unterschiede auf. Bei Reisen nach Afrika und Südamerika wurde eine statistisch signifikante prophylaktische Wirkung, dagegen bei Reisen nach Asien und Mittelamerika fast keine prophylaktische Wirkung von S. b. beobachtet [14]. Eine klinische Wirksamkeit von S. b. bei der antibiotika-assoziierten Diarrhö konnte nachgewiesen werden [21, 22]. Neben einer Elektrolyt- und Wassersubstitution muß eine medikamentöse Therapie der akuten Diarrhö beim sonst Gesunden in Frage gestellt werden, da diese Erkrankung überwiegend innerhalb weniger Tage selbstlimitierend ist. Die Kürze der Erkrankungsdauer der akuten Diarrhö mit und ohne Medikation erschwert die Interpretation von Studienergebnissen [7, 11]. Für die HIV-assoziierte Diarrhö sowie die Therapie des Morbus Crohn liegen lediglich positive Ergebnisse aus Pilotstudien vor [18, 19].

Trotz der in klinischen Studien nachgewiesenen Wirksamkeit von S. b. für die Behandlung der Diarrhö muß der Stellenwert dieser Therapie in weiteren kontrollierten Studien noch genauer definiert werden.

Literatur

1. Aucott JN, Fayen J, Grossnicklas H, Morrissey A, Lederman MM, Salata RA (1990) Invasive infection with Saccharomyces cerevisiae: Report of three cases and review. Rev Infect Dis 12:406–411

2. Blehaut H, Massot J, Elmer GW, Levy RH (1989) Disposition kinetics of saccaromyces boulardii in man and rat. Biopharm Drug Dispos 10:353–364

3. Brugier S, Patte F (1975) Antagonisme in vitro entre l'ultralevure et différents germes bactériens. Méd Paris 45:3–8

4. Burgaleta C, Golde DW (1977) Effect of glucan on granulopoeisis and macrophage genesis in mice. Canc Res 37:1739–1742

5. Buts JP, Bernasconi P, Van Craynest MP, Maldague P, De Meyer R (1990) Response of human and rat small intestinal mucosa to oral administration of saccharomyces boulardii. Pediatr Res 20:192–196

6. Buts JP, Bernasconi P, Vaerman JP, Dive C (1990) Stimulation of secretory IgA and secretory component of immunoglobulins in small intestine of rats treated with saccharomyces boulardii. Dig Dis Sci 35:251–256

7. Chapoy P (1986) Behandlung akuter Diarrhöe bei Kleinkindern. Therapiewoche 38:4022–4028

8. Di Luzio NR (1976) Pharmacology of the reticuloendothelial system – accent on glucan. Adv Exp Med Biol 73:412–421

9. Elmer GW, McFarland LV (1987) Suppression by saccharomyces boulardii of toxigenic clostridium difficile overgrowth after vancomycin treatment in hamsters. Antimicrob Agents Chemother 31:129–131

10. Gedek B (1975) Pharmakotherapie in Kürze: Zur Wirkung des Hefepräparates Perenterol. MMW 117:97–98

11. Höchter W, Chase D, Hagenhoff G (1990) Saccharomyces boulardii bei akuter Erwachsenendiarrhoe. MMW 132:188–192

12. Jahn HU, Zeitz M (1991) Immunmodulatorische Wirkung von Saccharomyces boulardii beim Menschen. Ottenjann R, Seifert J, Bockemühl J, Zeitz M (Hrsg) Ökosystem Darm III. Springer, Berlin Heidelberg New York Tokyo

13. Kappe R, Müller J (1987) Cultural and serological follow-up of two oral administrations of baker's yeast to a human volunteer. Mykosen 30:357–368

14. Kollaritsch HH, Tobüren D, Scheiner G, Wiedermann G (1988) Prophylaxe der Reisediarroe. MMW 130:671–674

15. Krammer M, Karbach U (1991) Direkter Effekt von Saccharomyces boulardii auf den intestinalen Chlorid-Transport. Z Gastroenterol 29:475 (abstr)

16. Kujath P, Sipp H (1978) Neuartige Therapiemöglichkeit bei der Akne vulgaris. Wehrmed Mschr 12:374–376

17. Machado Caetano JA, Paramés MT, Babo MJ et al. (1986) Immunopharmacological effects of saccharomyces boulardii in healthy human volunteers. Int J Immunopharmac 8:245–259

18. Plein K, Hotz J (1991) Saccharomyces boulardii beim Morbus Crohn. In: Seifert J, Ottenjann R, Zeitz M, Bockemühl J (Hrsg) Ökosystem Darm III. Springer, Berlin Heidelberg New York Tokyo

19. Saint-Marc T, Rossello-Pratts L, Touraine JL (1991) Efficacité de saccharomyces boulardii dans le traitement des diarrhées du SIDA. Ann Médecine Int 142:64–65

20. Seguela JP, Massot J, Nessou J, Pate F (1978) Action d'un saccharomyces lors d'une infestation expérimentale à candida albicans chez le rat normal et le rat traité par antibiotiques. Bull Soc Myc Méd 7:199–202

21. Surawicz CM, Elmer G, Speelman P, McFarland LV, Chinn J, van Belle G (1989) Prevention of antibiotic-associated diarrhea by saccharomyces boulardii: A prospective study. Gastroenterology 96:981–988

22. Surawicz CM, McFarland LV, Elmer G, Chinn J (1989) Treatment of recurrent clostridium difficile colitis with vancomycin and saccharomyces boulardii. Am J Gastroenterol 84:1285–1287

23. Toothaker RD, Elmer GW (1984) Prevention of clindamycin-induced mortality in hamsters by saccharomyces boulardii. Antimicrob Agents Chemother 26:552–556

24. Volkheimer G, Hermann H, Hermanns E, John H, Al Abesie F, Wachtel S (1964) Über Resorption und Ausscheidung intakter Hefezellen. Zentralbl Bakteriol 192:121–125

Mögliche Mechanismen der antisekretorischen Wirkung von Saccharomyces boulardii auf den intestinalen Elektrolyttransport

U. Karbach, M. Krammer

Der oder die Mechanismen, die der antidiarrhoischen Wirkung von Saccharomyces boulardii (SB) zugrunde liegen, sind bisher noch nicht eindeutig geklärt. Insbesondere liegen keine systematischen Daten über einen möglichen direkten Effekt des Hefepilzes auf den Epitheltransport von Ionen vor.

Unsere In-vitro-Untersuchungen unter Verwendung der modifizierten Ussing-Kammer [7, 12] am elektrisch kurzgeschlossenen Epithel des Colon descendens der Ratte zeigen, daß SB (113 mg/ml der mukosalen Seite des Epithels zugegeben) keinen Einfluß auf den unidirektionalen Natriumtransport hat (Abb. 1). Der serosamukosale Chloridflux bleibt ebenfalls unbeeinflußt. Der unidirektionale mukosaserosale Chloridtransport hingegen

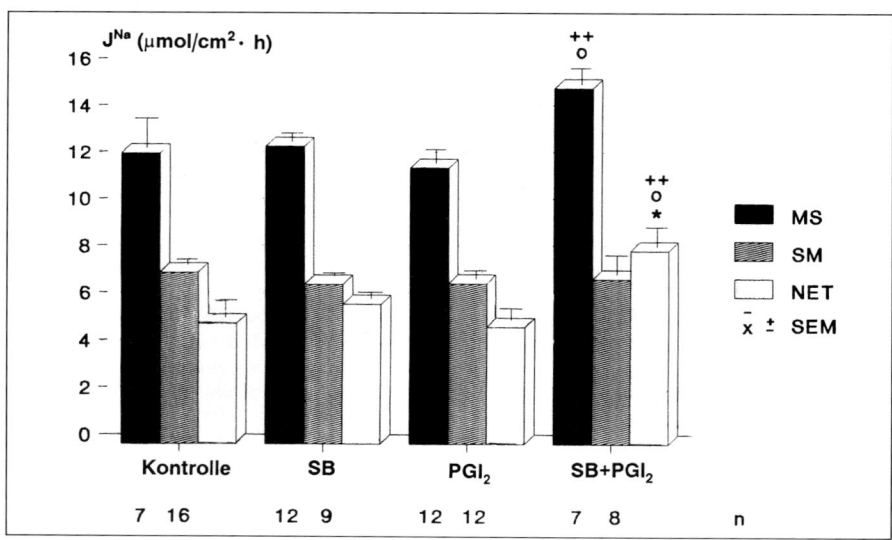

Abb. 1. Unidirektionaler mukosaserosaler *(MS)*, serosamukosaler *(SM)* und Nettotransport *(NET)* von Natrium am elektrisch kurzgeschlossenen Epithel des Colon descendens der Ratte unter Kontrollbedingungen, unter Wirkung von Saccharomyces boulardii *(SB;* 113 mg/ml der mukosalen Seite des Epithels zugegeben) und Prostaglandin I_2 *(PGI$_2$;* $2{,}7 \cdot 10^{-6}$ mol/l der serosalen Seite des Epithels zugefügt) bzw. simultaner Wirkung beider Substanzen *(SB + PGI$_2$).* Signifikanzen s. Abb. 2

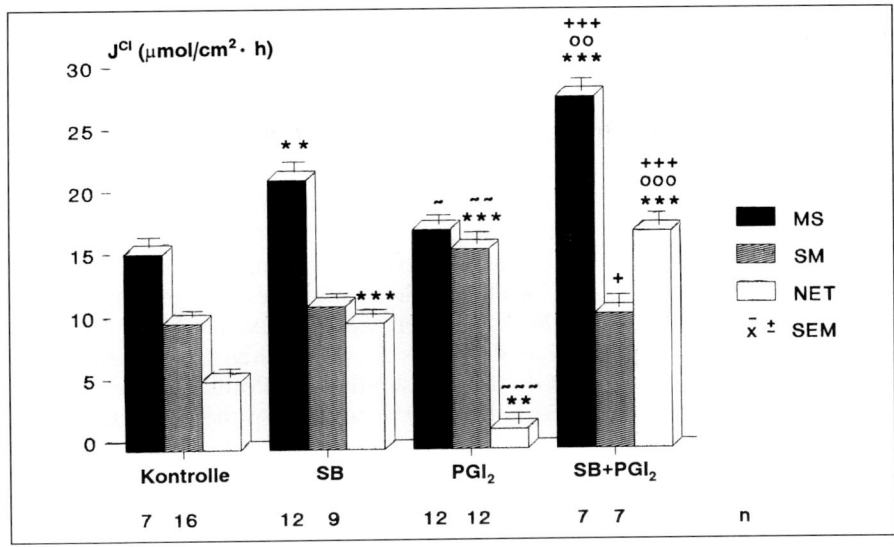

Abb. 2. Unidirektionaler mukosaserosaler *(MS)*, serosamukosaler *(SM)* und Nettotransport *(NET)* von Chlorid am elektrisch kurzgeschlossenen Epithel des Colon descendens der Ratte unter Kontrollbedingungen, unter Wirkung von Saccharomyces boulardii *(SB; 113 mg/ml der mukosalen Seite des Epithels zugegeben)* und Prostaglandin I_2 *(PGI$_2$; 2,7·10^{-6} mol/l der serosalen Seite des Epithels zugefügt)* bzw. simultaner Wirkung beider Substanzen *(SB + PGI$_2$)*. Signifikant verschieden: * $p < 0,05$, ** $p < 0,01$, *** $p < 0,001$ im Vergleich * Kontrollen vs. SB, PGI$_2$, SB + PGI$_2$; ° SB vs. SB + PGI$_2$, SB vs. PGI$_2$; ~ PGI$_2$ vs. SB + PGI$_2$

wird um 38% stimuliert, und die Chloridresorption wird dadurch um 50% gesteigert (Abb. 2). Infolgedessen nimmt die Epithelspannung um 50%, der Kurzschlußstrom um 37% und der Epithelwiderstand um 25% ab (Tabelle 1).

Tabelle 1. Elektrische Parameter am Colon descendens der Ratte unter Kontrollbedingungen *(KO)*, unter Wirkung von Saccharomyces boulardii *(SB, 113 mg/ml der mukosalen Seite des Epithels zugegeben)* und Prostaglandin I_2 *(PGI$_2$; 2,7·10^{-6} mol/l der serosalen Seite des Epithels zugefügt)* bzw. simultaner Wirkung beider Substanzen. *PD* spontane elektrische Potentialdifferenz; I_{sc} Kurzschlußstrom; R_t nach dem Ohmschen Gesetz aus PD und I_{sc} berechneter elektrischer Epithelwiderstand; $p < 0,05$, signifikant verschieden vom korrespondierenden Kontrollwert

	PD (mV)	I_{sc} (μA/cm^2)	R_t (Ω·cm^2)
KO	7,3 ± 1	89 ± 10	92 ± 4
SB	3,8 ± 1*	56 ± 6*	69 ± 3*
PGI$_2$	11,2 ± 1*	118 ± 9*	98 ± 3
SB + PGI$_2$	4,9 ± 1*	54 ± 6*	88 ± 5

Unter Wirkung von Prostaglandinen wird bekanntermaßen im Enterozyten über eine Aktivierung der Adenylatzyklase der absorptive Chloridflux gehemmt, der serosamukosale Chloridtransport stimuliert und dadurch eine Chlorid- bzw. konsekutiv eine Wassersekretion induziert [11]. Der durch infektiöse Agenzien und Toxine wie auch durch verschiedene Hormone verursachte Durchfall wird zum großen Teil über eine Aktivierung der Adenylatzyklase mediiert [4]. Entsprechend führt in den vorliegenden Untersuchungen die Gabe von Prostaglandin I_2 (PGI$_2$; $2,7 \cdot 10^{-6}$ mol/l zur serosalen Seite des Epithels zugefügt) zur Steigerung des sekretorischen Chloridtransports um 57%, wodurch die Chloridresorption aufgehoben wird (Abb. 2). Auf den mukosaserosalen Chloridflux hat PGI$_2$ hingegen keinen Einfluß. Infolge der Zunahme des sekretorischen Chloridtransports nimmt unter Wirkung von PGI$_2$ die transepitheliale Potentialdifferenz und der Kurzschlußstrom um ca. 33% bzw. 50% zu, der Epithelwiderstand wird normalisiert (Tabelle 1).

Unter simultaner Gabe von SB (113 mg/ml zur mukosalen Seite des Epithels) und PGI$_2$ ($2,7 \cdot 10^{-6}$ mol/l zur serosalen Seite des Epithels) wird der unidirektionale Chloridtransport von der mukosalen zur serosalen Seite des Kolonepithels im Vergleich zum entsprechenden Kontrollwert um 60% gesteigert. Die PGI$_2$-induzierte Stimulation des serosamukosalen Chloridtransports wird durch SB um 33% gehemmt und dadurch auf den Kontrollwert zurückgeführt. Unter Wirkung von SB wird die PGI$_2$-induzierte Hemmung der Chloridresorption nicht nur aufgehoben, sondern in Resorption umgekehrt, wobei die Chloridresorption 3mal so hoch ist wie unter Kontrollbedingungen (Abb. 2). Unter dieser Versuchsanordnung, d. h. unter simultanem Effekt von SB und PGI$_2$, sind die elektrischen Parameter vergleichbar den Werten, die unter alleiniger Wirkung von SB gefunden wurden (Tabelle 1).

Die Ergebnisse zeigen eindeutig, daß SB über eine direkte Wirkung am Epithel den sekretorischen Effekt von PGI$_2$ vollständig antagonisiert. Über diesen Mechanismus könnte die antidiarrhoische Wirkung von SB plausibel erklärt werden. Die Befunde lassen sich dahingehend interpretieren, daß SB mit der Bildung von cAMP interferiert. In Übereinstimmung mit dieser Annahme ließ sich im In-vitro-Modell unter Verwendung intestinaler Zellinien der Ratte (IRD 98 und IEC 17) eine Abnahme der durch Choleratoxin induzierten Zunahme der intrazellulären Konzentration von cAMP um 50% unter Wirkung von SB nachweisen [3]. Bekanntermaßen wird über eine Fixation von Choleratoxin an einen spezifischen Rezeptor der apikalen Membran die Adenylatzyklase stimuliert und eine aktive Chloridsekretion in Gang gesetzt [4]. Entsprechend fanden Vidon et al. [13] in vivo an der abgebundenen Dünndarmschlinge der Ratte unter intraluminaler Wirkung von SB eine Abnahme der Flüssigkeitssekretion, die durch 3stündige Inkubation von Choleratoxin hervorgerufen wurde.

Die Interperetation der vorliegenden Ergebnisse bereitet aus verschiedenen Gründen allerdings gewisse Schwierigkeiten. Es bleibt zu berücksichtigen, daß das in den vorliegenden Versuchen verwendete Prostaglandin I_2 nicht ausschließlich über eine Aktivierung der Adenylatzyklase eine Chloridsekretion induziert. Zumindest teilweise entfaltet PGI_2 über einen indirekten neuronalen Weg seine sekretorische Wirkung [8]. Es ist bekannt, daß der epitheliale Ionentransport wesentlich über das intrinsische Nervensystem, d. h. den Meißner-Plexus, moduliert wird. Es liegen Daten vor, daß durch den Meißner-Plexus – über einen bisher nicht genau beschriebenen Mechanismus – eine basale Sekretion von Chlorid aufrechterhalten wird. Nach Blockierung durch Tetrodotoxin oder mechanischer Entfernung des intrinsischen Nervengewebes wird diese basale Sekretion durch Hemmung des serosamukosalen und Stimulation des mukosaserosalen Chloridtransports aufgehoben [1] (Abb. 3). PGI_2 entfaltet seinen sekretorischen Effekt v. a. bei funktionsfähigem intrinsischem Nervensystem; nach mechanischer oder chemischer Ausschaltung des Meißner-Plexus ist die sekretorische Wirkung von PGI_2 weit weniger ausgeprägt. Demnach ist aus der vorliegenden Versuchsanordnung nicht eindeutig zu differenzieren, ob SB die PGI_2-induzierte Chloridsekretion direkt über Inhibierung der Formation von Adenylatzyklase oder indirekt über Interferenz am intrinsischen Nervensystem hemmt. Wie in Abbildung 2 dargestellt, wird durch SB nicht nur der PGI_2-induzierte sekretorische Chloridflux antagonisiert. Der Hefepilz stimuliert zusätzlich auch am PGI_2-unbehandelten Kontrollgewebe den mukosaserosalen Chloridtransport, wobei allerdings der serosamukosale

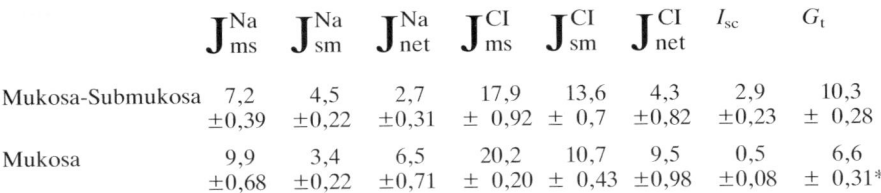

	J_{ms}^{Na}	J_{sm}^{Na}	J_{net}^{Na}	J_{ms}^{Cl}	J_{sm}^{Cl}	J_{net}^{Cl}	I_{sc}	G_t
Mukosa-Submukosa	7,2 ±0,39	4,5 ±0,22	2,7 ±0,31	17,9 ± 0,92	13,6 ± 0,7	4,3 ±0,82	2,9 ±0,23	10,3 ± 0,28
Mukosa	9,9 ±0,68	3,4 ±0,22	6,5 ±0,71	20,2 ± 0,20	10,7 ± 0,43	9,5 ±0,98	0,5 ±0,08	6,6 ± 0,31*

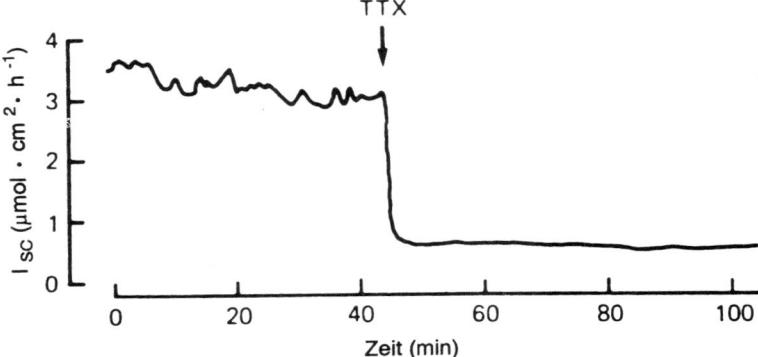

Abb. 3. Einfluß der chemischer Blockade des intrinsischen Nervensystems auf den Kurzschlußstrom *(unten)* bzw. Veränderung der Ionenflüsse und elektrischen Parameter am Colon descendens der Ratte nach mechanischer Entfernung (Mukosapräparat) des Meißner-Plexus. (Nach Andres et al. [1])

Chloridflux nach Zugabe von SB zur mukosalen Seite des Epithels der Kontrollen vollkommen unbeeinflußt bleibt. Dieser Befund könnte auf den ersten Blick dafür sprechen, daß SB indirekt über Interferenz am intrinsischen Nervensystem den Chloridtransport moduliert. Andererseits muß allerdings berücksichtigt werden, daß durch manuelle Manipulation bei der Entfernung der äußeren Muskelschicht vom Darmpräparat möglicherweise die endogene Bildung von Eicosanoiden induziert werden könnte. Die SB-induzierte Aktivierung des resorptiven Chloridtransports am Kontrollgewebe könnte dann über eine Hemmung der durch die Präparation angeregten endogenen Prostaglandinsynthese im Enterozyten erklärt werden.

Substanzen, die indirekt über Interferenz am intrinsischen Nervensystem zur Chloridsekretion führen, entfalten ihre Wirkung in der Regel verständlicherweise von der serosalen Seite her. In den vorliegenden Versuchen wurde SB der mukosalen Badelösung des Epithels zugefügt. Dies macht eine Wirkung auf den Meißner-Plexus allein aus anatomischen Gründen eher unwahrscheinlich. Theoretisch denkbar wäre allerdings, daß nicht der Hefepilz per se die antisekretorische Wirkung entfaltet. Erlaubt sei die Spekulation, daß SB eine Substanz produziert und in die mukosale Badelösung sezerniert, die über Rezeptoren an der apikalen Membran direkt die Kaskade der Bildung von cAMP hemmt oder nach Resorption oder Diffusion ins serosale Kompartiment über Interferenz mit dem Meißner-Plexus indirekt die Chloridresorption steigert bzw. den sekretorischen Chloridflux hemmt. Von Bedeutung in diesem Zusammenhang scheint unser Befund, daß der Überstand der Hefepilzkultur, der mukosalen Badelösung des Epithels zugefügt, den identischen Effekt auf die elektrischen Parameter des Dickdarmepithels entwickelt wie die Suspension von SB selbst (Abb. 4). Unter Wirkung des SB-Überstandes kommt es prompt zu einer signifikanten Abnahme der transepithelialen elektrischen Potentialdifferenz wie auch des Kurzschlußstroms, die auch quantitativ der Wirkung der vitalen Hefepilzsuspension gleicht (Abb. 3). Die unidirektionalen Natrium- bzw. Chloridfluxe wurden unter der Wirkung des SB-Überstandes allerdings von uns bisher noch nicht gemessen. Zu untersuchen bleibt außerdem, ob der Überstand der Hefepilzkultur auch von der serosalen Seite her wirkt bzw. ob dessen Effekt direkt am Enterozyten oder indirekt, d. h. neuronal vermittelt ist.

Unabhängig davon deuten die vorläufigen Befunde eindeutig darauf hin, daß nicht SB selbst, sondern eine vom Hefepilz produzierte und sezernierte Substanz für die Steigerung der Chloridresorption verantwortlich sein könnte. Zudem liegen in der Literatur Hinweise vor, daß unter Wirkung gewisser gastrointestinaler Hormone wie Neuropeptid Y und Peptid YY die elektrischen Parameter des Dickdarmepithels bzw. die unidrektionalen Chloridfluxe in identischer Weise verändert werden wie unter Wirkung von SB (Tabelle 2). Außerdem wird der sekretorische unidirektionale Chloridtransport am Dünn- und Dickdarm der Ratte nach forskolininduzierter Stimulation der Adenylatzyklase durch diese Neuropeptide in gleicher

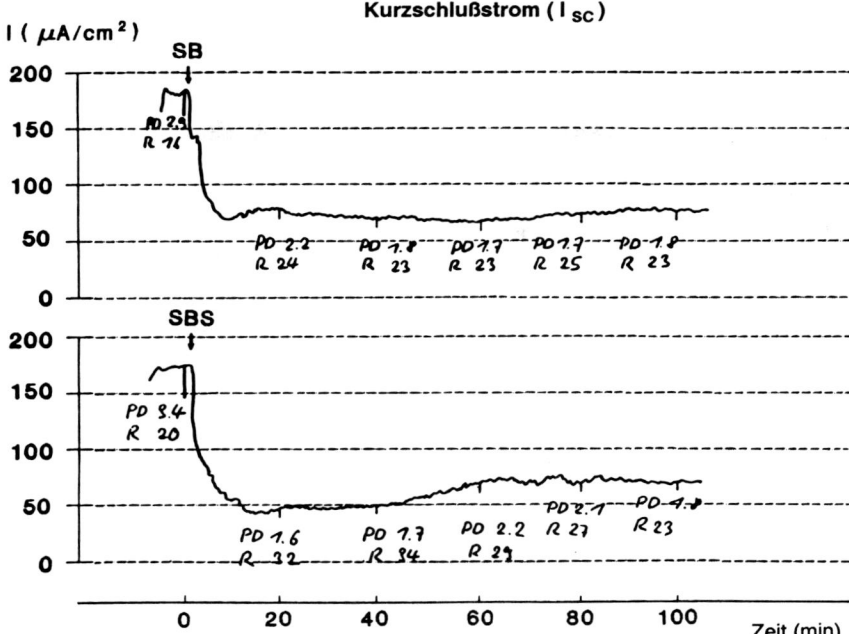

Abb. 4. Einfluß der Zugabe der Suspension vitaler Zellen von Saccharomyces boulardii *(SB)* bzw. des zellfreien Überstandes der Suspension von Saccharomyces boulardii *(SBS)* zur mukosalen Badelösung auf die elektrischen Parameter des Epithels des Colon descendens der Ratte. Im Originaltracer wird der Kurzschlußstrom *(I_{sc})* kontinuierlich registriert; *PD* spontane elektrische Potentialdifferenz; *R_t* nach dem Ohmschen Gesetz aus *PD* und *I_{sc} berechneter elektrischer Epithelwiderstand*

Tabelle 2. Effekt von Neuropeptid Y *(PY)* auf den unidirektionalen und Netto-Natrium- und -Chloridtransport bzw. auf die elektrischen Parameter am elektrisch kurzgeschlossenen Ileum des Kaninchens. Abkürzungen siehe Abb. 1 und Tabelle 1; *G* elektrische Leitfähigkeit des Epithels entsprechend $1/R_t$. (Nach Hubel u. Renquist [9])

	Kontrollen		NPY	
*J*Cl				
(net)	$0{,}0 \pm 1{,}1$	*	$3{,}6 \pm 1{,}3$	*
(ms)	$10{,}1 \pm 1{,}1$	*	$11{,}5 \pm 1{,}2$	*
(sm)	$10{,}1 \pm 0{,}9$	*	$8{,}0 \pm 0{,}7$	*
*J*Na				
(net)	$4{,}9 \pm 1{,}2$	*	$3{,}4 \pm 1{,}0$	
(ms)	$13{,}8 \pm 1{,}1$	*	$17{,}0 \pm 1{,}3$	
(sm)	$9{,}0 \pm 0{,}9$		$13{,}6 \pm 0{,}6$	
J^R_{net}	$-2{,}9 \pm 0{,}8$	*	$0{,}6 \pm 0{,}7$	
I_{sc}	$2{,}0 \pm 0{,}2$	*	$0{,}4 \pm 0{,}5$	*
PD	$1{,}7 \pm 0{,}3$	*	$0{,}5 \pm 0{,}3$	*
G	$31 \quad \pm 2$	*	$43 \quad \pm 5$	*

* Benachbarte Kolumnen differieren ($p < 0{,}05$)

Weise antagonisiert wie unter der Wirkung von SB [2, 5, 6 9, 10]. Es könnte demnach spekuliert werden, daß der antisekretorische Effekt von SB darauf beruht, daß durch SB den Neuropeptiden funktionell ähnliche Substanz(en) produziert und sezerniert werden. Die Isolierung und Charakterisierung dieser Substanz(en) ist im Gange. Möglicherweise kann mit Hilfe dieser Substanz(en) der dem beschriebenen Effekt zugrunde liegende Mechanismus genauer charakterisiert werden.

Literatur

1. Andres H, Bock R, Bridges RJ, Rummel W, Schreiner J (1985) Submucosal plexus and electrolyte transport across rat colonic mucosa. J Physiol (Lond) 364:301–312
2. Cox HM, Cuthbert AW, Hakanson R, Wahlestedt C (1988) The effect of neuropeptide Y and peptide YY on electrogenic ion transport in rat intestinal epithelia. J Physiol (Lond) 398:65–80
3. Czerucka D, Nano JL, Bernasconi P, Rampal P (1989) Effect of Saccharomyces boulardii on cholera toxin-induced cAMP levels in rat epithelial intestinal cell lines. Gastroenterol Clin Biol 3:383–387
4. De Jonge HR, Lohmann SM (1985) Mechanism by which cyclic nucleotides and other intracellular mediators regulate secretion. In: Microbial toxins and diarrhoeal disease. Ciba Foundation Symposium 112, London, pp 116–134
5. Fredholm BB, Jansen I, Edvinsson L (1985) Neuropeptide Y is a potent inhibitor of cAMP accumulation in feline cerebral blood vessels. Acta Physiol Scand 124:467–469
6. Friel DD, Miller RJ, Walker MW (1986) Neuropeptide Y: a powerful modulator of epithelial ion transport. Br J Pharmacol 88:425–431
7. Gebhardt U (1979) Exakte Kompensation des Lösungswiderstandes bei Anwendung der Voltage-Clamp-Methode an Darmepithelien. Inauguraldissertation an der Medizinischen Fakultät der Universität des Saarlandes, Saarbrücken
8. Goerg KJ, Roux M, Wanitschkw R, Meyer zum Büschenfelde KH (1986) Die Bedeutung des Meißnerischen Plexus für die sekretorische Funktion der Colonschleimhaut. Z Gastroenterol [Suppl 3] 24:70–78
9. Hubel KA, Renquist KS (1986) Effect of neuropeptide Y in ion transport by the rabbit ileum. J Pharmacol Exp Ther 238:167–169
10. Kassis S, Olasmaa M, Terenius L, Fishman PH (1987) Neuropeptide Y inhibits cardiac adenylate cyclase through a pertussis-sensitive G protein. J Biol Chem 262:3429–3431
11. Racusen LC, Binder HJ (1980) Effect of prostaglandin on ion transport across isolated colonic mucosa. Dig Dis Sci 25:900–904
12. Schultz SG, Zalusky R (1964) Ion transport in isolated rabbit ileum. I. Short circuit current and Na fluxes. J Gen Physiol 47:567–589
13. Vidon N, Huchet B, Rambaud J-C (1986) Influence de Saccharomyces boulardii sur la sécrétion jéjunale induite chez le rat par le toxin cholérique. Gastroenterol Clin Biol 10:13–16

Unterstützende Therapie mit Saccharomyces boulardii bei chronisch-entzündlichen Darmerkrankungen

K. Plein, J. Hotz

Ätiologie und Pathogenese des Morbus Crohn sind nach wie vor nicht im einzelnen geklärt; in Diskussion sind bakteriell ausgelöste Vorgänge im Dünn- und Dickdarm [5]. Auch immunologische Defekte mit einer inadäquaten gesteigerten Immunreaktion, die insbesondere auf eine gesteigerte T-Helferzellfunktion bei unterdrückter T-Suppressorzellaktivität [6] zurückzuführen sind, sowie ein Mangel an IgA sollen bei der Entwicklung zum Morbus Crohn eine Rolle spielen [9].

Einen weiteren ätiologischen Faktor stellt die erhöhte Permeabilität der Darmwand dar, verursacht vermutlich durch defekte „tight junctions" [3, 8]. Die bei Morbus Crohn beobachteten erhöhten Antikörpertiter gegen die verschiedenen Enterobacteriaceae und andere Antigene sind darauf zurückzuführen [1].

Bei der Colitis ulcerosa werden wie beim Morbus Crohn eine Störung des Immunsystems mit Mangel an IgA und Stimulation der T-Helferzellen als ätiologische Faktoren diskutiert [12]. Im Vergleich zum Morbus Crohn wird bei der Colitis ulcerosa vermehrt Immunglobulin G, speziell IgG_1, gefunden. Das in der Schleimhaut produzierte IgA wird durch IgG ersetzt. Die Bindung von Komplement an IgG soll den Zerstörungsprozeß der Schleimhautzelle in Gang setzen [7]. In einer anderen Hypothese wird von strukturellen Veränderungen in der Zusammensetzung des Schleimes im Kolon bei Colitis ulcerosa gesprochen, aus der eine verminderte Schutzfunktion des Schleimes gegenüber bakteriellen Angriffen resultiert [11]. Eine vermehrte Permeabilität der Kolonschleimhaut, wie bei Morbus Crohn, wird bei der Colitis ulcerosa nicht gefunden [10].

Zu unserer Pilotstudie

Wegen der nachgewiesenen immunstimulierenden Wirkung der Hefe Saccharomyces boulardii (S.b.) auf das Darmsystem, insbesondere im Hinblick auf die Stimulation der T-Helferzellen und die vermehrte Bildung von sekretorischem IgA [2], wurde die Wirksamkeit von S.b. zusammen mit der unveränderten Basistherapie auf mäßig ausgeprägte Restsymptome bei Morbus-Crohn-Patienten geprüft. Die Untersuchungen erfolgten als place-

82   K. Plein, J. Hotz

bokontrollierte Doppelblindstudie an Patienten in einer klinisch relativ stabilen Phase der Erkrankung.

Zur Beurteilung der Aktivität wurde der Crohn's Disease Activity Index (CDAI) nach Best herangezogen [4]. 20 Patienten mit Morbus Crohn in einer klinischen Teilremission mit mäßig ausgeprägten Restbeschwerden erhielten zusätzlich zu einer standardisierten Basistherapie S.b. in einer Dosis von 3mal 250 mg pro Tag über einen Zeitraum von 2 Wochen. Hierunter kam es zu einer Abnahme der Stuhlfrequenz (5,0 vs. 4,1 Stühle/ Tag, p < 0,01) und des Best-Indexes (190 vs. 160, p < 0,05; Abb. 1 und 2).

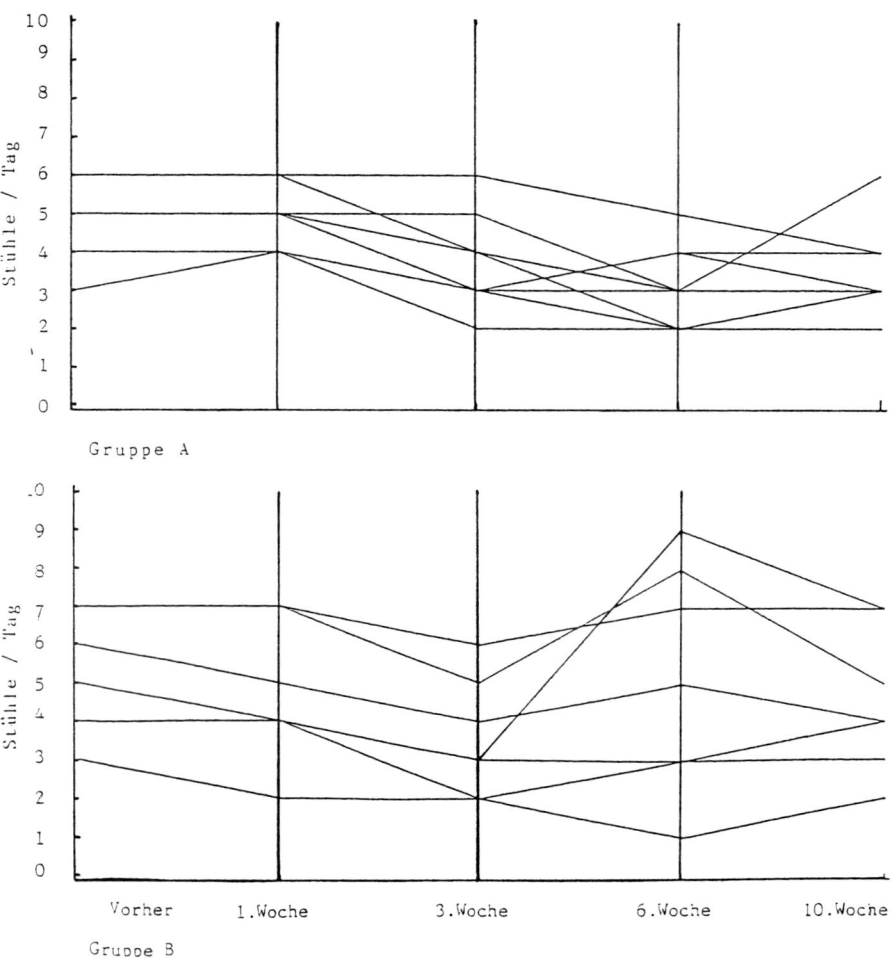

Abb. 1. Stuhlfrequenz bei Patienten unter Basistherapie und Gabe von Saccharomyces boulardii über 9 Wochen (10 Patienten, *Gruppe A*) bzw. Placebo nach der 3. Woche (7 Patienten, *Gruppe B*)

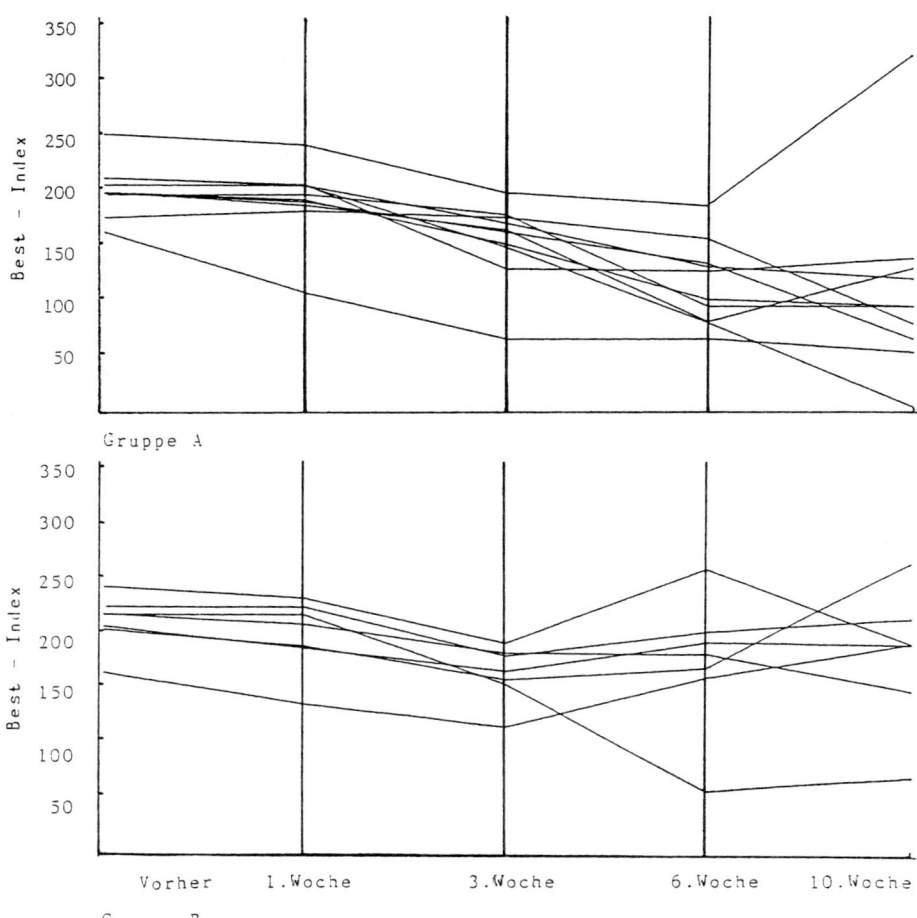

Abb. 2. Best-Index bei Patienten unter Basistherapie und Gabe von Saccharomyces boulardii über 9 Wochen (10 Patienten, *Gruppe A*) bzw. Placebo nach der 3. Woche (7 Patienten, *Gruppe B*)

Nach Einteilung in eine Kontrollgruppe und eine Verumgruppe erfolgte in der Verumgruppe die Fortführung der S.b.-Therapie in gleicher Dosierung bei unveränderter Basistherapie über 7 Wochen. Eine weitere Reduktion der Restbeschwerden konnte erreicht werden; die Stuhlfrequenz lag in der 10. Woche bei 3,3 Stühlen/Tag und der Best-Index bei 120 Punkten.

In der Kontrollgruppe waren 2 Patienten wegen eines Verstoßes gegen die Einschlußkriterien und ein weiterer Patient nach einem akuten Schub des Morbus Crohn in der 3. Woche ausgeschieden. Unter Placebogabe glichen sich bei den verbliebenen 7 Patienten aus der Kontrollgruppe die Werte der Stuhlfrequenz und des Best-Index in der 10. Woche wieder den Ausgangswerten an. Unerwünschte Nebenwirkungen traten nicht auf. Gegen Ende der Studie kam es bei je einem Patienten aus der Kontrollgruppe und Verumgruppe zu einem akuten Schub des Morbus Crohn.

Wegen der niedrigen Fallzahl in der Pilotstudie kann noch keine generelle Indikation zur Gabe von S.b. bei Morbus Crohn gestellt werden. Viele Fragen sind nach der Pilotstudie noch offen geblieben. Weil sowohl bei der Colitis ulcerosa als auch beim Morbus Crohn eine Störung des Immunsystems mit Mangel an IgA und Stimulation der T-Helferzellen als ätiologische Faktoren diskutiert werden und beide Faktoren durch die Gabe von S.b. beeinflußt werden können, bereiten wir z. Z. eine Multizenterstudie zur Wirkung von S.b. auf die Stuhlfrequenz und die Krankheitsaktivität bei chronisch-entzündlichen Darmerkrankungen (Morbus Crohn/Colitis ulcerosa) vor.

Ziele der Studie

Hauptzielgröße ist der Einfluß von S.b. auf die Stuhlfrequenz beim Morbus Crohn und bei der Colitis ulcerosa. Nebenzielgrößen sind der Einfluß auf die Krankheitsaktivität, gemessen durch den Best-Index beim Morbus Crohn und den Truelove-Index bei der Colitis ulcerosa [13] sowie die subjektive Arzt- und Patientenbeurteilung anhand eines Scorewertes (Tabellen 1 und 2).

Einschlußkriterien

Zu den Einschlußkriterien gehören neben den üblichen Studienbedingungen mit den Eingrenzungen wie Alter und Einwilligung:

Tabelle 1. Beschwerdeindex bei Morbus Crohn nach Best

		Punkte
Anzahl Stühle pro Woche mal 2		=
Schmerzen (Grad 0–3)/Woche mal 5		=
Allgemeinbefinden (Grad 0–3)/Woche mal 7		=
Fisteln, Systemmanifestationen je 20		=
Resistenz im Abdomen		
fraglich	20	=
sicher	50	=
Hkt: Abweichung von der Norm		=
Gewicht minus Abweichung von der Norm		=
Gesamtpunktzahl		=

0–150: Vollremission
150–250: leichter Beschwerdegrad
250–350: mittlerer Beschwerdegrad
  >350: schweres Krankheitsbild

Tabelle 2. Aktivitätsindex der Colitis ulcerosa nach Truelove

	mild	mittelschwer	schwer
Stühle/Tag	≤ 4	≤ 6	≥ 10
Blutung	gering	dauernd	dauernd
Fieber	afebril	37,5–38,5 °C	> 38,5 °C
Hämoglobin	normal	< 10 g/dl	< 8 g/dl
BSG	< 30 mm/h	> 30 mm/h	> 50 mm/h
Serumalbumin	normal	3–4 g/dl	< 3 g/dl

– eine mindestens ein halbes Jahr diagnostisch gesicherte Erkrankung an Morbus Crohn oder Colitis ulcerosa,
– keine operative Vorbehandlung des Darmes,
– eine Diarrhö mit mindestens 4 oder mehr weichen oder flüssigen, blutigen oder unblutigen Stühlen/Tag.

Ausschlußkriterien

Zu den Ausschlußkriterien gehören neben den üblichen Standardeingrenzungen wie Schwangerschaft, Stillzeit und Kooperationsschwierigkeiten:
– die gleichzeitige Behandlung mit Antimykotika und Antidiarrhoika,
– die zeitlich absehbare Indikation zu einer Operation,
– Stenosen und Fisteln,
– schwerwiegende Begleiterkrankungen, insbesondere des Herzens, der Leber und der Niere.

Studienaufbau

Die Studie wird angelegt als doppelblinde placebokontrollierte Multizenterstudie mit ambulanten und stationären Patienten (Abb. 3). Die Prüfdauer beträgt 7 Wochen, wobei die 1. Woche auf die Beobachtungsphase (Auswaschphase) und 6 Wochen auf die Therapiephase entfallen. Über die gesamten 7 Wochen soll der Patient eine Tagebuchkarte mit Auflistung und Graduierung seiner Beschwerden führen. Untersuchungen des Patienten und Laborentnahmen sind zu Beginn der Beobachtungsphase, zu Beginn der Therapiephase sowie nach der 3. und 6. Woche vorgesehen. Die Laboruntersuchungen umfassen das allgemeine Sicherheitsprofil. Endoskopische Kontrollen sind nicht vorgesehen. Die Patienten werden mit einer stadiengerechten standardisierten Basistherapie versorgt. Die Standardbehandlung umfaßt die Gabe von Sulfasalazin, Mesalazin und Steroiden, evtl. in Kombination mit Azathioprin.

Andere, z. T. experimentelle Therapien, z. B. mit parenteraler Ernährung, Elementardiät, 7-S-Immunglobulin oder Metronidazol, sollen hierbei nicht angewandt werden.

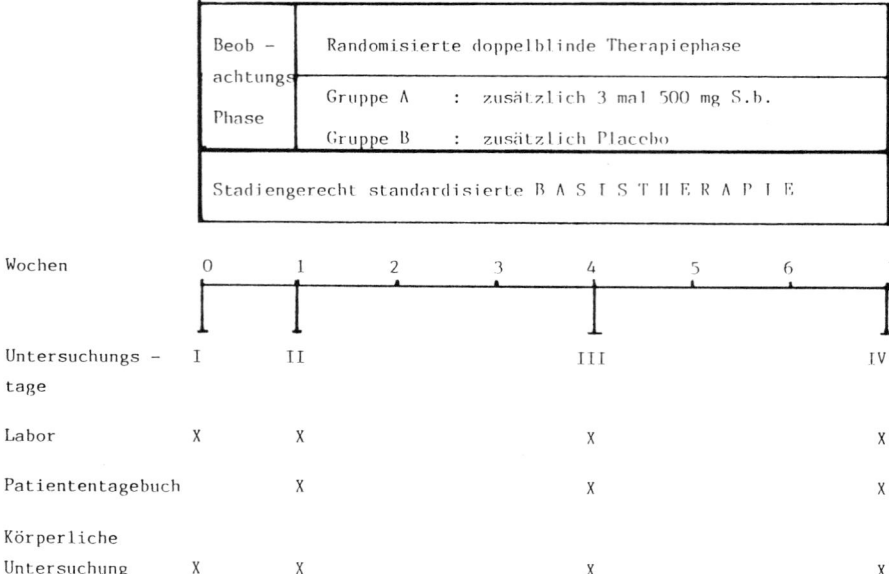

Abb. 3. Saccharomyces boulardii *(S.b.)* bei chronisch-entzündlichen Darmerkrankungen. Schematische Darstellung des Ablaufs der Multizenterstudie

Nach Randomisierung in eine Verum- und eine Placebogruppe erhalten die Patienten in der Verumgruppe zusätzlich zur Basistherapie 3mal 500 mg S.b., die Placebogruppe erhält vom Prüfpräparat nicht zu unterscheidende Placebokapseln. Aus statistischen Gründen müssen die Verumgruppe und die Kontrollgruppe jeweils 96 Patienten umfassen. Die Laufzeit der Studie wird mit 1 1/2 Jahren veranschlagt. Der Beginn der Studie ist für das Frühjahr 1993 geplant mit einem voraussichtlichen Ende im Herbst 1994.

Zusammenfassung

Defekte im Immunsystem mit Mangel an IgA und Stimulation der T-Helferzellen werden als ätiologische Faktoren bei Morbus Crohn und Colitis ulcerosa diskutiert. Beide Faktoren werden durch die bekannten immunstimulierenden Effekte der Hefe Saccharomyces boulardii (S.b.) beeinflußt.

Nachdem in einer Pilotstudie bei Patienten mit Morbus Crohn in Teilremission eine signifikante Reduktion der Restbeschwerden, insbesondere der Stuhlfrequenz, unter der Gabe von S.b. in einer Dosierung von 3mal 250 mg über 7 Wochen zusätzlich zur unverändert gebliebenen Erhaltungstherapie gezeigt wurde, wird jetzt der Aufbau einer Multizenter-Studie über die Wirkung von S.b. auf die Stuhlfrequenz und die Krankheitsaktivität bei chronisch entzündlichen Darmerkrankungen (M. Crohn/Colitis ulcerosa) dargestellt.

Neu ist im Vergleich zur Pilotstudie die Anwendung von S.b. bei Morbus Crohn und *Colitis ulcerosa* in *allen Stadien* auch bei *stationären* Patienten, soweit es die Einschlußkriterien zulassen. Die Dosierung von S.b. wird auf 3mal *500 mg* erhöht. Der Abschluß dieser Studie ist für den Herbst 1994 angesetzt.

Literatur

1. Beeken WL (1980) Microbial agents and the aetiology of Crohn's disease. In: Kirsner JB, Shorter RG (eds) Inflammatory bowel disease, 2nd edn. Lea & Febiger, Philadelphia, pp 351–355
2. Friedland T, Seifert J (1990) Untersuchungen zur In-vitro-Wechselwirkung zwischen Saccharomyces boulardii und Enterobakterien. In: Ottenjahn R, Müller J, Seifert J (Hrsg) Ökosystem Darm II. Springer, Berlin Heidelberg New York Tokyo, S 168–177
3. Hollander D, Vadheim CM, Brettholz E, Petersen GM. Delahunty T, Rotter JI (1986) Increased intestinal permeability in patients with Crohn's disease and their relatives. A possible etiological factor. Ann Intern Med 105:883–885
4. Hotz J, Goebell H (1983) Bedeutung von Aktivitätsindices beim Morbus Crohn. Verdauungskrankheiten 1:36–39
5. Ibbotson JP, Pease PE, Allan RN (1987) Serological studies in Crohn's disease. Eur J Clin Microbiol 6:286
6. James SP, Fiocchi C, Graeff AS, Strobe W (1986) Phenotypic analysis of lamina propria lymphocytes: predominance of helper–inducer and cytolytic T cell phenotypes and deficiency of suppressor–inducer phenotypes in Crohn's disease and control patients. Gastroenterology 91:1483–1489
7. MacDermott RP (1988) Altered secretion patterns of IgA and IgG subclasses by IBD intestinal mononuclear cells. In: Goebell H, Peskar BM, Malchow H (eds) Inflammatory bowel diseases – basic research and clinical implications. MTP Press, Lancaster Boston The Hague Dordrecht, pp 105–111
8. Marin ML, Greenstein AJ, Geller SA et al. (1983) A freeze fracture study of Crohn's disease of the terminal ileum: Change in epithelial tight junction organization. Am J Gastroenterol 78:537
9. Marteau P, Colombel IF, Nemeth J, Vaermann JP, Dive JC, Ramboud JC (1990) Immunological study of histologically non-involved jejunum during Crohn's disease: Evidence for reduced in vivo secretion of secretory IgA. Clin Exp Immunol 80:196–201
10. Ott M, Lembcke B, Caspary WF (1990) Intestinale Permeabilität von niedermolekularen Zuckern bei chronisch entzündlichen Darmerkrankungen. In: Ottenjahn R, Müller J, Seifert J (Hrsg) Ökosystem Darm II. Springer, Berlin Heidelberg New York Tokyo, S 23–26
11. Rhodes JM, Black RR, Gallimore R, Savata A (1985) Histochemical demonstration of desialylation and desulphation of normal and inflammatory bowel disease rectal mucus by faecal extracts. Gut 26:1312–1318
12. Strober W, James SP (1986) The immunologic basis of inflammatory bowel disease. J Clin Immunol 6:415–432
13. Truelove SC, Witts LJ (1959) Cortisone and cortico-trophine in ulcerative colitis. Br Med J 1:387–394

Verminderung der Sauerstoffradikalbildung durch Saccharomyces boulardii

B. Stuwe, J. Seifert

Vor ungefähr 3,5 Mrd. Jahren ermöglichte das biochemische Phänomen der Radikalbildung die Entstehung des Lebens. Ausgelöst durch die solare Bestrahlung wurden Aminosäuren und Nukleotide aus einfachen reduzierten Komponenten der primitiven Atmosphäre mittels freier Radikalreaktionen produziert [2, 24].

Unter einem „Radikal" versteht man eine atomare oder molekulare Spezies, die ein oder mehrere ungepaarte Elektronen in der äußeren Hülle besitzt [4]. Radikale besitzen die Fähigkeit, andere Moleküle durch den Entzug eines Elektrons oxidativ zu schädigen und stellen so eine dauernde Bedrohung für alle Zellen dar [11, 12]. Deshalb stehen alle aeroben Zellen unter dem Zwang, Verteidigungssysteme gegen oxidative Schäden zu entwickeln und aufrecht zu erhalten.

Eine bewährte Methode, die Freisetzung von O_2-Radikalen zu messen, ist die Chemolumineszenzmessung. Die Chemolumineszenz von Zellen beruht dabei auf einer Reaktion von aktivierten O_2-Molekülen mit leicht oxidierbaren oder reduzierbaren Substanzen. Es ist bekannt, daß lebende *Saccharomyces-boulardii*-Zellen (Abb. 1) eine deutlich niedrigere Chemolumineszenz im Zellsystem induzieren als hitzeinaktivierte Hefezellen oder Zymosan, ein partikulärer NaOH-Extrakt aus Hefezellwänden [34, 35].

Aufgrund der bestehenden Unklarheit über diesen Wirkmechanismus von *S. boulardii* wurden weitere Untersuchungen durchgeführt.

Methode der Chemolumineszenzmessung

Die Messungen erfolgten mit einem empfindlichen Photomultiplier, dem Biolumat LB 9505 (Fa. Berthold). Es standen 6 Meßkanäle pro Meßreihe zur Verfügung. Zur Intensivierung des entstehenden Lichtes wurde den Systemen Luminol zugesetzt, das eine Wellenlänge von ungefähr 460 nm ausstrahlt.

Isolierung der Zellen

Eine Isolierung der mononukleären Zellen aus dem peripheren Blut des Menschen erfolgte durch Dichtegradientenzentrifugation. Eine Trennung

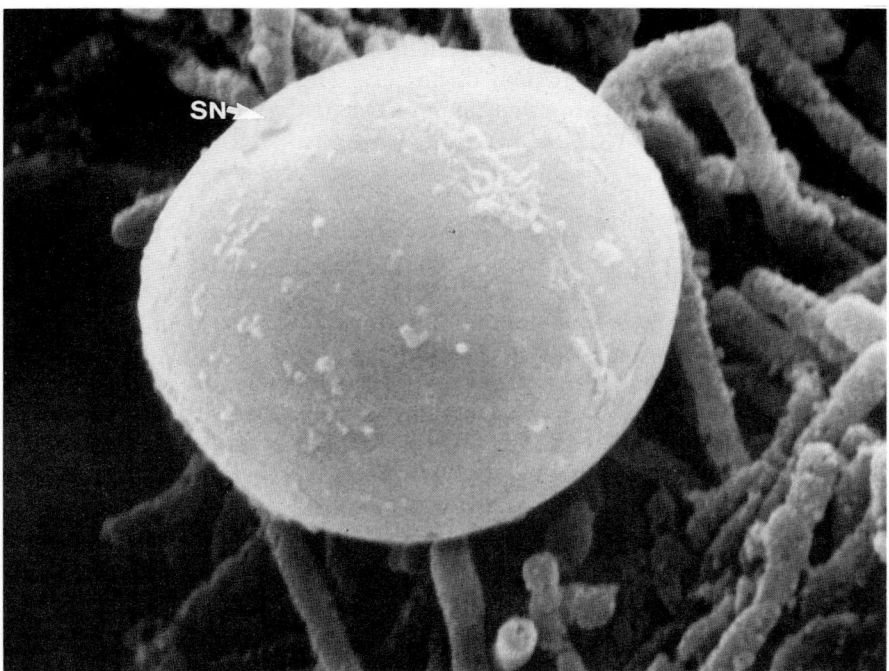

Abb. 1. Rasterelektronenoptische Aufnahme von Saccharomyces boulardii, umgeben von E. coli (*SN* Sprossungsnarbe)
Foto: H.-P. Dreyer, Zoologisches Institut Kiel

der Erythrozyten und Granulozyten von den Thrombozyten, Monozyten und Lymphozyten erfolgt durch eine einmalige Zentrifugation über eine Ficoll-Trennlösung mit einer Dichte von 1,077 g/ml (Fa. Biochrom KG) bei 1200 g für 20 min. Pro Meßansatz wurden $2 \cdot 10^5$ Monozyten eingesetzt. Die Zellen wurden 45 min vor Meßbeginn bei 37 °C im Meßgerät inkubiert. Dem Meßsystem wurden zur Phagozytose Latexpartikel mit einem Durchmesser von $1,06 \pm 0,1$ µm (Fa. Sigma) zupipettiert.

Kulturbedingungen und Aufbereitung

Hefelyophilisat des Stammes *S. boulardii* wurde in 2 ml Aqua injectabilis suspendiert und anschließend in 50 ml Sabouraud-Glukose-Bouillon (Fa. Merck, Nr. 8339) kultiviert.
    Die Zusammensetzung der Sabouraud-Glukose-Bouillon war:
– 10 g Pepton/l,
– 20 g D-Glukose/l
– 5 g Hefeextrakt/l
– pH-Wert 6,5.

Nach 2 Tagen und 7 Tagen Kultivierung im Nährmedium bei 37 °C im Wasserschüttelbad wurden die Hefezellen und deren zelluläre Bestandteile bei 2000 U/min für 10 min abzentrifugiert. Der so gewonnene zellfreie Überstand wurde im Rotationsverdampfer bei 40 °C auf das 20fache aufkonzentriert [15, 16].

Ergebnisse

Wirkung des S.-boulardii-Überstandskonzentrates

Das Überstandskonzentrat der S.-boulardii-Kultur wurde dem Monozyten-Lymphozyten-Zellsystem, das mit Latexpartikeln stimuliert wurde, in unterschiedlicher Menge (1, 3, 5, 10 und 20 µl) zugesetzt. Das Gesamtvolumen pro Meßansatz beträgt 250 µl. Der Meßansatz ohne Zusatz des S.-boulardii-Überstandskonzentrates lieferte bei den Messungen eine Chemolumineszenzrate von 100 %. Zu erkennen ist eine klare Dosisabhängigkeit (Abb. 2).

Messungen mit dem Bouillonkonzentrat

Kontrollmessungen wurden mit Sabouraud-Glukose-Bouillon-Konzentrat durchgeführt. Die Sabouraud-Glukose-Bouillon wurde ebenfalls über 7 Tage

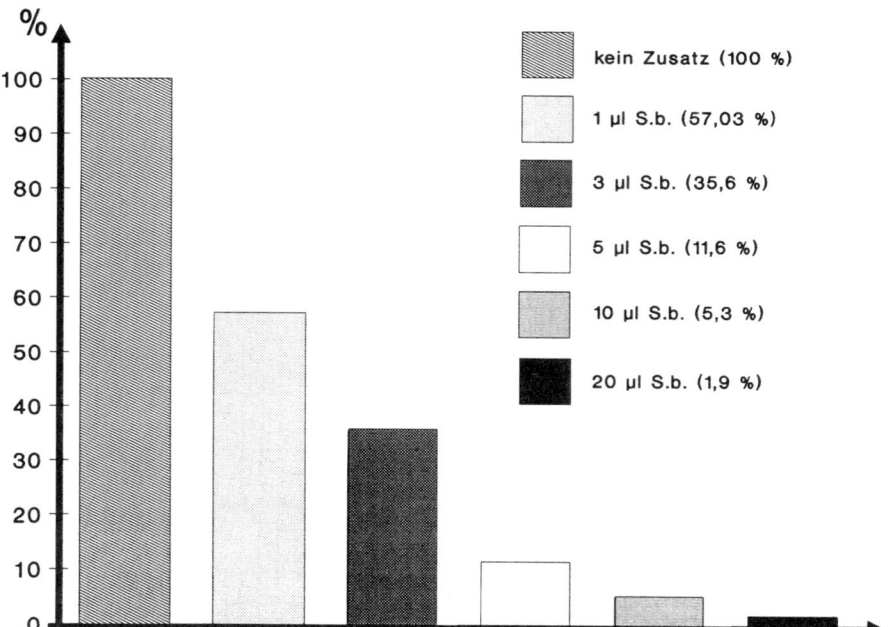

Abb. 2. Wirkung von Saccharomyces-boulardii-Konzentrat (*S.b.;* aus 1 Woche Kultur) auf die Chemolumineszenz im Zellsystem

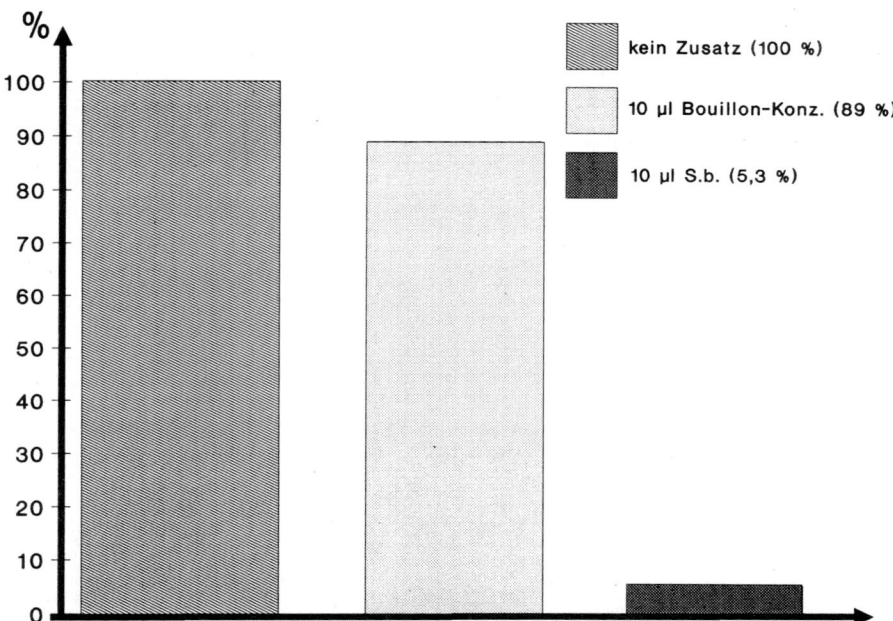

Abb. 3. Wirkungen von Saccharomyces-boulardii-Konzentrat *(S.b.)* und Bouillonkonzentrat auf die Chemolumineszenz im Zellsystem

bei 37 °C im Wasserschüttelbad inkubiert und anschließend wie das *S.-boulardii*-Überstandskonzentrat im Rotationsverdampfer auf das 20fache aufkonzentriert.

Mit dem Bouillonkonzentrat läßt sich keine vergleichbare Reduzierung der Chemolumineszenz im Zellsystem erreichen (Abb. 3). Die Bestandteile der Nährbouillon können nicht für diesen Wirkmechanismus verantwortlich sein. Sie können lediglich einen unterstützenden Charakter bei den Messungen ausüben.

Vergleich von S. boulardii und S. cerevisiae

Lyophilisat des Hefestammes *Saccharomyces cerevisiae* wurde in der gleichen Art und Weise kultiviert und konzentriert und vergleichend im Zellsystem eingesetzt. Der Wirkmechanismus, die Reduzierung der Chemolumineszenz, ist auch hier meßbar, jedoch bei weitem nicht so deutlich wie beim *S.-boulardii*-Überstandskonzentrat (Abb. 4).

Die Wirksamkeit, nicht aber der Wirkmechanismus, ist *S.-boulardii*-spezifisch. Die aufbereiteten Überstandskonzentrate der Hefen *S. boulardii* und *S. cerevisiae* unterscheiden sich bereits in ihren pH-Werten (Tabelle 1).

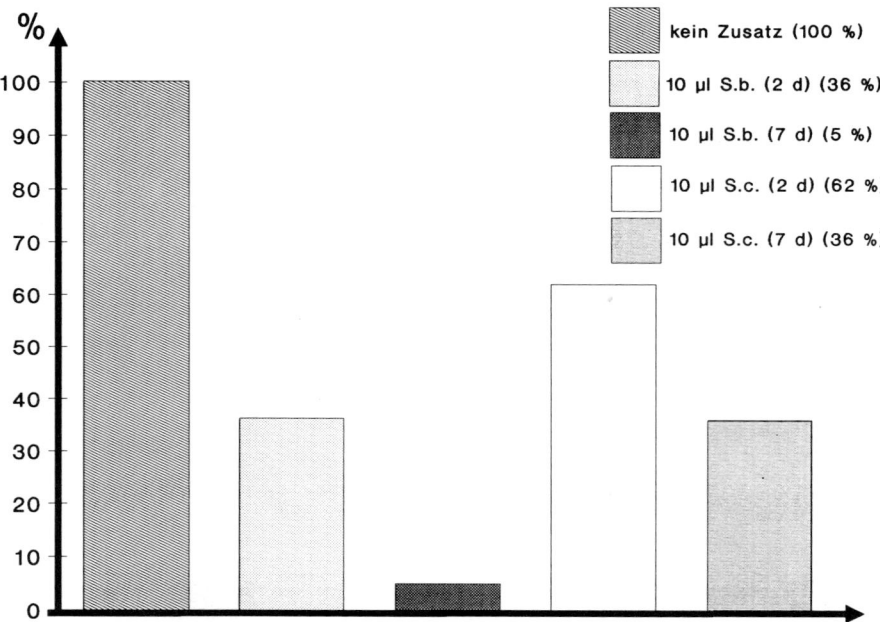

Abb. 4. Wirkungen von Saccharomyces-boulardii-Konzentrat *(S.b.)* und Saccharomyces-cerevisiae-Konzentrat *(S.c.)* auf die Chemolumineszenz im Zellsystem

Tabelle 1. pH-Werte der Überstandskonzentrate von *S. boulardii* und *S. cerevisiae*

	pH-Wert *S.-boulardii-* Überstandskonzentrat	pH-Wert *S.-cerevisiae-* Überstandskonzentrat
2-Tage-Kultur	4,8	5,7
7-Tage-Kultur	4,5	5,5

Kontrollmessungen wurden mit der Säure HCl mit den entsprechenden pH-Werten durchgeführt, jedoch ohne die gleiche Wirksamkeit zu erzielen. Die Meßergebnisse sind damit nicht mit dem pH-Wert zu erklären.

Messungen im zellfreien System

Beruht die Wirkung des Überstandskonzentrates auf einer Beeinflussung der phagozytierenden Zellen – in diesem Falle der Monozyten – oder führt das Überstandskonzentrat zu einer Eliminierung der freigesetzten O_2-Radikale?

Um diese Frage zu beantworten, wurde die Wirksamkeit des Überstands-konzentrates im zellfreien, rein chemischen System getestet.

Luminol reagiert mit Wasserstoffperoxid (30% H_2O_2; Fa. Merck) im alkalischen Bereich; die elektronisch angeregten Phthalationen emittieren Photonen.

Mechanismus der durch Luminol vermittelten Chemolumineszenz:

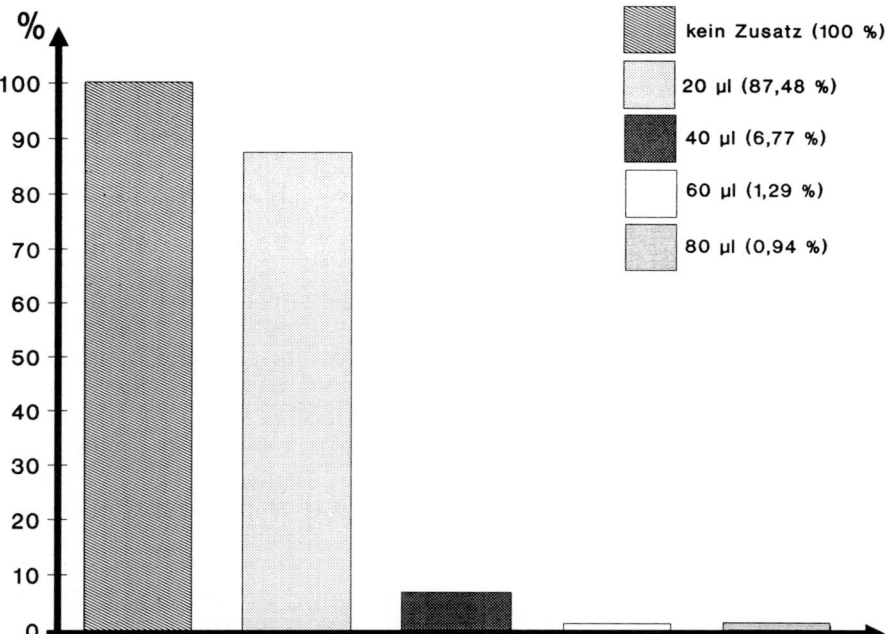

Die gemessene Chemolumineszenz liegt im chemischen System im Vergleich zum Zellsystem um eine Zehnerpotenz höher.

Auch im zellfreien System besitzt das Überstandskonzentrat eine die Chemolumineszenz reduzierende Wirkung (Abb. 5). Ob allerdings im Zellsystem zusätzlich eine Wirkung auf die Phagozyten stattfindet, kann nicht ausgeschlossen werden.

Abb. 5. Wirkung von Saccharomyces-boulardii-Konzentrat auf die Chemolumineszenz im chemischen System

Messungen mit dem Dialysat

Das Überstandskonzentrat von *S. boulardii* wurde gegen eine Dialysemembran mit einem Molekulargewichts-Cutt-off von 1000 dialysiert. Die Fraktion, die diese Dialysemembran passierte, wurde dann auf das Ausgangsvolumen aufgefüllt [16]. Dieses Dialysat besitzt die Wirksamkeit des Überstandskonzentrates. Welche Substanz bzw. Substanzen in diesem Dialysatkonzentrat für die Wirksamkeit verantwortlich sind, bedarf einer genaueren Analyse.

Vergleich mit anderen „O_2-Radikalfängern"

Das *S.-boulardii*-Überstandskonzentrat wurde im Vergleich mit anderen Substanzen, denen eine Funktion als „O_2-Radikalfänger" zugeschrieben wird, untersucht.

Untersucht wurde die Wirksamkeit im zellfreien System von:
- Glutathion, das im hohen Enzymbesatz der Erythrozyten die Entstehung von Hydroxylradikalen verhindert [42],
- Vitamin E, das eine hochwirksame Radikalfalle darstellt [1, 10],
- Vitamin C, ein Antioxidans, das vor Radikalen schützt [1, 39],
- Vitamin B_1, B_6 und B_{12}, die zu den Hauptvitaminen der Hefen zählen.

Von allen Substanzen wurde die gleiche Konzentration eingesetzt, um gleiche Versuchsvoraussetzungen für alle Meßansätze zu schaffen. Das Überstandskonzentrat von *S. boulardii* besitzt von den getesteten Substanzen die höchste Wirksamkeit (Abb. 6).

Diskussion

Die Wirkungsweise von Antioxidanzien machten sich bereits die Ägypter zur Konservierung von verstorbenen Körpern zunutze [12]. In den letzten Jahren hat die Rolle der „Scavengersubstanzen" immer mehr Beachtung gefunden. Es handelt sich dabei um Substanzen, meist Antioxidanzien, die in der Lage sind, freie Radikale zu eliminieren.

Radikale verursachen Zellmembran- und DNS-Schäden. Verschiedene klinische Zustandsbilder werden mit freien Radikalen in Zusammenhang gebracht. Radikale sind an der Entstehung von Arthritiden beteiligt, indem sie die Degradierung von Proteoglykanen und Hyaluronsäure fördern und damit Veränderungen des Kollagens bewirken [2, 4, 5, 22]. Bei Myokardinfarkt [13, 37], Lungenödem [43] und Schock [33] ist bekannt, daß Radikale als mitverursachende Agenzien eine große Rolle spielen. In der Gastroenterologie und Kardiologie wurden die durch Radikale bedingten Schäden an isolierten Organen intensiv erforscht [3, 32]. Ein ischämisches Gewebe ist nach Reperfusion einem „respiratory burst" durch den einflie-

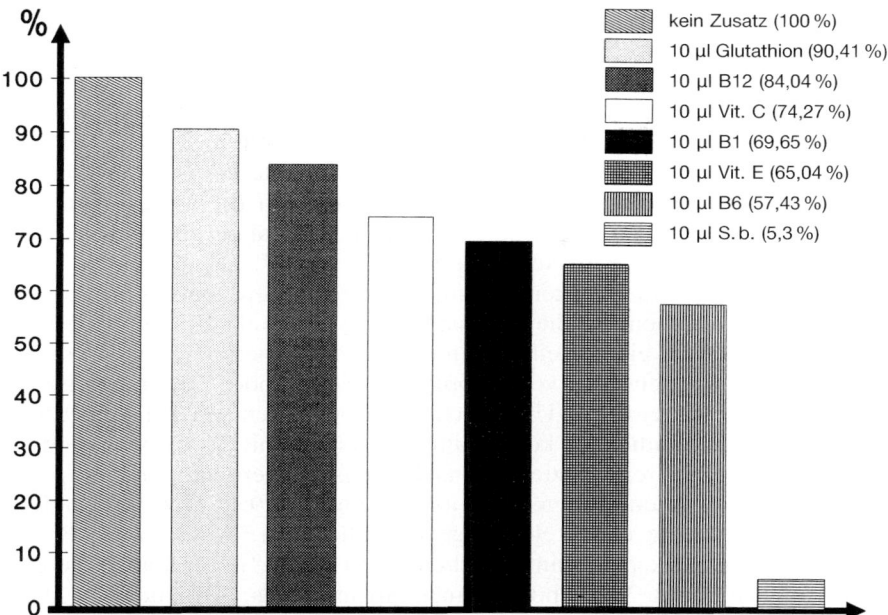

Abb. 6. Wirkungen verschiedener Substanzen im Vergleich auf die Chemolumineszenz

ßenden Sauerstoff ausgesetzt, d. h. es erfolgt zusätzlich eine Gewebsschädigung durch O_2-Radikale, die den primären Schaden noch vergrößern kann [21, 32].

Jede Zelle ist durch O_2-Radikale bedroht. In seiner Funktion als O_2-Träger ist der Erythrozyt eine besonders stark bedrohte Zelle. Erythrozyten sind jedoch durch ihren hohen Enzymbesatz mit Superoxiddismutase gegen das Superoxidradikal und durch die Katalase und Glutathionperoxidase gegen die Entstehung von Hydroxylradikalen gut geschützt. Trotzdem werden Erythrozyten durch den intensiven Kontakt mit O_2-induzierten freien Radikalen geschädigt [28]. Japanische Forscher konnten 1987 zeigen, daß die radikal bedingte Schädigung von Erythrozyten in vitro durch Zusatz von α-Tocopherol weitgehend verhindert werden kann [30]. Das α-Tocopherol, Vitamin E, stellt in der Humanmedizin eine hochwirksame „Radikalfalle" dar [1, 10]. Die Erythrozytenüberlebenszeit konnte durch perorale Vitamin-E-Gabe verlängert werden [27, 40]. Die starke Lipophilie des Vitamins ist beim klinischen Einsatz jedoch sehr hinderlich. Selbst bei der Verwendung von Megadosen (> 1–2 g/Tag) ist ein zuverlässiges, schnelles Ansteigen der Serum- und Zellmembrankonzentrationen wegen der starken Lipophilie nicht gesichert [14, 41]. Vitamin C, selbst ein Antioxidans, verstärkt die antioxidative Wirkung des α-Tocopherols [44].

Die Verlängerung des Lebens ist durch Verwendung von Scavengersubstanzen, z. B. bei Mäusen durch Zusatz von 2-Mercaptoäthylamin in der

Nahrung, um 30% möglich [23, 38]. Freie O_2-Radikale werden bei einer ganzen Reihe weiterer Krankheiten und Zustände als pathogenetische Faktoren diskutiert, wie z. B. bei allen allgemein entzündlichen Krankheiten, intestinaler Ischämie, Alterungsprozessen, Karzinogenese, Bestrahlungsfolgen usw.

So finden Scavengersubstanzen, die freie Radikale eliminieren können, immer mehr Beachtung und in Zukunft verstärkten therapeutischen Einsatz, insbesondere die Superoxiddismutase und Katalase als natürlich vorkommende Enzyme mit Scavengerfunktion [3, 12, 27, 31].

Wie die vorliegenden Untersuchungen gezeigt haben, hat das Konzentrat von *S. boulardii* ebenfalls die Eigenschaft, O_2-Radikale zu eliminieren. So könnten evtl. nach einer Reihe weiterer Versuche betreffs der wirksamen Substanz des Konzentrates von *S.-boulardii*-Zellen oder dessen Stoffwechselprodukte therapeutische Untersuchungen begonnen werden. Die Eliminierung von O_2-Radikalen konnte im Zellsystem mit Monozyten und im zellfreien System reproduzierbar nachgewiesen werden. Die Empfindlichkeit der gewählten Meßmethode im Biolumat LB 9505 (Fa. Berthold) ist dabei abhängig von der Wellenlänge der Photonen. Ausgesuchte Photomultiplier besitzen eine Quantenausbeute von 28–30%. Im blauen Bereich gibt lediglich jedes 200. Photon einen Stromimpuls. Trotzdem ist diese Methode empfindlicher als ein normales Photometer oder ein Flüssigszintillationszähler und wurde deshalb als Methode für die Untersuchungen zu dieser Fragestellung gewählt. Davon abgeleitet ist der eigentliche Scavengereffekt, der gemessenen Substanzen wesentlich stärker als das Meßergebnis angibt.

Die Messungen erfolgten an isolierten Zellen, weil die sonst auftretenden Quenchprobleme hier vernachlässigbar klein sind. Eine Auszählung der Leukozyten und des Differentialblutbildes ist für die Beziehung der Chemolumineszenz zur Zahl der Phagozyten nicht mehr erforderlich. Im Vollblut dagegen wären natürliche Bedingungen gegeben, und ein Einfluß durch die Zellfraktionierung wäre damit ausgeschlossen. Solche Messungen sind jedoch stark beeinflußt durch Störfaktoren und sind deswegen als unzuverlässig zu bezeichnen. Inwieweit hitzestabile Substanzen im *S.-boulardii*-Konzentrat eine Rolle spielen, läßt sich bisher lediglich vermuten und bedarf noch klärender Meßreihen. Bereits Petzold konnte in seinen In-vitro-Untersuchungen [35, 36] zeigen, daß nach Hitzeinaktivierung von *S. boulardii* (30 min bei 100°C im Wasserbad) eine wesentlich stärkere Stimulierung der Chemolumineszenz durch die Blutzellen erfolgt. In unseren Untersuchungen konnte dieses Ergebnis bestätigt werden und läßt vermuten, daß für diesen Wirkmechanismus der Eliminierung von O_2-Radikalen hitzelabile Substanzen verantwortlich sind.

Die induzierten Chemolumineszenzwerte lagen im zellfreien wesentlich höher als im zellhaltigen System. Im zellfreien System wurden deshalb größere Mengen des Konzentrates (20, 40, 60 und 80 µl; Abb. 5) eingesetzt, um auch hier signifikante Ergebnisse zu erhalten. Um die Ergebnisse beider Systeme jedoch vergleichen zu können, müßten in beiden Systemen die gleichen Chemolumineszenzwerte vorausgesetzt werden. Zunächst sollte mit den Untersuchungen im zellfreien System lediglich festgestellt werden, ob es tatsächlich zu einer Eliminierung der freigesetzten Radikale kommt. Wodurch jedoch die starke Differenz der Meßwerte beim Zusatz von 20 µl Konzentrat (87,48 %) und von 40 µl Konzentrat (6,77 %) zu erklären ist, muß z. Z. noch unbeantwortet bleiben. Der Verdünnungsfaktor spielt dabei keine Rolle, weil Kontrollmessungen mit Nährmedium und 0,9 %iger NaCl-Lösung durchgeführt wurden und zu keiner wesentlichen Reduzierung der Chemolumineszenz führten.

Auch kommt es beim Zusatz einer genau definierten Menge des Konzentrates nicht zur Eliminierung einer ganz bestimmten Menge von O_2-Radikalen, wie weitere Berechnungen zeigten.

Im Vergleich mit anderen Substanzen (Abb. 6) wurde die gleiche Konzentration und das gleiche Volumen eingesetzt, um die Wirkung auf die Chemolumineszenz vergleichen zu können. Beim Überstandskonzentrat konnte keine Konzentrationsangabe erfolgen, da die wirksame Substanz bzw. die wirksamen Substanzen noch unbekannt sind. Der Vergleich in der Wirksamkeit mit den anderen untersuchten Substanzen ist zwar gemacht worden, ist aber in Frage zu stellen.

Fazit

Die Wirkungsweise der Hefezellen *S. boulardii* im Darm ist sehr vielseitig [6–8, 17–20]. Therapeutisch wird *S. boulardii* bereits zur Stabilisierung der Darmflora, bei der Prophylaxe und Bekämpfung von Diarrhöen [3, 12, 31, 37] und bei Entzündungen des Magen-Darm-Traktes [36] eingesetzt. Die Eliminierung der O_2-Radikale ist nach den vorgelegten Untersuchungen dabei ein wesentlicher Wirkmechanismus.

Literatur

1. Ames BN (1983) Dietary carcinogens and anticarcinogens. Science 221:1256–1264
2. Ballmer PE, Reinhart WH (1988) Sauerstoffradikale – „Leben oder Tod?". Schweiz Med Wochenschr 118:1195–1198
3. Brown JM, Terada LS, Grosso MA et al. (1988) Xanthine oxidase produces hydrogen peroxide which contributes to reperfusion injury of ischemic, isolated, perfused rat hearts. J Clin Invest 81:1297–1301
4. Bulkley GB (1983) The role of oxygen free radicals in human disease processes. Surgery 94:407–411
5. Burkhardt H, Schwingel M, Menninger H, Macartney HW, Tschesche H (1986) Oxygen radicals as effectors of cartilage destruction. Arthr Rheum 29:379–387
6. Buts JP, Bernasconi P, Vaerman JP, Dive C (1990) Stimulation of secretory IgA and secretory component of immunglobulins in small intestine of rats treated with Saccharomyces boulardii. Dig Dis Sci 35:251–256
7. Buts JP, Bernasconi P, Craynest MP van, Maldagne P, Meyer R de (1986) Response of human and rat small intestinal mucosa to oral administration of Saccharomyces boulardii. Pediatr Res 20:192–196

8. Caetano MJA, Paramés MT, Babo MJ (1986) Immunpharmacological effects of Saccharomyces boulardii in healthy human volunteers. Int J Immunopharmacol 8:245–259
9. Chapoy P (1987) Efficiente Bekämpfung akuter Diarrhöen. Therapiewoche 37:2590–2591
10. Clemens MR, Waller HD (1987) Lipid peroxidation in erythrocytes. Chem Phys Lipids 45:251–268
11. McCord JM (1983) The superoxide free radical: its biochemistry and pathophysiology. Surgery 94:412–414
12. Cross EC, Halliwell B, Borish ET et al. (1987) Oxygen radicals and human disease. Ann Intern Med 107:526–545
13. Das DK, Engelman RM, Clement R, Otano H, Prasad MR, Rao PS (1987) Role of xanthine oxidase inhibitor as free radical scavenger: a novel mechanism of action of allopurinol and oxypurinol in myocardial salvage. Biochim Biophys Res Commun 148:314–319
14. Farell PM, Bieri JG (1975) Megavitamin E supplementation in man. Am J Clin Nutr 28:1381–1386
15. Friedland T, Seifert J (1990) Untersuchungen zur In-vitro-Wechselwirkung zwischen Saccharomyces boulardii und Enterobakterien. In: Ottenjann R, Müller J, Seifert J (Hrsg) Ökosystem Darm II. Springer, Berlin Heidelberg New York Tokyo, S 168–178
16. Friedland T, Seifert J, Krupp G (1991) Antibiotikaähnliche Wirkung von Stoffwechselprodukten von Saccharomyces boulardii. In: Seifert J, Ottenjann R, Zeitz M, Bockemühl J (Hrsg) Ökosystem Darm III. Springer, Berlin Heidelberg New York Tokyo, S 180–187
17. Gedek B (1975) Zur Wirkung des Hefepräparates Perenterol. MMW 117:97–98
18. Gedek B (1987) Wirkmechanismus des Hefepilzes Saccharomyces cerevisiae Hansen. Therapiewoche 37:7–8
19. Gedek B (1987) Antagonistisches Wirkprinzip von Saccharomyces cerevisiae gegenüber pathogenen Keimen im Darm. Therapiewoche 37:2587–2588
20. Gedek B, Hagenhoff G (1988) Orale Verabreichung von lebensfähigen Zellen des Hefestammes Saccharomyces cerevisiae Hansen CBS 5926 und deren Schicksal während der Magen-Darm-Passage. Therapiewoche 38:33–40
21. Granger DN, Rutili G, McCord JM (1981) Superoxide radicals in feline intestinal ischemia. Gastroenterology 81:22–29
22. Halliwell B, Gutteridge JMC (1985) The importance of free radicals and catalytic metal ions in human diseases. Molec Aspects Med 8:137–141
23. Harmann D (1968) Free radical theory of aging: effect of free radical inhibitors on the mortality rate of male LAF mice. J Gerontol 23:476–482
24. Harmann D (1986) Free radical theory of aging: role of free radicals in the origination and evolution of life, aging, and disease processes. In: Johnson JE, Walford R, Harman D, Miguel J (Hrsg) Free radicals aging and degenerative diseases. Alan R. Liss, New York, pp 3–49
25. Höchter W, Chase D, Hagenhoff G (1990) Saccharomyces boulardii bei akuter Erwachsenendiarrhoe. MMW 132:188–192
26. Kollaritsch H (1989) Wirksamkeit von Saccharomyces cerevisiae Hansen CBS 5926 in einer Prophylaxe der Reisediarrhoe: Ergebnisse einer Doppelblindstudie. Mitt Österr Tropenmed Parasitol 11:231–238
27. Leonard PJ, Losowsky MS (1971) Effect of α-tocopherol administration on red cell survival in vitamin E-deficient human subjects. Am J Clin Nutr 24:388–393
28. Lynch RE, Fridovich I (1978) Effects of superoxide on the erythrocyte membrane. J Biol Chem 253:1838–1845
29. Massot J, Desconclois M, Astoin J (1982) Protection par Saccharomyces boulardii de la diarrhée à Escherichia coli du souriceau. Ann Pharm Fr 40:445–449
30. Miki M, Tamai H, Mino M, Yamamoto Y, Niki E (1987) Free-radical chain oxidation of rat red blood cells by molecular oxygen and its inhibition by α-Tocopherol. Arch Biochem Biophys 258:373–380

31. Miyachi Y, Imamura S, Niwa Y (1987) Decreased skin superoxide dismutase activity by a single exposure of ultraviolet radiation is reduced by liposomal superoxide dismutase pretreatment. J Invest Dermatol 89:111–112
32. Parks DA, Bulkley GB, Granger DN (1983) Role of oxygen-derived free radicals in digestive tract diseases. Surgery 94:415–422
33. Parks DA, Bulkley GB, Granger DN (1983) Role of oxygen free radicals in shock, ischemia and organ preservation. Surgery 94:428–432
34. Petzold K, Müller E (1986) Tierexperimentelle und zellbiologische Untersuchungen zur Wirkung von Saccharomyces cerevisiae Hansen CBS 5926 bei der unspezifischen Steigerung der Infektionsabwehr. Arzneimittelforsch 36:1085–1088
35. Petzold K (1987) Unspezifische Steigerung der Infektionsabwehr durch Saccharomyces cerevisiae Hansen CBS 5926. Therapiewoche 28:2586–2587
36. Plein K, Hotz J (1991) Saccharomyces boulardii und Morbus Crohn. In: Seifert J, Ottenjann R, Zeitz M, Bockemühl J (Hrsg) Ökosystem Darm III. Springer, Berlin Heidelberg New York Tokyo, S 234–244
37. Przyklenk K, Kloner RA (1987) Effect of oxygen-dcerived free radical scavengers on infarct size following six hours of permanent coronary artery occlusion: salvage or delay of myocyte necrosis. Basis Res Cardiol 82:146–158
38. Schneider EL, Reed JD (1985) Life extension. N Engl J Med 312:1159–1168
39. Southern PA, Powis G (1988) Free radicals in medicine. II. Involvement in human disease. Mayo Clin Proc 63:381–408
40. Spielberg SP, Boxer LA, Corash LM, Schulman JD (1979) Improved erythrocyte survival with high-dose vitamin E in chronic hemolyzing G6PD and glutathione synthetase deficiencies. Ann Intern Med 90:53–54
41. Steiner M, Anastasi J (1976) Vitamin E an inhibitor of the platelet release reaction. J Clin Invest 57:732–737
42. Sweder van Asbeck B, Hoidal J, Vercellotti GM, Schwartz BA, Moldow CF, Jacobs HS (1985) Protection against lethal hyperoxia by tracheal insufflation of erythrocytes: role of red cell glutathione. Science 227:756–759
43. Taylor AE, Martin D, Parker JC (1983) The effect of oxygen radicals on pulmonary edema formation. Surgery 94:433–438
44. Willson RL (1983) Free radical protection: why vitamin E, not vitamin C, β-carotene or glutathione? In: Ciba Foundation Symposium (ed) Biology of Vitamin E. Pitman, London, pp 19–44

IV. Enzymmangel, Intoleranzen, Nahrungsmittelallergene

(Moderator: G. Lux)

Kohlenhydratintoleranzen im Kindesalter

H. K. Harms, R. M. Bertele-Harms

Unter einer Kohlenhydratintoleranz verstehen wir heute eine Unverträglichkeit von Zuckern, die mit klinischen Symptomen, wie Blähung, Bauchschmerz und v. a. Durchfällen, einhergeht. Eine Intoleranz kann leichteren Grades oder ausgeprägter sein, d. h. je nach Menge der aufgenommenen Kohlenhydrate und Ausmaß der Absorptionsunfähigkeit zu keinen Symptomen führen oder ausgeprägte Erscheinungen zeigen. Für den Patienten von Bedeutung ist letztlich, welche Menge eines Kohlenhydrats er noch tolerieren kann. Diese ermittelt er meist selbst individuell und auf der Basis schlechter Erfahrungen. Da dies für den Säugling und das Kleinkind weniger gelten kann, sind wir angehalten, die Toleranzgrenzen mittels klinischer Beobachtung und unter Zuhilfenahme von Tests zu ermitteln.

In der Diagnostik der Kohlenhydratintoleranzen des Kindesalters hat sich bei uns in den letzten 12 Jahren der H_2-*Atemtest* bewährt. Er beruht darauf, daß unverdaute Kohlenhydrate in den Dickdarm gelangen und dort bakteriell degradiert werden. Dabei entstehen kurzkettige Säuren, die z. T. absorbiert und dem Energiehaushalt zugeführt werden können, und außerdem Wasser, Kohlendioxid und das Gas Wasserstoff, welches abhängig von gewissen individuellen Voraussetzungen zu einem kleineren oder größeren Teil die Kolonschleimhaut passiert, in den Blutkreislauf gelangt und mit einer Zirkulation von der Lunge abgeatmet wird. Der Wasserstoff in der Ausatmungsluft stammt grundsätzlich aus unverdauten Kohlenhydraten im Dickdarm (Ausnahme bakterielle Besiedelung des Dünndarms) und wird gaschromatographisch quantitativ bestimmt. Eine komplette Analyse der Ausatmungsluft, wie mit der Rückatmungstechnik, ist im Kindesalter, besonders bei nicht kooperierenden Säuglingen und Kleinkindern, nicht möglich. Um zu genaueren Ergebnissen zu kommen, entwickelten wir daher vor 10 Jahren zur Qualitätskontrolle und Korrektur der Atemprobe die zusätzliche CO_2-Bestimmung in der Ausatmungsluft, um quasi über diesen inneren Standard eine Korrekturmöglichkeit der Atemproben zu haben. Nach den früheren Empfehlungen für die Toleranztests, bei denen die Glukoseanstiege gemessen wurden, geben wir für Disaccharide 2 g/kg Körpergewicht und für Monosaccharide 1 g/kg Körpergewicht als 5- bis 10%ige Lösung dem nüchternen Kind und bestimmen nach Abzug des

Nüchtern-H_2-Wertes die Anstiege an Wasserstoff in halbstündigen Abständen ($\delta\ H_2$) bei einer Testgesamtdauer von i. allg. 3 h.

Eine H_2-Freisetzung aus unverdauten Kohlenhydraten kann im Dickdarm nur dann erfolgen, wenn genügend Zeit dazu besteht und die vorwiegend anaerobe Stuhlflora zur H_2-Abspaltung in der Lage ist. Dies ist nicht der Fall, wenn Antibiotika die Keime reduzieren oder ein niedriger pH-Wert die H_2-Freisetzung behindert. So konnten wir im Verlauf von Säuglingsenteritiden zeigen, daß zu Beginn einer Enteritis bei Stuhl-pH-Werten unter 5,5 eine H_2-Freisetzung aus Laktulose nicht erfolgte, sondern erst, wenn der pH-Wert wieder anstieg. Aus diesem Grund empfehlen wir auch das zu testende Kohlenhydrat 3 Tage vor einem H_2-Atemtest nicht mehr zu geben, um nicht durch Säuerung des Stuhl-pH-Werts die H_2-Freisetzung zu hemmen. Berücksichtigt man diese Vorsichtsmaßnahmen, darf der H_2-Atemtest als nichtinvasive Methode zum Nachweis einer Kohlenhydratintoleranz im Kindesalter als das derzeit beste Verfahren angesehen werden.

Die herkömmlichen Laktosetoleranztests mit Bestimmung der Blutglukose sind in bis zu 40% der Fälle falsch-negativ oder in 20% falsch-positiv.

Grundsätzlich sind die *primären* von den *sekundären Kohlenhydratintoleranzen* zu unterscheiden. Zahlenmäßig überwiegen die sekundären Kohlenhydratintoleranzen aufgrund einer Dünndarmmukosaschädigung, die meistens eine infektiöse Ursache hat.

Im Säuglingsalter überwiegen die Rotavirusinfektionen (50% aller Enteritiden), die einen vorübergehenden Mukosaschaden von wenigen Tagen verursachen, gefolgt von einer sekundären Kohlenhydratintoleranz. Klinisch steht dabei eine Laktoseintoleranz im Vordergrund, da Laktase grundsätzlich die schwächste Disaccharidase der Dünndarmschleimhaut ist und ein Laktasemangel auf diese Weise am frühesten klinisch relevant wird. Weitere Ursachen sind eine Kuhmilchallergie mit Dünndarmschleimhautschaden und Malabsorption und im späteren Säuglings- und Kleinkindesalter die Zöliakie.

In aller Regel verschwindet der Laktasemangel mit der Selbstheilung der Enteritiden, oder es genügt, die Kuhmilchallergie oder die Zöliakie erfolgreich zu behandeln, ohne daß eine Kohlenhydratreduktion wegen einer massiven Unverträglichkeit notwendig ist. Bei der schweren ausgeprägten Form einer Kuhmilchallergie des jungen Säuglings sollte allerdings neben der kuhmilchfreien Ernährung auch die Laktose vorübergehend eliminiert werden.

Die *primären Kohlenhydratintoleranzen* setzen eine morphologisch intakte Mukosa voraus.

Die autosomal-rezessiv vererbte *Glukose-Galaktose-Malabsorption* ist sehr selten. Diese Krankheit wird mittels Glukose-, Galaktose- und Fruktose-H_2-Atemtets diagnostiziert. Glukose- und Galaktosetests fallen pathologisch aus, und der Fruktosetest ist in der Regel normal. Das einzige klinisch tolerierte Kohlenhydrat ist Fruktose. Mit zunehmendem Alter bessert sich das Krankheitsbild, so daß auch bis zu einem gewissen Grad Glukose und Polysaccharide absorbiert werden können.

Erst in den letzten Jahren und mittels des H_2-Atemtests ist deutlich geworden, daß ein nicht unbeträchtlicher Teil der Bevölkerung *Fruktose* nur inkomplett absorbieren kann, es sei denn, es wird ein Äquivalent an Glukose gleichzeitig mitgegeben. Da es uns interessierte, welche Rolle diese inkomplette Fruktosemalabsorption im Kindesalter spielt, insbesondere auch hinsichtlich der häufigen funktionellen Bauchschmerzen im Kindesalter, führten wir eine große Feldstudie zur Fruktoseabsorption bei über 300 Schulkindern durch. Es ergab sich dabei, daß etwa 20% der Kinder Fruktose ungenügend absorbierten und die Hälfte von diesen unter Testbedingungen über Bauchschmerzen klagte. Durchfälle traten selten auf. Interessanterweise zeigten die H_2-Atemkurven bei den symptomatischen Probanden schon einen frühen H_2-Peak, 30 min nach Trinken der Testlösung. Bei diesen Kindern muß man also damit rechnen, daß ein Überschuß an Fruchtzucker ohne ein Äquivalent an Glukose, aber auch das verwandte Sorbitol, Symptome auslöst. Dies gilt für Kaugummis, aber auch für Apfelsäfte und Birnensäfte, die pro Liter etwa 40 g Fruchtzucker im Überschuß enthalten. Interessanterweise fand sich in getesteten Familien die inkomplette Fruchtzuckerabsorption im Sinne einer dominanten Vererbung verteilt.

Unter den primären *Disaccharidmalabsorptionen* ist der adulte und genetisch bedingte Laktasemangel am häufigsten, der in unseren Breiten bei etwa 15% der erwachsenen Bevölkerung vorkommt und schon im späteren Kindesalter symptomatisch werden kann.

Die Existenz eines *primären* autosomal-rezessiv vererbten *Laktasemangels* bei Neugeborenen wird noch bezweifelt, da er sehr selten ist und i. allg. nicht gut dokumentiert wurde. Zu einem primären Laktasemangel gehört eine Unverträglichkeit von Muttermilch gleich nach Geburt und der biochemische Nachweis des Fehlens der Laktase in der morphologisch eindeutig intakten Mukosa.

Es sollte noch erwähnt sein, daß Frühgeborene der 26.–34. Schwangerschaftswoche nur 30% der Laktaseaktivität des reifen Neugeborenen haben und die Ernährung sich auf diesen Mangel einstellen muß.

Die Relativität eines Laktasemangels spiegelt sich am besten darin wider, daß darmgesunde, gestillte Säuglinge häufig große Mengen H_2 abatmen. Das heißt nichts anderes, als daß die Gesamtlaktaseaktivität des gesunden Neugeborenen oft nicht ausreicht, um das einzige Kohlenhydrat der Muttermilch (7 g% Laktose) zu verdauen. Möglicherweise ist diese physiologische Laktoseintoleranz mit an der Säuerung der Muttermilchstühle beteiligt und begünstigt die harmlose grampositive Bifidusflora.

Eine nicht ganz seltene primäre Di- und Polysaccharidmalabsorption ist der autosomal-rezessiv vererbte *Saccharase-Isomaltase-Mangel*. Neueste Untersuchungen mittels Protein-A-Goldmarkierung und Elektronenmikroskopie haben ergeben, daß die Vorstufe des Saccharase-Isomaltase-Komplexes auf dem Weg über den Golgi-Apparat, entweder vor dem Golgi-Apparat (Typ 1) oder im Golgi-Apparat (Typ 2), „hängen bleibt" und nicht weiter zum Bürstensaum transportiert und dort verankert wird. Ein 3. Typ ist dadurch gekennzeichnet, daß die Untereinheit Saccharase (Sukrase) defekt ist, während die Isomaltase auf dem Mikrovillus nachweisbar ist. Wo auch immer die Störung auftritt, das Ergebnis ist, daß Saccharose und Isomaltose, das heißt die Verzweigungsketten des Stärkemoleküls, nicht abgebaut werden können und osmotische Diarrhöen auslösen.

Unsere eigenen Erfahrungen mit diesen Patienten haben gezeigt, daß der Saccharose-H_2-Atemtest jenseits des ganz jungen Säuglingsalters sehr hilfreich ist und daß bei den ganz kleinen Säuglingen die sehr rasche Passagezeit nur einen geringen H_2-Anstieg in der Ausatmungsluft zuläßt.

Die Therapie der Wahl ist eine saccharosefreie Ernährung. Bei kleinen Säuglingen muß auch die Stärke reduziert werden. Wir beobachteten ein 12jähriges Mädchen, welches Zucker wesentlich besser tolerierte, wenn es frische Bäckerhefe gleichzeitig zu sich nahm. Dies war der Anlaß zu einer Studie mit lyophilisierter Saccharomyces boulardii (Perenterol) und frischer Bäckerhefe. Wir konnten feststellen, daß die frische Bäckerhefe eine enorme Saccharaseaktivität besitzt, etwa das Tausendfache der Dünndarmmukosa pro g Protein, daß die lyophilisierte Hefe eine etwas geringere Aktivität hat und die hitzedenaturierte Hefe keine Aktivität mehr besitzt. Es ist also möglich, daß ein Kind mit einem Saccharase-Isomaltase-Mangel das fehlende Saccharaseenzym mit Hefe substituiert und dann eine gewisse Menge Zucker toleriert.

Gastrointestinale Probleme bei Mukoviszidose

R. M. Bertele-Harms, H. K. Harms

Die Mukoviszidose gilt als die häufigste angeborene Stoffwechselkrankheit, die eine schlechte Prognose hat. Der Internist ist i. allg. noch wenig mit ihr in Berührung gekommen. Dies hat naheliegende Gründe. So verstarben vor 20 Jahren die Mehrzahl der Patienten im frühen Kindesalter. Inzwischen hat sich die Prognose der Krankheit deutlich verbessert. Die überwiegende Zahl der Patienten erreicht heute, und besonders dann, wenn sie früh erkannt und konsequent therapiert wurden, das Erwachsenenalter. Ein Drittel der 300 von uns betreuten Patienten ist inzwischen älter als 18 Jahre. Verschiedene organisatorische und soziologische Aspekte lassen es u. E. an der Zeit erscheinen, daß sich die Internisten zunehmend mit dem Krankheitsbild vertraut machen und gemeinsam mit den Pädiatern Strategien zur weiteren Betreuung der Patienten entwickeln.

Die Mukoviszidose (zystische Fibrose, CF) ist die häufigste angeborene Stoffwechselkrankheit. Die Häufigkeit ist etwa 1 auf 2000 Lebendgeborene, der Vererbungsmodus autosomal-rezessiv. Jeder 20. weiße Mensch ist Überträger. 1989 wurde das für das Entstehen der Mukoviszidose verantwortliche Gen auf dem Chromosom Nr. 7 gefunden.

Das gesunde Gen ist für die Synthese eines Proteins verantwortlich, welches an der Regulation des Chloridtransportes durch die Zellmembran beteiligt ist und deshalb als CF-Transmembran-Regulationsprotein (CFTR-Protein) bezeichnet wird. Die genaue Funktion ist noch nicht bekannt. Das defekte Gen bewirkt eine Chloridtransportstörung, die zu einer Veränderung der Sekrete exokriner Drüsen führt. Der Wassergehalt ist vermindert und der Elektrolyt- und Eiweißgehalt erhöht. Dadurch werden die Drüsensekrete zähflüssig (viskös). Etwa 50 % der CF-Patienten sind für die häufigste Mutation, das δ F 508, homozygot.

Die Diagnose wird mit dem Schweißtest gestellt. Der Chlorid- und Natriumgehalt des Schweißes liegt über 60 mmol/l. Mittels DNS-Analyse ist die Diagnose dann sicher zu stellen, wenn Homozygotie für δ F 508 besteht.

Die Veränderungen der Sekrete führen direkt oder indirekt zu krankhaften Veränderungen an zahlreichen Organen. Der Sekretstau führt in gleicher Weise zum Untergang von Drüsengewebe und sekundären fibrotischen Umbau. Als Multiorgankrankheit tangiert die Mukoviszidose die verschiedensten Fachbereiche der Medizin und ist in dieser Weise kaum mit einer anderen Krankheit vergleichbar.

Die Beteiligung der Atemwege steht deshalb im Mittelpunkt, weil sie letztlich bei den meisten Patienten schicksalsbestimmend ist. Hier sollen aber nur die Störung der Verdauungsorgane und die Ernährung besprochen werden.

10–15 % der Mukoviszidosepatienten kommen mit einem sog. *Mekoniumileus* auf die Welt. Innerhalb der ersten 24–48 h entwickelt sich die typische Ileussymptomatik. Wenn noch keine Peritonitis besteht, kann versucht werden, das besonders zähe, meist das terminale Ileum obstruierende Mekonium durch hohe Einläufe mit einem hyperosmolaren Kontrastmittel, wie Gastrografin, zu lösen. Dabei zeigt sich zunächst das sog. Mikrokolon, welches klassischerweise zum Mekoniumileus dazu gehört und ein Hinweis darauf ist, daß das Kolon noch nicht von Darminhalt passiert wurde. Der Lösungsversuch muß immer in Op.-Bereitschaft durchgeführt werden. Gelingt er nicht, so muß der Darminhalt operativ, meist unter Anlage einer Coop-Anastomose, entleert werden. Bei einem Teil der Patienten kann sich schon intrauterin auf dem Boden eines Mekoniumileus eine Darmatresie mit Darmperforation oder gelegentlich auch ein Volvulus entwickeln, welche dann postpartal zu mehr oder minder ausgedehnten Darmresektionen Veranlassung geben.

Das zähe Sekret der schleimproduzierenden Zellen des Darmes, das den Mekoniumileus herbeiführt, kann auch bei älteren Patienten zu ganz ähnlichen Komplikationen führen, die dann als Mekoniumileusäquivalent oder übereinstimmender heute als *distale intestinale Obstruktion* (DIOS) bezeichnet werden.

Eine DIOS entsteht i. allg. eher schleichend als akut und ist mit Bauchschmerzen aufgrund einer zunehmenden Stenoseperistaltik verbunden. Da Bauchschmerzen bei Mukoviszidose auch eine andere Ursache, wie z. B. eine ungenügende Fettverdauung, haben können und Stühle oft bis zum Tag der manifesten schweren Obstruktion entleert werden, ist die Diagnose nicht leicht zu stellen. Hauptsymptom ist eine Walze im rechten Unterbauch. Häufig werden Patienten deshalb zu Unrecht appendektomiert. Patienten, die schon als Säuglinge einen Mekoniumileus hatten, neigen eher zu einer Wiederholung im späteren Alter. In den letzten Jahren scheint sich die Spülung mit der sog. Koloskopielösung (Polyaethylenglykollhaltiger Ringer-Lösung) als beste Behandlungsmethode zu bewähren. Nach der Einnahme von mehreren Litern – meist über eine Magensonde – löst sich i. allg. die Obstruktion innerhalb von 12–14 h, manchmal erst später.

Etwa 75 % der Mukoviszidosepatienten haben bereits bei Geburt eine komplette Pankreasachylie, 80–90 % im Alter von 2 Jahren. Sonographisch stellt sich diese als sog. weißes Pankreas dar.

Die Klinik der *exokrinen Pankreasinsuffizienz* ist charakterisiert durch einen Heißhunger des Säuglings oder Kleinkindes bei mangelndem Gedeihen und großem Abdomen. Über die großvolumigen und übelriechenden Fettstühle wird oft erst bei gezieltem Nachfragen berichtet. In den letzten

Jahren hat sich die Symptomatik insofern etwas gewandelt, als die Säuglinge einerseits mit Eiweißmangelödemen und einer Anämie auffallen oder Elektrolytentgleisungen im Sinne einer Hyponatriämie und Hypochlorämie mit metabolischer Alkalose aufweisen. Die Zunahme dieser Symptome hat etwas mit der Veränderung der Säuglingsernährung in den letzten Jahren zu tun: 1. wird länger gestillt und damit wenig Eiweiß gegeben, 2. sind die sog. adaptierten Kuhmilchmischungen eiweiß- und elektrolytärmer als früher, d. h. der Muttermilch angepaßt. Dies ist dafür verantwortlich, daß die Säuglinge aufgrund der Eiweißmaldigestion und des Elektrolytverlustes über den Schweiß früher in ein Defizit geraten.

Der relativ geringe Gehalt der Muttermilch an Vitamin K kann aufgrund der Malabsorption der fettlöslichen Vitamine zu schweren Vitamin-K-Mangelblutungen bei jungen Mukoviszidosesäuglingen führen, so daß wir heute bei Säuglingen mit ungeklärten Eiweißmangelödemen, Anämie und/oder gestörter Gerinnung sowie Elektrolytentgleisungen an die Mukoviszidose denken und die Durchführung eines Schweißtests veranlassen müssen.

Die Absorption der übrigen fettlöslichen Vitamine, d. h. von Vitamin D und Vitamin E, ist ebenfalls beeinträchtigt. Zu einer Rachitis des unbehandelten Mukoviszidosesäuglings kommt es jedoch selten, möglicherweise aufgrund der Vorbeugung durch das UV-Licht. Die Vitamin-E-Spiegel sind bei den neu diagnostizierten Säuglingen in der Regel niedrig. Klinische Auswirkungen des Mangels sind jedoch noch nicht nachweisbar.

Da es wünschenswert ist, die Mukoviszidose früh zu diagnostizieren, um sie vor der Entstehung irreparabler Schäden konsequent therapieren zu können, wurden verschiedene Vorschläge für ein Neugeborenenscreening gemacht. Der sog. *Mekoniumtest (BM-Test)* beruht darauf, daß mehr als 20 mg Eiweiß pro g Trockengewicht des Stuhls eine Substanz in einem Teststäbchen blau färbt und damit ein Hinweis ist für eine ungenügende Eiweißverdauung.

Dieser Test ist nicht spezifisch und erfaßt auch nur die Patienten, die schon bei Geburt eine *exokrine Pankreasinsuffizienz* haben.

So haben Frühgeborene mit noch unreifer Pankreasfunktion oft einen positiven BM-Test, aber keine Mukoviszidose.

Der Nachweis einer Erhöhung des immunreaktioven Trypsinogens im Blut *(Trypsinogentest)* zeigt die gestörte Sekretion des Pankreas an und ist in den ersten Lebenstagen ein etwas besserer Hinweis auf das Vorliegen einer Mukoviszidose als der BM-Test. In Deutschland wird er bisher nur sporadisch und nicht als regelmäßige Vorsorgeuntersuchung durchgeführt.

Ein guter Hinweis auf das Vorliegen einer exokrinen Pankreasinsuffizienz läßt sich durch die *Bestimmung des Chymotrypsins* im Stuhl gewinnen. Die Aktivität liegt dann unter 6 E pro g Stuhl.

Ab dem 1. Lebensjahr treten bei unbehandelten Mukoviszidosekindern aufgrund des zähen Darmsekretes und der durch die exokrine Pankreasinsuffizienz bedingten Durchfälle häufig *Rektumvorfälle* auf, was ebenfalls immer hoch verdächtig für eine Mukoviszidose sein muß. Mit dem Einsatz

satz von Pankreasenzymen und der Normalisierung der Stühle verschwindet auch der Rektumprolaps. Eine chirurgische Intervention erübrigt sich.

Für die *Behandlung der exokrinen Pankreasinsuffizienz* standen lange Zeit nur insuffiziente heterologe Pankreasenzyme zur Verfügung, deren Lipase durch die Magensäure inaktiviert wurde. Mit dem Einsatz neuer galenischer Formen, d. h. mikroverkapselter säurestabiler heterologer Pankreasenzyme, wurde eine erhebliche Verbesserung der Absorptionsleistung für die Fette erzielt.

Dies dokumentieren die Fettbilanzen von 13 Mukoviszidosepatienten, die wir vor etwa 10 Jahren durchführten. Obwohl die Gesamtlipaseaktivität der mikroverkapselten und säurestabilen Enzyme geringer war, stieg der Fettretentionskoeffizient um durchschnittlich 20 % an, ohne allerdings völlig normalisiert zu werden. Parallel dazu hatten die Patienten auch klinisch wesentlich bessere Stühle und nahmen in der Folge besser an Gewicht zu.

Auf die Vitaminsupplementierung läßt sich nicht verzichten, insbesondere benötigen die Patienten weiterhin eine Supplementierung mit Vitamin E, die Kinder unter 10 Jahren täglich 100 mg und die älteren 200 mg am Tag.

Eine interessante Beobachtung ist, daß die exokrine Pankreasinsuffizienz mit zunehmendem Alter klinisch weniger relevant wird und die Patienten kaum mehr Pankreasenzyme benötigen, um normale Stühle zu haben, oder sogar zur Obstipation bzw. intestinalen Obstruktion neigen, wenn sie zuviel Pankreasenzyme nehmen. Es wäre sicher ein Trugschluß, zu glauben, daß die exokrine Pankreasinsuffizienz verschwunden ist. Vielmehr scheinen eine Wasserarmut des Darminhaltes und die zäheren Darmsekrete die Ursache für die selteneren Stühle zu sein.

Als seltenere Form der Pankreasbeteiligung ist die *rekurrierende Pankreatitis* älterer Mukoviszidosepatienten ohne komplette exokrine Pankreasachylie zu erwähnen. Diese kann gelegentlich auch kalzifizieren. So wurde einer unserer Patienten über eine rekurrierende Pankreatitis vom Internisten im Alter von 24 Jahren diagnostiziert. Heute ist er 37 Jahre alt.

Mit dem Fortschreiten der Pankreasfibrose entwickelt sich bei 10 % der über 10jährigen Patienten ein *sekundärer Diabetes mellitus,* der als Besonderheit hat, daß er nicht mit einem ketogenen Koma einhergeht und zumindest 2–3 Jahre auf Sulfonylharnstoffe anspricht.

Die mukoviszidosebedingte Sekretstörung beeinträchtigt auch das Gallesekret und den Gallefluß. Das Neugeborene reagiert darauf mit einem *prolongierten cholestatischen Ikterus.* Gelegentlich kann es durch zähes Sekret in der Leberpforte zu einem kompletten Stopp des Galleflusses kommen, wobei das klinische Bild das Vorliegen einer Gallengangsatresie vortäuscht. Dies war immerhin bei 3 unserer Patienten der Fall.

Bei einem Mädchen wurde im frühen Säuglingsalter sogar eine *Hepatojejunostomie* nach Kasai-Flach angelegt, bevor die Diagnose gestellt wurde. Nach lebensbedrohlicher Neonatalperiode hat sich die Patientin gut weiterentwickelt und ist heute ein kräftiges und gesund wirkendes 12jähriges Schulmädchen.

Mit zunehmendem Alter findet sich immer häufiger eine *funktionell kompensierte Leberfibrose* (bei ca. 30 % der Patienten im Alter unter 20 Jahren und bei 72 % über 25jährigen) mit wechselnd erhöhten Leberenzymen.

Bei etwa 10 % der Patienten geht die Fibrose in eine *Leberzirrhose mit portaler Hypertension* über. Es ist unklar, welche Faktoren zur Fibrose- und Zirrhoseentwicklung beitragen. Eine Kombination aus Cholestase und Ernährungsstörung, z. B. Mangel an essentiellen Fetten, wird diskutiert.

Immerhin betreuen wir eine Reihe von Patienten, die eine ausgeprägte Leberzirrhose und portale Hypertension mit Ösophagusvarizen haben, bronchopulmonal aber kaum beeinträchtigt wird.

Auch die *extrahepatischen Gallenwege* zeigen Veränderungen, wie Mikrogallenblasen bei 30–40 % der Patienten und mit zunehmendem Alter auch extrahepatische Gallensteine bei 5 %.

Intrahepatische Gallensteine können ein schwerwiegendes klinisches und schwer therapierbares Problem sein. Wir kennen 4 Patienten mit entsprechender Symptomatik und z. T. schwerer Cholestasesymptomatik und Bilirubinwerten bis 25 mg/dl. Der Versuch, intrahepatische Gallensteine bei einer Patientin zu beseitigen, mißlang. Sehr viel günstiger und möglicherweise auch prophylaktisch wirksamer scheint Ursodesoxycholsäure zu sein.

Was die Ursodesoxycholsäure betrifft, so waren wir an einer placebokontrollierten doppeltblinden Studie beteiligt, bei der sich herausstellte, daß die Leberenzyme bei den Verum erhaltenden Patienten signifikant gegenüber den placeboerhaltenden abfielen. Wir sind daher dazu übergegangen, den Mukoviszidosepatienten mit erhöhten Leberenzymen früh und auf Dauer Ursodesoxycholsäure in einer Dosierung von 10–20 mg pro kg Körpergewicht zu geben und hoffen über eine Verflüssigung des Gallesekretes die Entwicklung der Fibrose und insbesondere der Zirrhose verhindern zu können.

Obwohl nicht unmittelbar und allein auf eine Störung der Verdauungsorgane zurückzuführen, sei hier abschließend auf die Ernährung des mukoviszidosekranken Patienten eingegangen.

Aufgrund der *Maldigestion bzw. Malabsorption* und einem erhöhten Energiebedarf gegenüber Gesunden werden für den Mukoviszidosepatienten 120–150 % des altersentsprechenden Kalorienbedarfs empfohlen. Die vermehrte Atemarbeit und Infektionen tragen zu dem erhöhten Energiebedarf bei. Tatsächlich liegt die durchschnittliche Energieaufnahme des Patienten nur bei 80–85 % der altersentsprechenden Empfehlung. Das liegt u. a. daran, daß die chronische Lungeninfektion zur Appetitlosigkeit führt.

Um aber nun ein normales Gedeihen und Wachsen auch des Mukoviszidosepatienten zu ermöglichen und durch einen guten Ernährungszustand ein rascheres Fortschreiten der Erkrankung zu verhindern, haben wir in der Vergangenheit die verschiedensten Ernährungsstrategien entwickelt.

Zunächst wird immer versucht, die normale Ernährung, die ausgeglichen sein soll, durch die Zufuhr von Polysacchariden, z. B. Maltodextrin, oder hochkalorischer Formulas auf Milch- oder Eibasis zu erhöhen. Voraussetzung dafür ist, daß der Patient kooperiert. Bei Säuglingen und Kleinkindern ist das oft nicht der Fall. Hier supplimentieren wir über eine Nasen-Magen-Sonde mit den entsprechenden hochkalorischen Diäten. Die Ernährung über eine perkutane endoskopische Gastrostomie (PEG) haben wir bisher erst bei einem Patienten für notwendig erachtet, da die meisten unserer Patienten diese Zusatznahrungen trinken, oft sind das 1000–1500 kcal zusätzlich am Tag.

Eine wirksame antibiotische Behandlung der chronischen Lungeninfektionen führt aber auch immer wieder zu verbessertem Appetit und guter Gewichtszunahme. Sie ist damit wesentlicher Anteil in der Ernährung des gedeihgestörten mukoviszidosekranken Patienten.

Diagnostik und Therapie der Pankreasinsuffizienz

W. F. Caspary

Physiologie und Pathophysiologie der Digestionskapazität des Pankreas

Die wichtigsten Nahrungsbestandteile des Menschen sind *Kohlenhydrate, Proteine und Fette.* Beim Assimilationsprozeß unterscheiden wir zwischen einer digestiven und einer resorptiven Phase der Verdauung [8].

Die vom Pankreas sezernierten Enzyme sind:
– α-Amylase,
– Lipase,
– Proteasen;
diese spielen eine entscheidende Rolle bei der intraluminalen (digestiven) Phase der Verdauung.

Im folgenden seien die einzelnen Schritte der Verdauung von Fetten, Kohlenhydraten (KH) und Proteinen zusammengefaßt. Diese Darstellung erscheint mir wichtig für die Diskussion der Diagnostik und der Problematik bei der Enzymsubstitutionstherapie.

Kohlenhydrate (Stärkeprodukte, Saccharose, Laktose, Fruktose, Glukose) der menschlichen Nahrung bestehen überwiegend aus Polysacchariden (Stärke), die durch die pankreatische α-Amylase in α-Grenzdextrine aufgespalten werden [8].

Diese Spaltprodukte wie auch die Nahrungsdisaccharide (Saccharose, Laktose) werden an der Oberfläche der Bürstensaummembran durch α-Glukosidasen (Maltasen, Saccharase, γ-Amylase) und eine β-Galaktosidase (Laktase) zu Monosacchariden (Glukose, Fruktose, Galaktose) aufgespalten, die dann über spezifische Transportsysteme durch die Lipidmembran der Resorptionszelle in das Zellinnere gelangen [7, 8].

Eine Reduktion der Amylasesekretion des Pankreas bei *exokriner Pankreasinsuffizienz* kann eine Maldigestion und Malabsorption von Kohlenhydraten bewirken.

Im allgemeinen ist die Störung der Stärkespaltung durch einen Mangel an Amylase nicht so kritisch und klinisch bedeutend, da die Dünndarmmukosa mit ihrer γ-Amylase (Glukoamylase) noch Stärke zu spalten vermag.

Gelangen unverdaute Kohlenhydrate bei einer ausgeprägten exokrinen Pankreasinsuffizienz in das Kolon, werden sie dort durch Bakterien hydrolysiert und zu *kurzkettigen Fettsäuren* und *Gasen* (CO_2, H_2, CH_4) fermentiert [7].

Durch die Bildung kurzkettiger Fettsäuren im Dickdarm entsteht ein *saurer Stuhl-pH-Wert;* die fermentative bakterielle Gasbildung führt zu *Meteorismus* und *Flatulenz;* es treten osmotisch bedingte *Durchfälle* auf [7].

Man hat sich die Tatsache der bakteriellen Fermentation (H_2-Bildung) von nichtresorbierter Stärke für diagnostische Zwecke in der Erfassung einer Pankreasinsuffizienz in Form des H_2-Atemtests nach Reisgabe (sog. *Reis-H_2-Atemtest*) nutzbar gemacht [32].

Digestion und Resorption von Proteinen

Proteine (Polypeptide) werden im Magen denaturiert und dann durch *Proteasen* (Trypsin, Chymotrypsin) des Pankreas aufgespalten. Die Proteasen des Pankreas werden durch die im Dünndarm lokalisierte Enterokinase aktiviert. Die entstandenen Oligopeptide können auf 2 unterschiedlichen Wegen in die Mukosazelle gelangen:
1. nach hydrolytischer Spaltung in freie Aminosäuren durch Peptidhydrolasen an der Oberfläche der Mukosazelle mit anschließender Resorption der freien Aminosäuren über spezifische Transportsysteme;
2. durch direkte Resorption von Peptiden (bis zu Tripeptiden) über ein spezifisches Peptidtransportsystem mit anschließender intrazellulärer Hydrolyse durch intrazelluläre Peptidasen [20].

Bei einer ausgeprägten Reduktion der Proteasensekretion des Pankreas – z. B. bei exokriner Pankreasinsuffizienz durch chronische Pankreatitis oder Mukoviszidose – kommt es zu einer Malabsorption von Proteinen und damit zu einem erhöhten Auftreten von Stickstoff in den Fäzes *(Azotorrhö).*

Nach den Untersuchungen von DiMagno et al. [16] kommt es erst dann zu einer erhöhten Stickstoffausscheidung in den Fäzes, wenn die pankreatische Proteasensekretion um > 90% reduziert ist.

Digestion und Resorption von Fetten

Am kompliziertesten und anfälligsten ist die Fettresorption.

Nach Dispersion durch Gallensäuren werden die *Nahrungsfette,* die überwiegend aus Triglyzeriden bestehen, durch die pankreatische *Lipase* unter Schutz des pankreatischen Bikarbonats in 2-Monoglyzeride und freie Fettsäuren gespalten. Die entstehenden Produkte sind wasserunlöslich und bedürfen der Gallensäuren, um in *Mizellenform* überführt zu werden [8, 22].

Durch lipolytische Hydrolyse und insbesondere mizellare Lösungsvermittlung wird die Oberfläche eines Fetttröpfchens immens vergrößert und so ein besserer Kontakt mit der Dünndarmoberfläche zum Zwecke der Resorption erreicht.

Ohne vorherige Lipolyse funktioniert die Mizellenbildung nicht!

Unter Zurücklassung der Gallensäuren durchdringen die lipolytischen Spaltprodukte die hydrophobe Lipidmembran und gelangen in das Zellinnere der Dünndarmepithelzelle, wo sie zu Triglyzeriden resynthetisiert werden, um – als Chylomikronen verpackt – die Zelle über das Lymphsystem wieder zu verlassen [22].

Im Zellinnern (Resynthese) findet somit genau der umgekehrte Prozeß statt wie im Darmlumen (Spaltung).

Erheblich weniger empfindlich ist die Resorption von *mittelkettigen Triglyzeriden* (MCT-Fetten), die auch ohne Lipolyse und ohne Mizellenbildung leichter in die Mukosazelle gelangen und von dort auf dem Blutwege über das Pfortadersystem abtransportiert werden [8].

Intraduodenaler pH-Wert und Fettverdauung

Kritisch bei der Fettverdauung ist der *intraluminale* pH-Wert für die Lipaseaktivität. Bei einem pH < 4 wird Lipase irreversibel inaktiviert; Amylase und Trypsin sind bei einem pH < 3 jedoch noch recht stabil [13].

Normalerweise ist der intraluminale duodenale pH-Wert immer > 4, so daß die Säuredenaturierung physiologischerweise keine Rolle für einen intraluminalen Enzymverlust spielt [13].

Bei der *exokrinen Pankreasinsuffizienz* liegt der intraluminale pH-Wert – bedingt durch eine reduzierte pankreatische Bikarbonatsekretion – in der späten postprandialen Phase jedoch meist unter einem Wert von 4.

Zudem präzipitieren Gallensäuren bei einem niedrigen intraluminalen pH-Wert [54] und stehen damit nicht mehr für die wichtige Phase der Mizellenbildung zur Verfügung.

Das *saure Duodenalmilieu* bei Pankreasinsuffizienz behindert somit die Digestion der Nahrungsfette durch 2 Mechanismen:
1. Inaktivierung pankreatischer Enzyme,
2. Präzipitation von Gallensäuren.

Während die Gallesekretion bei Patienten mit Pankreasinsuffizienz nicht reduziert ist, bewirkt das saure Milieu im Duodenum durch Präzipitation von Gallensäuren eine Reduktion der mizellaren Konzentration von Gallensäuren und damit eine Störung der Mizellenbildung.

Die Reduktion des intraluminalen pH-Werts durch Hemmung der Magensäuresekretion (H_2-Blocker, Omeprazol) kann daher eine Säureinaktivierung von Pankreasenzymen verhindern [13, 54].

Eine H_2-Blocker-Therapie vermag daher bei Patienten mit Pankreasinsuffizienz durch Säurereduktion die Präzipitation von Gallensäuren zu verhindern und die Fettverdauung zu optimieren. Zugleich kann der therapeutische Effekt einer oralen Pankreasenzymsubstitution durch H_2-Blocker verbessert werden [13, 23, 53].

Bei einem Mangel an pankreatischer Lipaseaktivität kann die Lipolyse der Triglyzeride nicht mehr ablaufen; es entsteht eine erhöhte Stuhlfettausscheidung *(Steatorrhö)*. Nach den Untersuchungen von DiMagno et al. [16] und Lankisch et al. [39] tritt eine pankreatogene Steatorrhö erst dann auf, wenn die Lipasesekretion des Pankreas um $> 90\%$ eingeschränkt ist.

Eine pankreatogene Steatorrhö kann auch zu einem *Kalziumverlust* aus dem Darm führen, da sich Fettsäuren im Darmlumen mit Kalziumionen zu unlöslichen Kalkseifen verbinden und mit den Fäzes ausgeschieden werden [8].

Zudem kann bei einer Steatorrhö durch die Verminderung der intraluminalen Kalziumkonzentration Oxalat im Überschuß resorbiert werden, so daß eine Hyperoxalurie mit der Neigung zur Nierensteinbildung resultieren kann [5].

Cholesterinresorption bei Pankreasinsuffizienz

Der Defekt der Lipolyse bei Pankreasinsuffizienz geht mit einer Steatorrhö und einer Hypocholesterinämie einher. Eine Therapie mit einem pankreatinhaltigen Präparat führte zu einer Reduktion der Steatorrhö, zu einer deutlichen Verbesserung der Cholesterinresorption und zu einer Verminderung der fäkalen Gallensäurenausscheidung ([65]; Tabelle 1).

Resorption von Vitaminen bei Pankreasinsuffizienz

Die Digestion und Resorption zahlreicher *Vitamine* ist ebenfalls abhängig vom Ausmaß der Pankreassekretion: β-Carotin, Vitamin A, Vitamin D, Vitamin E, Vitamin C und Vitamin B_{12} [42].

Bei den *fettlöslichen Vitaminen* (β-Carotin, Vitamine A, D, E) ist die Resorptionsstörung am ehesten durch die Störung der mizellaren Verdauungsphase zu erklären.

Die Ursache für die bei Pankreasinsuffizienz bestehende *Vitamin-B_{12}-Resorptionsstörung* ist komplexer: Proteasen und Bikarbonat sind essentiell

Tabelle 1. Resorption von Fetten und Cholesterin und fäkale Gallensäurenausscheidung bei Patienten mit Pankreasinsuffizienz mit und ohne Pankreasenzymsubstitution. (Nach Vuoristo et al. [65])

Parameter	Ohne Enzyme	Mit Enzymen
Stuhlfett (g/Tag)	58,7 ± 12,1	33,8 ± 11,0
Cholesterinresorption [%]	6,4 ± 2,8	18,9 ± 4,1
Fäkale Gallensäurenausscheidung (mg/Tag)	789 ± 147	506 ± 158
Fäkale neutrale Steroide (mg/Tag)	1118 ± 142	963 ± 138

Tabelle 2. Vitaminmangelzustände bei Patienten mit pankreatogener Steatorrhö. (Nach Kelleher 1981 [31])

Vitamine	Pathologisch Erwachsene [%]	Mukoviszidose [%]
β-Carotin	89	90
Vitamin A	67	48
Vitamin E	71	70
Vitamin C	39	15
Vitamin B$_{12}$	5	0

für die Spaltung des humanen Vitamin B$_{12}$-R-Proteins und für die Degradation des R-Proteins.

Damit erlauben die Proteasen die Bildung des wichtigen Intrinsic-Factor-Vitamin-B$_{12}$-Komplexes, der mittels spezifischer Rezeptoren im Ileum dann zur Resorption von Vitamin B$_{12}$ beiträgt [42, 61].

Ohne Proteasen und ohne Bikarbonat verbleibt der nicht-resorbierbare Vitamin B$_{12}$-R-Protein-Komplex im Dünndarm.

Bei ausgeprägter Pankreasinsuffizienz kann es deshalb zu *Hypovitaminosen* von β-Carotin und der Vitamine A, D, E, C und B$_{12}$ kommen ([31, 42]; Tabelle 2).

Durch Gabe von *Pankreasenzymen* und evtl. zusätzlicher Reduktion der Säuresekretion läßt sich die Resorption der oben genannten Vitamine bei ausgeprägter Pankreasinsuffizienz verbessern [42, 61].

Physiologie der Pankreassekretion

Die für die Digestion von Nahrung notwendigen Enzyme des Pankreas (α-Amylase, Lipase, Proteasen) werden durch Sekretion aus dem exokrinen Pankreas im Duodenum bereitgestellt. Wir unterscheiden dabei zwischen 3 verschiedenen Sekretionsphasen [13]:
1. interdigestive Phase,
2. postprandiale (digestive) Phase,
3. zephalische Phase.

Die *interdigestive Sekretion* von Pankreasenzymen im Nüchternzustand ist streng mit der interdigestiven Motilität des Gastrointestinaltrakts gekoppelt.

Hormone und autonomes Nervensystem regulieren die interdigestive Pankreassekretion [13]. α-adrenerge Substanzen hemmen, cholinerge Substanzen stimulieren die interdigestive Sekretion von Pankreasenzymen. Zudem wird die Enzymsekretion der interdigestiven Phase auch durch die Zusammensetzung der Nahrung beeinflußt [3].

Mahlzeiten mit einem hohen Anteil an Kohlenhydraten (50–80 %) bewirken eine niedrige Enzymsekretion, während Mahlzeiten mit einem hohen

Anteil (40%) an Fetten oder Proteinen eine stärkere interdigestive Sekretion bewirken [3].

Das Ausmaß der *postprandialen (digestiven) Enzymsekretion* hängt vom kalorischen Gehalt und der Zusammensetzung der Nahrung ab. Nach hochkalorischen Mahlzeiten kann die Enzymsekretion bis zu 12 h anhalten, während nach niederkalorischen Mahlzeiten die Sekretion nach 5–6 h beendet ist [4].

Mahlzeiten mit einem hohen Anteil an Fetten oder Proteinen bewirken eine stärkere Enzymsekretion als Mahlzeiten mit einem hohen Anteil an Kohlenhydraten [3].

Die postprandiale Pankreasenzymsekretion hängt außerdem von weiteren Faktoren ab [13]:
1. Magenentleerung,
2. Länge des Dünndarms,
3. Transit der Nahrung durch den Dünndarm,
4. postabsorptive Einflüsse der Mahlzeit.

Die Magenentleerung flüssiger Speisen ist mit der Sekretion von Amylase und Lipase gekoppelt, während die Entleerung fester Partikel enger mit der Trypsinsekretion gekoppelt ist [10, 13].

Das Erscheinen von Nahrung (insbesondere von Fetten) im Ileum führt zu einer Verzögerung der Magenentleerung (sog. *Ileumbremse*) [26]. Dieser Mechanismus erscheint logisch, da bei einer ausgeprägten Malassimilation (z. B. bei exokriner Pankreasinsuffizienz) die verzögerte Magenentleerung eine noch längere Verdauungszeit im Dünndarm erlaubt.

Was passiert mit den Pankreasenzymen im Dünndarm?

Die pankreatische Produktion von Lipase beträgt im postprandialen Zustand ca. 140 000 IU/h 4 h lang nach der Mahlzeit [16]. Werden mindestens 5% (28 000 IU) der über 4 h produzierten Enzymmenge (560 000 IU) oral verabreicht, ist mit keiner nennenswerten Malabsorption zu rechnen.

Pankreasenzymsubstitution – pathophysiologische Grundlagen:

– Am wichtigsten bei der Enzymsubstitution ist:
  – Erreichen einer ausreichenden und aktiven Lipasekonzentration im Duodenum.

– Das Pankreas produziert:
  – 140 000 IE Lipase/h,
  – 560 000 IE Lipase in 4 h.

– Eine Malabsorption von Fetten, Kohlenhydraten und Proteinen tritt erst bei einer Enzymsekretion von < 10% der Norm auf.

– Eine Lipasemenge von 28 000 IE (5%) reicht für die Fettdigestion aus.

Die Konzentration der Pankreasenzyme nimmt im Verlauf der Passage durch den Dünndarm vom Duodenum zum Ileum ab [13, 41].

Bei der Passage vom Duodenum bis zum Ileum kommt es dabei zu einem *Enzymverlust* der Lipase um 99%, während der Verlust von Trypsin nur 78% und von Amylase nur 26% beträgt.

Dies bedeutet, daß die *Fettverdauung* insbesondere bei einer Reduktion der Pankreassekretion am *empfindlichsten* betroffen ist.

DiMagno et al. [18] zeigten 1977, daß 78% des oral aufgenommenen Trypsins und 92% der Lipase während der oroduodenalen Passage verloren gingen.

In-vitro-Untersuchungen zeigten, daß Trypsin, Chymotrypsin und Lipase im Duodenalmilieu einen Aktivitätsverlust bei einer Inkubationstemperatur von 37°C erleiden. Am ausgeprägtesten war der Aktivitätsverlust der Lipase [60].

Als Ursache des Lipaseverlustes muß eine Inaktivierung durch Proteasen (Chymotrypsin > Trypsin) angenommen werden. Dies bedeutet, daß offenbar die mit der Lipase aus dem Pankreas sezernierten Proteasen die Aktivität der Lipase deutlich beeinflussen.

Dies scheint auch klinisch von Bedeutung zu sein, da bei einer leichten Pankreasinsuffizienz sich häufig eine höhere proteolytische als lipolytische Aktivität im Duodenum nachweisen läßt. Zudem enthalten pankreatinhaltige Pankreasenzympräparate eine höhere Proteasen- als Lipasekonzentration [13].

Schicksal von Pankreasenzymen im Gastrointestinaltrakt:

− Bei der oroduodenalen Passage gehen
  − 92% der Lipase und
  − 78% der Trypsins verloren.

− Bei einem sauren pH-Wert im Duodenum ist die Fettdigestion gestört durch
  − Inaktivierung der Lipase,
  − Präzipitation von Gallensäuren.

− Im Duodenalmilieu werden Lipase > Trypsin > Chymotrypsin inaktiviert.

− Lipase kann durch Proteasen inaktiviert werden.

Klinische Konsequenzen der Pankreasinsuffizienz

Entsprechend dem Ausmaß der Enzymsekretionseinschränkung und dem Schweregrad der Pankreasinsuffizienz stellt sich eine *Maldigestion* ein, die häufig, aber nicht notwendigerweise immer mit klinischen Symptomen einhergeht:

- Durchfälle,
- Gewichtsverlust,
- Meteorismus, Flatulenz,
- Bauchkrämpfe,
- Vitaminmangelsyndrome.

Auf die *endokrine Insuffizienz* des Pankreas – pankreatogener Diabetes mellitus – soll hier nicht eingegangen werden.

Untersuchungen von DiMagno et al. [16] und Lankisch et al. [39] haben in Übereinstimmung gezeigt, daß mit einer klinisch relevanten Maldigestion und Malabsorption und dem Auftreten einer Steatorrhö erst dann zu rechnen ist, wenn die Restenzymsekretion des Pankreas 10 % unterschreitet.

Diagnostik der exokrinen Pankreasinsuffizienz

Für die Diagnostik der exokrinen Pankreasinsuffizienz stehen direkte und indirekte Testverfahren zur Verfügung:

Direkt:
- Sekretin-Pankreozymin-Test,
- Sekretin-Caerulein-Test,
  Lundh-Test.

Indirekt:
- Messung eines Enzyms im Serum:
  - Isoamylase,
  - immunreaktives Trypsin.

- Messung eines Enzyms im Stuhl:
  - Chymotrypsin,
  - Pankreaselastase 1?

- Messung einer Enzymleistung:
  - Pancreolauryltest,
  - NBT-PABA-Test,
  - doppelt markierter Schilling-Test,
  - Reis-H_2-Atemtest,
  - Atemtests mit ^{13}C- oder ^{14}C-Substraten:
    - ^{13}C-Stärke,
    - ^{14}C-Triolein,
    - ^{13}C-Cholesteryloctanoat,
    - ^{13}C-Hiolein.

- α-Aminostickstoff im Serum nach Stimulation des Pankreas mit Sekretin-Pankreozymin.

- Quantitative Stuhlfettbestimmung.

Direkte Testverfahren

Direkte Testverfahren (Sekretin-Pankreozymin-(Caerulein-)-Test, Lundh-Test) sind als die *diagnostischen „Goldstandards"* anzusehen [14, 34].

Sie sind jedoch nicht notwendig, wenn es darum geht, eine Therapieentscheidung bei einer exokrinen Pankreasinsuffizienz mit Steatorrhö (z. B. eine Enzymsubstitution) zu treffen.

Alle direkten Testverfahren sind bisher nicht standardisiert, so daß sich jedes Labor Normalwerte über eine eigene Kontrollgruppe beschaffen muß.

Der Lundh-Test ist abhängig von der endogenen Stimulation des Pankreas durch Hormone aus dem Dünndarm. So sind auch pathologische Werte des Lundh-Tests bei einer Sprue zu erwarten, bei der durch reduzierte Freisetzung endogener Hormone aus der Dünndarmmukosa nach Gabe des Testmahles eine reduzierte Enzymsekretion aus dem Pankreas resultiert [34, 36].

Der Lundh-Test wie auch die anderen indirekten Funktionstests sind jedoch sinnvoll in der Diagnostik von Zuständen, bei denen die exokrine Funktionsleistung des Pankreas unter exogener Stimulation normal ist, die Enzyme jedoch – bedingt durch anatomische Veränderungen – zu spät in den Dünndarm gelangen (sog. *postzibale pankreatikobiliäre Asynchronie* nach Magenresektion).

Indirekte Testverfahren

Um das Ausmaß einer schweren exokrinen Pankreasinsuffizienz mit Steatorrhö abzuschätzen, ist die *quantitative Stuhlfettbestimmung* nach der Methode von van de Kamer [62] am wichtigsten. Da eine Steatorrhö im Rahmen einer exokrinen Pankreasinsuffizienz erst dann eintritt, wenn die Sekretionsleistung des Pankreas < 10% beträgt, ist der Nachweis einer Steatorrhö nicht sensitiv, aber für eine Therapieentscheidung von größter Bedeutung.

Neue Stuhlfettbestimmungsmethode: NIRA

Mit der NIRA-Stuhlfettanalyse (*"near infrared reflectance analysis"*) steht ein neues Verfahren zur Verfügung, das diese in der Malabsorptionsdiagnostik wichtige Methode wieder häufiger zum Einsatz bringen wird [58].

Das Verfahren beruht auf dem Prinzip der *Infrarotspektroskopie*. Für die Analyse flüssiger Stoffe ist dieses Verfahren schon seit 1964 bekannt. Um NIRA auch für feste Stoffe anzuwenden, wurde anstatt der Transmissionsmessung die Reflexionsmessung angewendet.

NIRA-Stuhlfettbestimmung:

– Basisprinzip:
– Funktionelle Gruppen (CH, OH, HN) organischer Verbindungen absorbieren die
  radiale Energie einer definierten Wellenlänge gleicher Vibrationsfrequenz.
– Die absorbierte Lichtmenge einer definierten Wellenlänge wird mit Sensoren detek-
  tiert und somit die chemische Zusammensetzung der Probe quantifiziert.
– Parameter:
– Fette,
– Proteine
– Wassergehalt,
– Kohlenhydrate,
– Ballaststoffe.

Die Korrelationen zur üblichen van de Kamer-Methode [62] sind exzel-
lent (r = 0,92) [58]. Es ist zu erwarten, daß mit dieser Methode auch weitere
Parameter im Stuhl bestimmt werden können (Proteine, Kohlenhydrate,
Wassergehalt, Ballaststoffe). Der Vorteil der Methode liegt darin, daß für
die Bestimmung nur noch ein Zeitaufwand von 1 min erforderlich ist, was
im Vergleich zu der Extraktionsmethode nach van de Kamer besonders
wichtig erscheint.

Weitere indirekte Testverfahren

Messungen der Pankreasisoamylase und des immunreaktiven Trypsins im
Serum haben eine sehr hohe Spezifität, aber eine zu geringe Sensitivität [36].
   Am patientenfreundlichsten ist die Methode der Chymotrypsinbestimmung im Stuhl. Sie ist ausreichend zur Erfassung einer schweren bis mittel-
gradigen Pankreasinsuffizienz [33]. Falsch-normale und falsch-pathologische
Meßergebnisse sind jedoch möglich ([36]; Tabelle 3).
   Zu einer neuen Methode könnte sich die fäkale Bestimmung von *Pankreaselastase 1* im Stuhl entwickeln [59]. Ob sie der Chymotrypsinbestimmung überlegen sein wird, steht momentan noch nicht fest.

Tabelle 3. Chymotrypsinbestimmung im Stuhl – Ursachen falsch-normaler und falsch-
positiver Messungen. (Nach Lankisch 1985 [35])

Falsch-normal	Falsch-pathologisch

– Leichte bis mäßige Pankreas-
  insuffizienz,
– Enzymsubstitution.
	– Diarrhö
	– Eiweißmangelzustände und/oder fehlende endo-
	  gene Stimulation:
	  ● Sprue/Zöliakie
	  ● Kachexie
	  ● Anorexia nervosa,
	  ● Zustand nach Magenresektion (Billroth II),
	  ● Verschlußikterus.

In Deutschland hat sich der *Pankreolauryltest* (PLT-Test) als nichtinvasives und spezifisches Testverfahren durchgesetzt [36, 38, 40].

Der PLT-Test hat den *Nachteil*, daß er an 2 auseinanderliegenden Testtagen durchgeführt werden muß, um eine individuelle Resorptionsstörung, Leberstoffwechselstörung oder Niereninsuffizienz auszuschließen [36].

1. Tag: Gabe von Fluoresceindilaurat am Testtag (T),
2. Tag: Gabe von Fluorescein am Kontrolltag (K).

Modifikationen des PLT-Tests mit Serumbestimmung des Fluoresceins stehen zur Verfügung [38], haben sich jedoch aus Standardisierungsgründen nicht durchgesetzt.

Zur Klärung einer substitutionsbedürftigen exokrinen Pankreasinsuffizienz können auch indirekte Pankreasfunktionstets eingesetzt werden. Bei einem *T/K-Quotienten* von unter 10 im PLT muß das Vorliegen einer Steatorrhö angenommen werden [40].

Mit dem NBT-PABA-Test wird indirekt die Proteasenaktivität (Chymotrypsin) des exokrinen Pankreas erfaßt. Der sog. Bentiromidetest steht in den USA, jedoch nicht mehr in Deutschland zur Verfügung.

Eigene Untersuchungen haben ergeben, daß selbst bei Patienten mit totaler Pankreatektomie noch eine Urinausscheidung von PABA (und damit Resorption) nachweisbar war. Serummessungen von PABA nach Gabe von NBT-PABA von Lankisch et al. [38] zeigten, daß die Diskriminierung zwischen Patienten mit exokriner Pankreasinsuffizienz und Gesunden schlechter war als beim PLT-Test.

Doppelt markierter Schilling-Test als Pankreasfunktionstest

R-Protein und Intrinsic-Faktor sind Cobalaminbindungsproteine im Magensaft. Cobalamin wird zuerst von R-Proteinen gebunden. Danach wird es an den Intrinsic-Faktor transferiert, nachdem das R-Protein durch Pankreasenzyme teilweise verdaut wird. Normalerweise werden gleiche Mengen von Intrinsic-Factor – Cobalamin und R-Protein-Cobalamin resorbiert. Patienten mit Pankreasinsuffizienz vermögen den Intrinsic-Factor-Cobalamin-Komplex normal zu resorbieren, sind jedoch nicht in der Lage, den R-Protein-Cobalamin-Komplex zu resorbieren [9, 14, 61].

Eingesetzt wurde auch der Schilling-Test mit Doppelmarkierung zur Erfassung einer exokrinen Pankreasinsuffizienz. Dabei wurden in einem Cocktail 0,2 nmol menschliches Intrinsic-Factor-^{57}Co-Cobalamin, 0,2 nmol Schweine-R-Protein-^{58}Co, 0,4 nmol freier menschlicher Intrinsic-Faktor und 200 nmol Cobinamid verabreicht. Das Verhältnis von ^{58}Co-Cobalamin zu ^{57}Co-Cobalamin wird als Maß der Pankreasfunktion genommen [9].

Spezifität und Sensitivität dieses Tests, der den Nachteil der Strahlenbelastung durch radioaktive Isotope hat, sind besser als beim NBT-PABA-Test (Tabelle 4).

Tabelle 4. Sensitivität und Spezifität von Pankreasfunktionstests. (Nach DiMango 1991 [14]; Daten von Lankisch [38] und Chen [9])

	NBT-PABA [%]	PLT [%]	Schilling-Test [%]	S-CCK [%]
Sensitivität				
Chronische Pankreatitis				
Leicht	33	93	67	100
Schwer	67	100	83	100
Spezifität	71	100	100	100

Atemtests

Reis-H_2-Atemtest

Reis ist ein Kohlenhydrat, das von Gesunden vollständig resorbiert wird. Andere Kohlenhydrate – verschiedene Weizenmehle – werden nur unvollständig resorbiert und führen zu einem H_2-Anstieg in der Atemluft durch teilweisen Übertritt in den Dickdarm [7, 32].

Von mehreren Arbeitsgruppen wurde deshalb der Reis-H_2-Atemtest zur Erfassung einer exokrinen Pankreasinsuffizienz erfolgreich eingesetzt. Die positiven Testresultate zeigen, daß bei einer ausgeprägten exokrinen Pankreasinsuffizienz auch die Kohlenhydratdigestion durch einen Mangel an pankreatischer α-Amylase reduziert ist [25, 32, 51]. Patel et al. [51] fanden, daß der Reis-H_2-Atemtest wie der NBT-PABA-Test bei Gesunden eine Spezifität von 100 % hatte; bei Patienten mit chronischer alkoholischer Pankreatitis betrug die Sensitivität des Reis-H_2-Atemtests 50 %, während die Sensitivität des NBT-PABA-Tests nur 29 % aufwies. Schlechter als der NBT-PABA Test ist der Reis-H_2-Atemtest sicher nicht [14].

$^{14}CO_2$- oder $^{13}CO_2$-Atemtests

In Analogie zum Reis-H_2-Atemtest wurde kürzlich ein ^{13}C-Stärke-Atemtest eingesetzt. Man benutzte dabei Stärke, die mit dem natürlichen, nichtradioaktiven stabilen Isotop ^{13}C angereichert war. Als Maß der Stärkedigestion und Resorption diente die $^{13}CO_2$-Exhalation in der Atemluft [25].

Als nichtinvasive weitere Testverfahren wurden in den beiden letzten Jahrzehnten verschiedene Atemtests zur Diagnostik der exokrinen Pankreasinsuffizienz eingesetzt. Überwiegend wurden dafür verschiedene Fette (Tripalmitin, Triolein, Trioctanoat, Cholesteryloctanoat, „mixed triglycerides") appliziert, die radioaktiv (mit ^{14}C) markiert waren [11, 48, 49, 64].

Bei den Atemtests dient als Maß für die lipolytische Leistung des exokrinen Pankreas die spezifische $^{14}CO_2$- oder $^{13}CO_2$-Exhalation in der Atemluft.

Diese Testverfahren sind heute aus strahlenhygienischen Gründen insbesondere in der Pädiatrie in Deutschland nicht mehr anwendbar.

Aus diesem Grunde weicht man auf die Benutzung von Testsubstanzen aus, die mit nichtradioaktiven stabilen Isotopen (^{13}C) markiert sind. Die Detektion des stabilen Isotops ^{13}C in der Atemluft erfolgt mit einem Massenspektrometer.

Diese neuen Testverfahren sind in der Entwicklung. Sie haben den Vorteil der Nichtinvasivität und sind auch bei Kindern anwendbar. Wie ihre diagnostische Wertigkeit gegenüber anderen Testverfahren einzuschätzen sein wird, kann momentan noch nicht beurteilt werden.

Wir evaluieren momentan ein uniform ^{13}C-markiertes Triglyzerid (Hiolein) bei Kindern mit Mukoviszidose. An mit ^{13}C-markierten Substraten stehen zur Verfügung: ^{13}C-Cholesteryloctanoat, ^{13}C-Triolein, ^{13}C-Hiolein, ^{13}C-„mixed triglycerides" [64].

Die neuen Testverfahren zur Erfassung der Pankreasfunktion mit stabilen Isotopen sind geeignet, um diagnostische und auch therapeutische (z. B. Wirkung einer effektiven Enzymsubstitution) Informationen bei Patienten mit exokriner Pankreasinsuffizienz zu gewinnen.

α-Aminostickstoffbestimmung im Serum als Pankreasfunktionstest

Die Arbeitsgruppe von Domschke [19] zeigte, daß nach Stimulation des Pankreas mit CCK bei Gesunden ein Abfall der Plasmaaminosäuren im Serum auftrat; bei Patienten mit Pankreasinsuffizienz war dieser Abfall deutlich geringer.

Gullo et al. [24] benutzten die α-Aminostickstoffbestimmung als einfacheren Parameter und bestätigte die Befunde der Arbeitsgruppe von Domschke. In eigenen Untersuchungen fanden wir eine schlechte Korrelation mit den Werten des α-Aminostickstoffabfalls und der exokrinen Pankreasfunktion. Eine weitere deutsche Arbeitsgruppe konnte die Resultate von Domschke et al. nicht bestätigen (im Druck).

Für einen Pankreasfunktionstest gibt es folgende Indikationen (nach [36]):

- Verdacht auf chronische Pankreatitis bei
  - rezidivierenden Oberbauchbeschwerden,
  - Diarrhö,
  - Steatorrhö,
  - radiologischem Nachweis von Kalk in der Pankreasregion;
- Verlaufskontrolle bei bekannter chronischer Pankreatitis;
- Zustand nach akuter Pankreatitis zur Klärung der Diagnose.

Exokrine Pankreasinsuffizienz

Eine exokrine Pankreasinsuffizienz kommt sicher am häufigsten bei einer chronischen Pankreasinsuffizienz vor. Doch auch andere Erkrankungen gehen mit einer exokrinen Pankreasinsuffizienz einher und bedürfen häufig einer Enzymsubstitutionstherapie.

Ursachen der exokrinen Pankreasinsuffizienz:

Verminderung aller Enzyme:
- chronische Pankreatitis
- akute Pankreatitis (kurzzeitig),
- Pankreaskopfkarzinom,
- Pankreasresektion,
- Pankreastrauma (kurzzeitig),
- Mukoviszidose,
- primär sklerosierende Cholangitis,
- Kwashiorkor,
- Shwachman-Syndrom,
- angeborene Insuffizienz (zystisches Pankreas).

Isolierte Enzymmangelzustände:
- Lipasemangel,
- Trypsinmangel,
- Amylasemangel.

Störungen der Enzymaktivierung im Dünndarm:
- Enterokinasemangel.

Relativer Enzymmangel (postzibale pankreatikobiliäre Asynchronie):
- Magenresektion (Billroth II),
- Whipple-Operation.

Chronische Pankreatitis

Die wichtigste Indikation für eine Behandlung mit Pankreasenzymen besteht bei der chronischen Pankreatitis mit Malabsorption von Fett, Protein und Stärke.

Dabei ist zu beachten, daß eine milde Steatorrhö oft asymptomatisch ist. Normale Stuhlgewichte schließen bei einer chronischen Pankreatitis keine Steatorrhö aus. Es existiert momentan keine generelle Empfehlung, ab welchem Grad der Malabsorption mit der *Enzymsubstitutionstherapie* begonnen werden sollte [12, 37].

Übersteigt die tägliche Stuhlfettausscheidung jedoch 15 g, sollte unbedingt eine Enzymsubstitution begonnen werden. Bei Patienten, die Durchfälle (erhöhte Stuhlgewichte) und klinische Symptome haben (Meteorismus, Flatulenz), sollte die Enzymsubstitution auch bei fehlender Steatorrhö begonnen werden.

Pankreasenzympräparate stehen in unterschiedlichen galenischen Formen zur Verfügung: Tabletten, Kapseln, Puder, Granula, Pellets und Mikrotabletten. Manche Produkte enthalten zusätzlich Gallensäuren.

Ob die zusätzliche Applikation von Gallensäuren in fixer Kombination mit pankreatinhaltigen Pankreasenzymen sinnvoll ist, erscheint höchst fraglich. Werden in der fixen Kombination Pankreasenzyme hoch dosiert, erhält der Patient damit ebenfalls große Mengen an Gallensäuren, die Durchfälle bewirken können.

Ob durch die Gabe von Gallensäuren die Reduktion der mizellaren Konzentration von Gallensäuren im Duodenum ausgeglichen wird oder ob die applizierten Gallensäuren auch im sauren Duodenalmilieu präzipitiert werden, ist nicht bekannt.

Klinische Studien haben gezeigt, daß nach Einnahme von 8 Pankreatintabletten nur 8 % der Lipaseaktivität im Duodenum zu finden waren [13, 37, 39]. Dies entspricht bei Patienten mit Pankreasinsuffizienz und Malabsorption (< 10 % Restsekretion) nur 1 % der normalerweise nach einer Mahlzeit sezernierten Menge an Lipase.

Die Enzymmenge, die im Duodenum wirksam sein soll, muß mindestens 5–10 % der Enzymmenge betragen, die nach maximaler Stimulation des Pankreas produziert wird [12, 13]. Unter der zwar nicht realistischen Annahme, daß die gesamte Enzymmenge nach oraler Applikation unverändert in das Duodenum gelangt, ist die Einnahme von 30 000 IU Lipase mit jeder Mahlzeit notwendig [12, 13, 37]. Dies entspricht etwa 5–10 g Pankreatin/Tag. Da jedoch auf der Passage vom Mund bis zum Treitz-Band 78 % der Aktivität von Trypsin und 92 % der Lipaseaktivität verlorengehen [41], erscheint es einleuchtend, daß Pankreasenzyme häufig noch höher dosiert werden müssen.

Säuregeschützte Enzympräparate sind von der Logik her sinnvoll, um die Säureinaktivierung durch die Magensäure zu umgehen und damit insbesondere die Lipase zu schützen. Als erheblich effektiver haben sie sich jedoch nicht erwiesen [15].

Eine Standarddosis kann nicht einfach angegeben werden. Der häufigste Fehler ist jedoch eine *Unterdosierung*. Eine Dosierung von 30 000 IU erscheint jedoch notwendig. Bei Nichtansprechen auf die vorgeschriebene Dosierung sollte der Patient höhere Dosen einnehmen.

Pankreaskarzinom und Pankreasresektionen

Eine pankreatogene Steatorrhö kann auch beim *Pankreaskarzinom* – insbesondere bei Lokalisation im Kopfbereich – auftreten, sowie bei Patienten mit einer *Pankreasresektion*.

Erfolgte die Resektion des Pankreas wegen Komplikationen einer chronischen Pankreatitis, ist die Ursache der behandlungsbedürftigen Pankreasinsuffizienz weniger in der operativen Maßnahme selbst zu sehen als vielmehr in der Sekretionseinschränkung des veränderten Restpankreas. Die Enzymtherapie sollte wie bei der chronischen Pankreatitis erfolgen.

Zustände nach Magenresektion

Nach *Magenresektionen* (Billroth I, Billroth II, Gastrektomie) vermag das Pankreas normal nach exogener Stimulation Enzyme zu sezernieren.
Es besteht jedoch wegen der häufig raschen Magenentleerung und raschen Dünndarmpassage der Nahrung bei vielen Patienten eine fehlende Synchronisation zwischen notwendigem Enzym- und Gallensäurenbedarf der Nahrung und tatsächlicher Enzymmenge und Gallensäurenkonzentration im Duodenum oder Jejunum (sog. *postzibale pankreatikobiliäre Asynchronie*) [2].
Dies bedeutet, daß durch unzureichende Stimulation des Dünndarms durch rasche Nahrungspassage die Pankreassekretion zu spät einsetzt und im Dünndarm dann Pankreasenzyme der Nahrung hinterherlaufen [2].
Aus diesem Grund erscheint es logisch und sinnvoll, daß Patienten mit Magenresektionen zu den Mahlzeiten Pankreasenzympräparate einnehmen sollten, wenn sie postzibale Beschwerden haben: Durchfälle, Meteorismus, Flatulenz, Bauchkrämpfe, Steatorrhö.
Patienten mit Magenresektionen sollten Enzympräparate in Granulatform oder Pulverform erhalten, damit der Wirkungseffekt nicht durch den Auflösungsmechanismus einer Kapsel verzögert wird. Das Problem der Säureinaktivierung der Lipase existiert bei Patienten mit Magenresektion nicht.

Mukoviszidose (zystische Fibrose)

95% der Patienten mit Mukoviszidose haben eine schwere und progressive Pankreasinsuffizienz. Sie ist die Hauptursache für die schwere intestinale Malabsorption und den schlechten Ernährungszustand dieser Patienten [45, 55, 57].
Die *Malabsorption von Fetten bei der Mukoviszidose* ist durch folgende Faktoren bedingt:

1. ungenügende Pankreasenzymsekretion,
2. ungenügende Bikarbonatsekretion,
3. Lipaseinaktivierung durch saures Duodenalmilieu (Folge von 2),
4. Präzipitation von Gallensäuren durch saures Duodenalmilieu (Folge von 2).

Die Pankreasenzymsubstitution hat bei Patienten mit Mukoviszidose in hoher Dosierung (30000 IU) zu den Mahlzeiten und zu Snacks zu erfolgen [43, 45, 55, 57]. Regelmäßige Kontrollen der Stuhlfettausscheidung sind notwendig, um sich vom Erfolg der Therapie zu vergewissern.
Während die quantitative Fettbestimmung im Stuhl wegen ihrer aufwendigen Technik heute kaum mehr durchgeführt wird, wird diese Methode in der Zukunft wieder häufiger eingesetzt werden, da jetzt eine schnelle, elegante und saubere Meßmethode zur Verfügung steht [58].

Seltene angeborene Erkrankungen mit Pankreasinsuffizienz

Unter dem Shwachman-Syndrom [43, 57] versteht man ein Krankheitsbild, das aus der Kombination einer exokrinen Pankreasinsuffizienz, hämatologischen Veränderungen (Neutropenie, Thrombozytopenie, Anämie), metaphysären Dysostosen, Minderwuchs und Ekzemen besteht. Das Shwachman-Syndrom ist die zweithäufigste Ursache einer Pankreasinsuffizienz bei Kindern nach der Mukoviszidose. Eine optimale Pankreasenzymtherapie ist notwendig, um die ausgeprägte Malabsorption zu beheben.

Eine weitere seltene Erkrankung mit kongenitaler Malabsorption im Kindesalter, bedingt durch eine Pankreasinsuffizienz, stellt das *Johanson-Blizzard-Syndrom* dar: Aplasie der Nasenflügel, Taubheit, Hypothyreoidismus, Zwergwuchs, Fehlen der bleibenden Zähne [43].

An *isolierten Enzymdefekten* des exokrinen Pankreas sind beschrieben worden:
- angeborener Lipasemangel,
- angeborener Kolipasemangel,
- angeborener Trypsinmangel,
- angeborener Amylasemangel,
- angeborener Enterokinasemangel [43, 57].

Insbesondere beim *isolierten Lipasemangel* ist eine Pankreasenzymsubstitution notwendig, wenngleich nicht sehr erfolgreich. Eine Substitution der Nahrungsfette durch mittelkettige Triglyzeride (MCT-Fette) ist notwendig.

Hämochromatose – Kwashiorkor

Bei der *Hämochromatose* ist häufig neben der Leber auch das Pankreas betroffen. Im Vordergrund steht die endokrine Insuffizienz („Bronzediabetes"); gelegentlich kann aber auch eine exokrine Insuffizienz des Pankreas vorkommen. In diesem Falle ist eine Enzymtherapie indiziert.

Kwashiorkor ist eine Erkrankung in Entwicklungsländern mit einer diffusen Reduktion der Dünndarmzotten und Atrophie des Pankreas, die eine exokrine Pankreasinsuffizienz bedingt. Die Erkrankung ist durch Proteinmangel zu erklären. Neben einer proteinreichen Kost sind zur Optimierung der Resorption Pankreasenzyme therapeutisch indiziert.

Wie sollten Pankreasenzyme eingenommen werden?

Nach den Untersuchungen von DiMagno et al. [16] war die einmalige Einnahme der Enzyme (8 Tbl. Viokase) zu den Mahlzeiten ebenso effektiv wie die stündliche Einnahme der Enzyme (2 Tbl. Viokase).

Um die Säureinaktivierung im Magen zu vermeiden, sollte man den Patienten anhalten, ein Viertel der Dosis der Enzympräparate kurz nach Beginn, die Hälfte der Dosis während des Essens und ein Viertel der Dosis nach dem Essen einzunehmen [15].

Therapiekontrolle

Die meisten Patienten mit chronischer Pankreatitis und Malabsorption werden erfolgreich auf eine Enzymsubstitutionstherapie ansprechen: Gewichtszunahme, Sistieren der Durchfälle, Normalisierung der Stuhlgewichte, Sistieren des Meteorismus, der Flatulenz und abdomineller Schmerzen.

Die erhöhte Stickstoffausscheidung (Azotorrhö) läßt sich leichter als die Fettausscheidung (Steatorrhö) beeinflussen [16]. Eine effektive Enzymsubstitution sollte sich nicht allein an den klinischen Parametern orientieren, sie sollte auch durch eine Fettbestimmung im Stuhl objektiviert werden. Eine eindeutige pankreatogene Steatorrhö kann durchaus auch mit normalen Stuhlgewichten einhergehen.

Bei einem Nichtansprechen einer Pankreasenzymsubstitutionstherapie ist an verschiedene Ursachen zu denken.

Am ehesten kommt eine falsche Diagnose in Betracht. In zweiter Linie sollte man an andere Erkrankungen – insbesondere des Dünndarms – denken, die mit einem Malabsorptionssyndrom einhergehen können.

Beachtet sollte auch der Zeitpunkt der Enzymeinnahme zu den Mahlzeiten werden. Bei Therapieversagen ist daran zu denken, ein Präparat mit höherer Enzymkonzentration oder anderer Galenik zu wählen.

Schließlich ist an die Säureinaktivierung der Enzympräparation zu denken. Um dies auszutesten, ist eine zusätzliche Therapie mit einem H_2-Blocker (Ranitidin, Nizatidin, Roxatidin) oder Omeprazol zu erwägen.

Zu beachten ist bei der Enzymtherapie, daß sich der *Insulinbedarf* des Patienten mit chronischer Pankreatitis und Diabetes verändern kann.

Bei Optimierung der Resorption unter einer effektiven Enzymtherapie verliert der Patient weniger Kalorien mit dem Stuhl und mehr Nahrungsstoffe werden schneller und effektiver resorbiert, so daß der Insulinbedarf in der Regel unter einer Enzymtherapie höher liegen wird als vorher.

Mögliche Verbesserungen der Pankreasenzymtherapie

Das kritische Enzym bei einer Pankreasenzymsubstitution ist die *Lipase,* die auf ihrem Weg durch den Magen einen erheblichen Verlust an Aktivität erleidet. Hauptanforderungen an ein Präparat für eine optimale Pankreasenzymsubstitution sind:

- ausreichende Menge an Lipase:
  > 28 000–30 000 IE pro Mahlzeit;

- nahrungssimultane Passage durch den Magen in das Duodenum;

- Schutz vor Säureinaktivierung;

- niedriger Gehalt an Proteasen?

Um die Menge an Lipase im Duodenum zu steigern, wäre es deshalb notwendig, höhere Pankreatinmengen zu verabreichen. Damit Pankreatinpräparate jedoch einen hohen Gehalt an Proteasen enthalten, die ihrerseits ebenfalls die Lipase inaktivieren können, erscheint eine Dosiserhöhung fraglich [15].

Es muß erreicht werden, daß die Lipase die Inaktivierung durch Säure und Proteasen überlebt und zeitgleich mit der Nahrung den Magen verläßt.

Es wäre zu wünschen, daß in der Zukunft Pankreasenzympräparate einen höheren Anteil an Lipase im Vergleich zu Proteasen haben sollten. Bisherige Versuche mit Pilzlipasen waren nicht sehr erfolgreich; der optimale pH-Wert für diese Lipasen liegt bei 4, zudem werden die Pilzlipasen durch Gallensäuren inaktiviert.

Um Lipase vor Säureinaktivierung zu schützen, wurden galenische Präparationen entwickelt, die die Enzyme erst bei einem pH-Wert > 5 freisetzen. Hierbei ist es jedoch nicht klar gesichert, ob die Präparationen mit säurestabiler Kapsel in gleichem Maße aus dem Magen freigesetzt werden wie die Mahlzeit selbst [46]. Es könnte bei der Pufferwirkung der Nahrung im Magen dazu kommen, daß sich die Kapseln der Granula schon im Magen auflösen und Lipase freisetzen, die dann zu einer späteren Phase im Magen doch bei einem pH-Wert < 4 noch inaktiviert wird.

Ein weiteres Problem ist es, eine Galenik zu finden, die die Lipase vor der Säureinaktivierung schützt, aber gleichzeitig mit der Nahrung den Magen verläßt. Hier liegt ein Unsicherheitsfaktor vor. Partikel von > 1,4 mm werden im Magen retiniert. Unklar ist jedoch noch, wie klein die Partikel sein müssen, um sich nahrungsgerecht mit flüssigen und festen Nahrungsbestandteilen zu entleeren [46]. Eine Verbesserung zu einer ausreichenden nahrungsgerechten Lipasemenge im Duodenum könnte in der Gabe von Granula unterschiedlicher Größe bestehen.

Pankreasenzyme zur Schmerztherapie bei chronischer Pankreatitis?

1983 berichtete die Arbeitsgruppe von Ihse [30] erstmals über eine erfolgreiche Schmerztherapie mit einem Pankreasenzympräparat bei Patienten mit chronischer Pankreatitis. Die pathophysiologische Grundlage für die Enzymsubstitution bildet das Konzept der Regulation der Pankreassekretion durch Rückkopplung (Feedbackregulation; [1, 21, 27, 28]).

Nach dieser Hypothese hemmen die normalerweise in das Duodenum sezernierten Proteasen über einen Feedbackmechanismus die Pankreassekretion. Nimmt bei einer Pankreasinsuffizienz die Menge der sezernierten Enzyme ab, so kommt durch fehlende Rückkopplung eine ständige Stimulation der Sekretion mit erhöhtem Sekretionsdruck in Gang, der für die Auslösung der Schmerzen verantwortlich gemacht wurde.

Es gibt zahlreiche Hinweise dafür, daß diese Feedbackregulation tatsächlich besteht [1, 21, 28, 29]. Tatsächlich konnte nachgewiesen werden, daß die intestinale Gabe von Trypsin oder Chymotrypsin die Enzymsekretion des Pankreas reduzierte [44, 50, 56].

3 Placebokontrollierte Doppelblindstudien zeigten einen günstigen Therapieeffekt [30, 52, 56], der jedoch meist nur bei leichter Pankreatitis, jedoch nicht bei alkoholisch bedingter Pankreatitis mit schwerer Schmerzsymptomatik nachzuweisen war. Pankreasenzyme bewirkten in den oben genannten Studien einen günstigen Einfluß auf die Schmerzsymptomatik bei 73 % (36 von 49) der Patienten mit chronischer Pankreatitis. Eine neue Studie von Mössner et al. [47] zeigte jedoch, daß die Gabe von Pankreasenzymen nicht zu einer Reduktion der Schmerzsymptomatik bei Patienten mit chronischer Pankreatitis führte.

Es scheint momentan deshalb noch nicht gerechtfertigt, eine Schmerztherapie mit hohen Dosen von üblichen Pankreasenzympräparaten bei Patienten mit chronischer Pankreatitis durchzuführen. Ob Präparate mit einem hohen Anteil an Proteasen wirksamer sind als die bisherigen Präparate, bleibt offen und sollte untersucht werden.

Literatur

1. Adler G (1988) Enzymsubstitution zur Behandlung der Schmerzen bei chronischer Pankreatitis. Bedeutung der Feedback-Regulation für die Pankreassekretion. Dtsch Med Wochenschr 113:1075–1079
2. Becker HD, Caspary WF (1980) Postvagotomy and postgastrectomy syndromes. Springer, Berlin Heidelberg New York
3. Boivin M, Lanspa SJ, Zinsmeister AR, Go VLW, DiMagno EP (1990) Are diets associated with different rates of human interdigestive and postprandial pancreatic secretion? Gastroenterology 99:1763–1771
4. Brunner H, Northfield TC, Hofmann AF, Go VLW, Summerskill WHJ (1974) Gastric emptying and secretion of bile acids, cholesterol, and pancreatic enzymes during digestion. Duodenal perfusion studies in healthy subjects. Mayo Clin Proc 49:851–860
5. Caspary WF (1983) Resorption von Oxalsäure und intestinale Hyperoxalurie. In: Caspary WF (Hrsg) Handbuch der Inneren Medizin, Dünndarm, Band 3/3A. Springer, Berlin Heidelberg New York, S 298–308
6. Caspary WF (1984) Stärkeblocker als Schlankmacher? Med Klin 79:236–238
7. Caspary WF (1986) Diarrhoea associated with carbohydrate malabsorption. Clin Gastroenterol 15:631–655
8. Caspary WF (1987) Pathophysiologie von Malassimilationssyndromen. In: Caspary WF (Hrsg) Struktur und Funktion des Dünndarms. Excerpta Medica, Amsterdam, S 143–163
9. Chen W-L, Morishita R, Eguchi T (1989) Clinical usefulness of dual-labeled Schilling test for pancreatic exocrine function. Gastroenterology 96:1337–1341
10. Chung JB, Tohno H, Sarr MG, DiMagno EP (1990) Gastric emptying (GE) of carbohydrate (CHO), fast (F) and protein (P) and secretion of each nutrient's specific hydrolytic enzyme in dogs. Pancreas 5:702
11. Cole SG, Rossi S, Stern A, Hofmann AF (1987) Cholesteryl octanoate breath test. Gastroentereology 93:1372–1375
12. DiMagno EP (1989) Medical treatment of pancreatic insufficiency. Mayo Clin Proc 54:435–442
13. DiMagno EP (1991) Patterns of human exocrine pancreatic secretion and fate of human pancreatic enzymes during aboral transit. In: Lankisch PG (ed) Pancreatic

enzymes in health and disease. Springer, Berlin Heidelberg New York Tokyo, pp 1–10

14. DiMagno EP (1991) Tests of gastric and exocrine pancreatic function and absorption. In: Yamada T (ed) Textbook of Gastroenterology. Lippincott, Philadelphia, pp 2561–2575

15. DiMagno EP (1991) Future aspects of enzyme replacement therapy. In: Lankisch PG (ed) Pancreatic enzymes in health and disease. Springer, Berlin Heidelberg New York Tokyo, pp 209–214

16. DiMagno EP, Go VLW, Summerskill WHJ (1973) Relations between pancreatic enzyme outputs and malabsorption in severe pancreatic insufficiency. N Engl J Med 288:813–815

17. DiMagno EP, Hendricks JC, Go VLW, Dozois RR (1979) Relations among canine fasting pancreatic and biliary secretions, pancreatic duct pressure and duodenal phase III motor activity – Boldyref revisted. Dig Dis Sci 24:689–693

18. DiMagno EP, Malagelada J-R, Go VLW, Moertel CG (1977) Fate of orally ingested enzymes in pancreatic insufficiency: comparison of two dosage schedules. N Engl J Med 296:1318–1322

19. Domschke S, Heptner G, Kolb S, Sailer D, Schneider MU, Domschke W (1986) Decrease in plasma amino acid level after secretin and pancreozymin as an indicator of exocrine pancreatic function. Gastroentereology 90:1031–1038

20. Elsenhans B, Caspary WF (1983) Resorption von Eiweiß. In: Caspary WF (Hrsg) Handbuch der Inneren Medizin, Dünndarm, Band 3/3A. Springer, Berlin Heidelberg New York, S 157–170

21. Fölsch UR (1989) Pankreasenzympräparate zur Schmerztherapie bei chronischer Pankreatitis. Dtsch Ärztebl 86:792–793

22. Gangl A (1983) Resorption von Triglyceriden und fettlöslichen Vitaminen (außer Vitamin D). In: Caspary WF (Hrsg) Handbuch der Inneren Medizin, Dünndarm, Band 3/3A. Springer, Berlin Heidelberg New York, S 179–215

23. Graham DY (1982) Pancreatic enzyme replacement. The effect of antacids or cimetidine. Dig Dis Sci 27:485–490

24. Gullo L, Pezzili R, Ventrucci M (1989) Cerulein-induced plasma amino acid decrease: a simple, sensitive, and specific test for pancreatic function. Pancreas 4:619

25. Hiele M, Ghoos Y, Rutgeerts P, Vantrappen G (1989) Starch digestion in normal subjects and patients with pancreatic disease, using a $^{13}CO_2$ breath test. Gastroentereology 96:503–509

26. Holgate AM, Read NW (1985) Effect of ileal infusion of intralipid on gastrointestinal transit, ileal flow rate, and carbohydrate absorption in humans after ingestion of a liquid meal. Gastroentereology 88:1005–1011

27. Ihse I (1990) Pancreatic pain causes, diagnosis, and treatment. Acta Chir Scand:257–321

28. Ihse I (1991) Treatment of pain in chronic pancreatitis with pancreatic enzymes. In: Lankisch PG (ed) Pancreatic enzymes in health and disease. Springer, Berlin Heidelberg New York Tokyo, pp 89–94

29. Ihse I, Lilja P, Lundqvist K (1977) Feedback regulation of pancreatic enzyme secretion by intestinal trypsin in man. Digestion 15:303–308

30. Isacksson G, Ihse I (1983) Pain reduction by an oral pancreatic enzyme preparation in chronic pancreatitis. Dig Dis Sci 28:97–102

31. Kelleher J (1981) Nutritional status in chronic pancreatic steatorrhea. In: Mitchell CJ, Kelleher J (eds) Pancreatic Disease in Clinical Practice. Pitman, London, pp 257–266

32. Kerlin P, Wong L, Capra S (1984) Rice flour, breath hydrogen, and malabsorption. Gastroentereology 87:578–585

33. Lankisch PG (1982) Progress report: exocrine pancreatic function tests. Gut 23:777–780

34. Lankisch PG (1984) Secretin test or secretin-CCK test – gold standard in pancreatic function testing? In: Gyr KE, Singer MV, Sarles H (eds) Pancreatitis – concepts and classification. Excerpta Medica, Amsterdam New York Oxford, pp 247–252

35. Lankisch PG (1985) Die chronische Pankreatitis. Neue Aspekte der Ätiologie, Diagnostik und Therapie. Internist Welt 7:201–210
36. Lankisch PH (1989) Exokrine Pankreasinsuffizienz: rationale und rationelle Funktionsdiagnostik. Dtsch Med Wochenschr 114:715–717
37. Lankisch PG (1991) Differential treatment of exocrine pancreatic insufficiency in chronic pancreatitis. In: Lankisch PG (ed) Pancreatic enzymes in health and disease. Springer, Berlin Heidelberg New York Tokyo, pp 191–208
38. Lankisch PG, Brauneis J, Otto J, Göke B (1986) Pancreolauryl and NBT-PABA tests. Are serum tests more practicable alternatives to urine tests in the diagnosis of exocrine pancreatic insufficiency? Gastroentereology 90:350–354
39. Lankisch PG, Lembcke B, Wemken G, Creutzfeldt W (1986) Functional reserve capacity of the exocrine pancreas. Digestion 35:175–181
40. Lankisch PG, Otto J, Brauneis J, Hilgers R, Lembcke B (1988) Detection of pancreatic steatorrhea by oral pancreatic function tests. Dig Dis Sci 33:1233–1236
41. Layer P, Go VLW, DiMagno EP (1986) Fate of pancreatic enzymes during small intestinal aboral transit in humans. Am J Physiol 251:G 475–G 480
42. Lembcke B, Stein J (1991) Vitamin deficiency in chronic pancreatitis: assessment and treatment. In: Lankisch PG (ed) Pancreatic enzymes in health and disease. Springer, Berlin Heidelberg New York Tokyo, pp 155–165
43. Liddle RA (1991) Congenital and hereditary diseases of the pancreas. In: Yamada T (ed) Textbook of gastroenterology. Lippincott, Philadelphia, pp 1937–1951
44. Liener JE, Goodale RL, Doshmukh A et al. (1988) Effect of a trypsin inhibitor from soya-beans (Bowman-Birk) on the secretory activity of the human pancreas. Gastroentereology 94:419–427
45. Littlewood JM (1991) Pancreatic enzymes in cystic fibrosis. In: Lankisch PG (ed) Pancreatic enzymes in health and disease. Springer, Berlin Heidelberg New York Tokyo, pp 178–189
46. Meyer JH (1991) Delivery of pancreatin in microsphere preparations: transit, timing, and physiological needs. In: Lankisch PG (ed) Pancreatic enzymes in health and disease. Springer, Berlin Heidelberg New York Tokyo, pp 71–88
47. Mössner J, Secknus R, Meyer J, Niederau C, Adler G (1991) Schmerzbehandlung der chronischen Pankreatitis mit Pankreasenzym. Ergebnisse einer Multizenter-Studie. Z Gastroentereologie 29:483 (abstr)
48. Mundlos S, Kühnelt P, Adler G (1991) Monitoring enzyme replacement treatment in exocrine pancreatic insufficiency using the cholesteryl octanoate breath test. Gut 31:1324–1328
49. Newcomer AD, Hofmann AF, DiMagno EP, Thomas PJ, Carlson GL (1979) Triolein breath test: a sensitive and specific test for fat malabsorption. Gastroentereology 76:6–11
50. Owyang C, Louie D, Tatum D (1986) Feedback regulation of pancreatic enzyme secretion. J Clin Invest 77:2042–2047
51. Patel VP, Jain NK, Agarwal N, Gee Varghese PJ, Pitchumoni CS (1986) Comparison of benturomide test and rice flour breath hydrogen test in the detection of exocrine pancreatic insufficiency. Pancreas 1:172
52. Ramo DJ, Puolakkainen PA, Seppalo K (1989) Self-administration of enzyme substitution in the treatment of exocrine pancreatic insufficiency. Scand J Gastroenterol 24:688
53. Reagan PT, Malagelada J-R, DiMagno EP, Go VLW (1977) Comparative effects of antacids, cimetidine and enteric coating on the therapeutic response to oral enzymes in severe pancreatic insufficiency. N Engl J Med 297:854–858
54. Reagan PT, Malagelada J-R, DiMagno EP, Go VLW (1979) Reduced intraluminal bile acid concentration and fat maldigestion in pancreatic insufficiency: correction by treatment. Gastroentereology 77:285–289
55. Roy CC, Weber AM, Lapage G, Smith L, Levy E (1988) Digestive and absorptive phase anomalies associated with the exocrine pancreatic insufficiency of cystic fibrosis. J Pediatr Gastroenterol Nutr 7 [Suppl 1]:S 1–S 7

56. Slaff J, Jacobson D, Tillman CR, Curington C, Toskes P (1984) Protease-specific suppression of exocrine pancreatic secretion. Gastroentereology 87:44–52
57. Stafford RJ, Grand RJ (1982) Hereditary disease of the exocrine pancreas. Clin Gastroenterol 11:141–170
58. Stein J, Bienek U, Lembcke B (1991) Infrarotspektroskopische Stuhlfettbestimmung: Vergleich mit der van-de-Kamer-Methode. Z Gastroenterologie 29:506 (abstr)
59. Sziegoleit A, Linder D (1991) Die menschliche Pankreaselastase 1. Biochemische und klinische Aspekte. Med Welt 42:682–684
60. Thiruvengadam R, DiMagno EP (1988) Inactivation of human lipase by proteases. Am J Physiol 255:G 476–G 481
61. Toskes PP (1980) Current concepts of cobalamin (vitamin B_{12}) absorption and malabsorption. J Clin Gastroenterol 2:287–297
62. van de Kamer JH, ten Bokkel Huinink H, Weijers HA (1949) Rapid method for determination of fat in feces. J Biol Chem 177:347–349
63. Vantrappen GR, Peeters TL, Janssens J (1979) The secretory component of the interdigestive migrating motor complex in man. Scand J Gastroenterol 14:663–667
64. Vantrappen GR, Rutgeerts PJ, Ghoos YF, Hiele MI (1989) Mixed triglyceride breath test: a noninvasive test of pancreatic lipase activity in the duodenum. Gastroenterology 96:1126–1134
65. Vuoristo M, Väänänen H, Miettinen TA (1992) Cholesterol malabsorption in pancreatic insufficiency: effect of enzyme substitution. Gastroentereology 102:647–655

Funktionelle Dyspepsie

G. Lux, U. Stabenow-Lohbauer

Funktionelle gastrointestinale Beschwerden umfassen eine Reihe von Syndromen, wie das irritable Darmsyndrom (IDS), die funktionelle Dyspepsie, nichtkardiale Thoraxschmerzen (NCCP), biliäre Dyskinesien und die gastroösophageale Refluxkrankheit der Speiseröhre (GÖR; Abb. 1). Oberbauchbeschwerden bilden für etwa 5 % der Bevölkerung die Ursache einer Arztkonsultation; bei einem Drittel dieser Patienten wird eine organische Ursache der Beschwerden gefunden (Jones 1990). Unter dem Begriff funktionelle Dyspepsie werden Beschwerden zusammengefaßt, die vom Arzt auf den Oberbauch bezogen werden (Müller-Lissner 1992), ohne daß organische, neurologische, endokrine oder psychiatrische Ursachen zugrunde liegen:

- persistierende/rezidivierende Oberbauchbeschwerden/-schmerzen > 4 Wochen (> 25 % der Zeit);
- keine klinisch, laborchemisch, oder endoskopisch nachweisbaren Ursachen;
- keine wesentlichen Voroperationen;
- keine Ulkusanamnese!

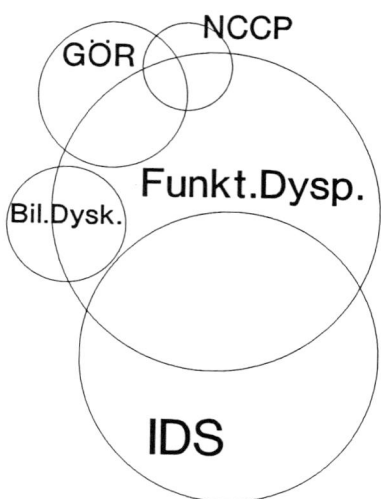

Abb. 1. Gastrointestinale Funktionsbeschwerden. *Funkt. Dysp.* funktionelle Dyspepsie; *NCCP* nichtkardiale Thoraxschmerzen; *GÖR* gastroösophageale Refluxkrankheit; *Bil. Dysk.* biliäre Dyskinesie; *IDS* irritables Darmsyndrom

Ikterus, Blutung oder Dysphagie zählen nicht zur funktionellen Dyspepsie. Während bei der akuten Dyspepsie sehr häufig die Ursache der Störung erkenntlich ist, bedarf die chronische, d.h. mehrere Wochen anhaltende Dyspepsie einer gezielten, rationalen und rationellen Diagnostik. Der Begriff funktionelle Dyspepsie scheint derzeit dem Krankheitsbild am ehesten gerecht zu werden. Frühere Bezeichnungen wie Non-ulcer-Dyspepsie, Reizgastritis, Reizmagen oder Hyperazidität rückten jeweils einen einzelnen Begriff wie die Gastritis, den Magen oder die Säuresekretion zu sehr in den Mittelpunkt und implizieren damit ein bestimmtes, keinesfalls bewiesenes pathogenetisches Geschehen.

Symptome

Die funktionelle Dyspepsie ist durch Symptome gekennzeichnet, die sich im Oberbauch lokalisieren und zum Teil, jedoch nicht ausschließlich, im Zusammenhang mit der Nahrungsaufnahme auftreten: epigastrischer Schmerz, Oberbauchbeschwerden, die nicht Schmerzqualität erreichen, jedoch mit einem Gefühl des Unwohlseins einhergehen, das Gefühl der vorzeitigen Sättigung, das den Patienten daran hindern kann, eine volle normale Mahlzeit zu sich zu nehmen, Übelkeit, die sich bis zum Erbrechen steigern kann, Aufstoßen und Völlegefühl.

Symptome:
- abdominelle Schmerzen
- Oberbauchbeschwerden
- frühzeitige Sättigung
- postprandiales Völlegefühl
- Übelkeit
- Aufstoßen
- Erbrechen
- Völlegefühl im Oberbauch

In früheren Klassifikationen war noch Sodbrennen enthalten: Als alleiniges, das Krankheitsbild wesentlich charakterisierendes Symptom ist retrosternales Brennen jedoch nahezu pathognomonisch für die gastroösophageale Refluxkrankheit der Speiseröhre, die ein eigenständiges und im Pathomechanismus geklärtes Krankheitsbild darstellt (Klauser 1990).

Die symptomenbezogene Einteilung der funktionellen Dyspepsie in die Untergruppen Ulkustyp (Nüchternschmerz, Besserung nach Nahrungsaufnahme), Motilitätstyp (postprandiales Völlegefühl, vorzeitige Sättigung, Übelkeit, Erbrechen) oder Aerophagietyp (häufiges Aufstoßen von Luft) erscheint zunächst logisch (Colin-Jones 1988).

Funktionelle Dyspepsie:
Unterteilung nach Symptomen, nicht nach Ätiopathogenese, nicht nach Differential-
therapie!
 − Dysmotilitätstyp,
 − Ulkustyp (Refluxtyp? Aerophagietyp?),
 − essentielle Dyspepsie.

Da allerdings auch hier wieder jeweils ein bestimmtes pathogenetisches Prinzip unbewiesen impliziert wird, sollte auch von dieser Einteilung abgesehen werden. Weiterhin legt diese Einteilung nahe, daß bestimmte Therapieformen bei den einzelnen Subtypen der funktionellen Dyspepsie besonders wirksam sein könnten, wie z. B. Prokinetika beim Motilitätstyp oder Säureblocker bzw. Säurebonder beim Ulkustyp. Für letzteren Schluß fehlen bislang in den Studien jegliche Beweise.

Pathogenese

In der Pathogenese der funktionellen Dyspepsie gibt es derzeit keine einheitlichen, für das gesamte Krankheitsbild als Ursache bewiesenen Störungen. In einzelnen Untersuchungsreihen wurden jeweils bestimmte Faktoren gezielt untersucht und für bestimmte Gruppen von Patienten mehr oder weniger wahrscheinlich gemacht.

Motilität

Eine Reihe von Motilitätsparametern wurden bei Patienten mit funktioneller Dyspepsie untersucht und weisen in einigen Studien jeweils Veränderungen auf:

1. a) antrale postprandiale Hypomotilität
   b) intestinale Motilitätsstörung
2. Vagale Denervierung
3. Erhöhte Dehnungsperzeption
4. Neurohormonelle Dysregulation
5. Tachygastrie

Die antrale postprandiale Hypomotilität konnte erstmals von Rees 1980 nachgewiesen werden und gilt derzeit als der am häufigsten zitierte Pathomechanismus. Malagelada fand 1985 bei etwa zwei Drittel der Patienten mit funktioneller Dyspepsie Motilitätsstörungen, vorwiegend im Sinne der postprandialen antralen Hypomotilität, aber auch als duodenale oder gastroduodenale Motilitätsstörungen. Gerade Malagelada weist in seiner Arbeit auf die nicht bewiesene Kausalität zwischen Symptomenbild und Motilitätsstörungen hin. Überdies stellt die postprandiale antrale Hypomotilität keine spezifische Störung der funktionellen Dyspepsie dar, sondern findet sich auch bei anderen Krankheitsbildern wie Diabetes mellitus, Ulcus-duodeni-Leiden, Amyloidose, Sklerodermie, Anorexia nervosa oder bei vagotomierten Patienten.

Mearin (1991) aus der Arbeitsgruppe um Malagelada hat jüngst auf die Bedeutung der Perzeption gastraler Dehnung bei der Entstehung funktioneller Dyspepsiesymptome hingewiesen. Dabei spielen Interaktionen zwischen zentralem Nervensystem und Magen-Darm-Trakt eine wesentliche Rolle. Im Rahmen der Untersuchungsreihe wurden Schmerzperzeption und Tonusveränderungen der Magenwand während gastraler Dehnung und unter Kältestreß gemessen. Die Untersuchungen an Patienten mit funktioneller Dyspepsie und Normalprobanden zeigten in beiden Gruppen keine Unterschiede in der Compliance des Magens. Die isobare Magenwanddilation erzeugte jedoch signifikant größere Beschwerden bei Patienten mit funktioneller Dyspepsie. Die Schmerzschwelle an der Haut gegenüber Kälte zeigte in beiden Gruppen keine Unterschiede, so daß die Patienten mit funktioneller Dyspepsie nicht einfach als „empfindlicher" bezeichnet werden können. Greydanus fand 1991 eine ebenfalls erniedrigte Perzeptionsschwelle bei Dehnung des Jejunums, wobei noch zusätzlich neurohormonelle Dysregulationen gastrointestinaler Peptide (pankreatisches Polypeptid, Neurotensin) als mögliche Teilursachen der funktionellen Dyspepsie wahrscheinlich gemacht werden konnten.

Magensäuresekretion

Als weitere Ursache der funktionellen Dyspepsie wird eine erhöhte Magensäuresekretion diskutiert. Vergleichende Untersuchungen haben jedoch keine erhöhte Säureproduktion bei dieser Patientengruppe nachweisen können (Nyren 1987; Collen 1989). Auch die Perfusion von Magen und Duodenum mit Säure führte bei Patienten mit funktioneller Dyspepsie nicht zur Auslösung von krankheitstypischen Beschwerden (George 1991). Dies schließt aber nicht aus, daß nicht bei einer Untergruppe der Patienten eine erhöhte Magensäureproduktion in Zusammenhang mit den Beschwerden der funktionellen Dyspepsie gebracht werden kann.

Helicobacter-pylori-Infektion

Eine Infektion der Antrumschleimhaut mit Helicobacter pylori (H.p.) wird anhand bioptischer und serologischer Untersuchung bei 30–60 % aller 50jährigen in den westlichen Industrienationen vermutet:

> – H.p. häufig bei funktioneller Dyspepsie (30–60 %), aber Gastritis und H.p. auch ohne Symptome;
> – H.p. im Alter häufiger;
> – H.p.-Positivität ohne spezifische Symptome.
> – In den meisten Studien kein Zusammenhang zwischen Symptomen einer funktionellen Dyspepsie und H.p.

In den meisten Untersuchungen fand sich kein Unterschied in den Symptomen bei Patienten mit funktioneller Dyspepsie mit und ohne Infektion mit H. pylori (Lofeld 1988; Börsch 1988; Sobala 1990). Nach bislang nicht publizierten Ergebnissen von Stadelmann scheint eine Korrelation zu bestehen zwischen dem Schweregrad der Infektion von H. pylori und Oberbauchbeschwerden.

Andererseits ist seit Warren bekannt, daß die akute Infektion mit H. pylori durchaus mit Oberbauchbeschwerden einhergehen kann. Passend hierzu sind Ergebnisse von Personnet et al. (1992): Es wurden Untersuchungen und retrospektive Befragungen an Normalprobanden durchgeführt, von denen Serumproben von vor über 10 Jahren zur Verfügung standen. Hier konnte ebenfalls kein Zusammenhang zwischen den Beschwerden der funktionellen Dyspepsie und einer Infektion mit H. pylori erbracht werden. Die Ergebnisse sprechen jedoch dafür, daß die akute Infektion – angezeigt durch Neuauftreten von Antikörpern gegen H. pylori im Serum – mit Dyspepsiesymptomen einhergehen kann. Somit kann davon ausgegangen werden, daß eine H.-pylori-Infektion bei der Mehrzahl der Patienten keine ätiopathogenetische Bedeutung in der Entstehung der funktionellen Dyspepsie besitzt. Eine Ausnahme könnten solche mit einer akuten oder sehr ausgeprägten Infektion bilden.

> **Heliobacter pylori (H.p.)**
> H.p.-Positivität als Ursache von Symptomen diskutiert bei:
> – „aktiver" Gastritis (Toukan 1985),
> – ausgeprägter H.p.-Besiedelung (Stadelmann 1992);
> H.p.-Elimination mit Besserung der Symptome (McNulty 1986; Rokkas 1988; Borody 1987; Lambert 1989; Loffeld 1989).
> H.p.-Positivität assoziiert mit dem Ulkustyp der funktionellen Dyspepsie (Deltentre et al. 1989) oder Völlegefühl (Rokkas et al. 1987), in den meisten Studien jedoch kein Zusammenhang!
> (Vgl. Loffeld et al. 1988; Börsch et al. 1988; Sobala et al. 1990).

Gallenwegsdyskinesien

Selten werden in der Ätiopathogenese der funktionellen Dyspepsie sog. Gallenwegsdyskinesien diskutiert. Noch am besten definiert ist die seltene Sphinkter-Oddi-Dysfunktion (SOD; Geenen 1989), die nur bei manometrischem Nachweis eines erhöhten Sphinkter-Oddi-Drucks oder einer szintigraphisch nachgewiesenen Entleerungsverzögerung der Gallenwege angenommen werden darf. Noch keine Untersuchungen gibt es über Perzeptionsstörungen der Gallenwege, analog zu den zitierten Untersuchungen am Magen.

Nahrungsmittelintoleranzen, Medikamentennebenwirkungen und Kohlenhydratintoleranzen (Laktoseintoleranz, Fruktoseintoleranz) können mit dyspeptischen Beschwerden einhergehen, meist wird jedoch der im Vordergrund stehende Meteorismus auf die Diagnose hinweisen. Arzneimittelnebenwirkungen sollten als Ursache von Oberbauchbeschwerden immer in Betracht gezogen werden. Im Zweifelsfall können Auslaßversuche oder Änderung der Applikationsform (oral zu rektal) oder Änderung des Wirkprinzips (Kalziumantagonisten gegen ACE-Hemmer) entsprechende Hinweise ergeben. Besonders muß bei Antirheumatika, Kalziumantagonisten, Anticholinergika, Parkinsonmedikamenten oder Antiarrhythmika mit gastrointestinalen Nebenwirkungen gerechnet werden.

Psychische Ursachen

Häufig wird die Frage gestellt, ob nicht eine bestimmte Persönlichkeitsstruktur zum Auftreten von Dyspepsiesymptomen prädisponiert. Sicher sind Patienten mit funktionellen gastrointestinalen Beschwerden nicht „schmerzempfindlicher", wie Untersuchungen bei Patienten mit irritablem Darm und funktioneller Dyspepsie gezeigt haben. Streß kann eine Reihe von Funktionsstörungen, wie z. B. eine postprandiale antrale Hypomotilität, induzieren, ohne daß dabei allerdings entsprechende Beschwerden signifikant ausgelöst oder bei Dyspepsiepatienten verstärkt werden. Schließlich hat sich zwar gezeigt, daß Dyspepsiepatienten bestimmte Merkmale wie Angst, Depression oder Neigung zum Pessimismus vermehrt aufweisen, die Unterschiede zur Normalbevölkerung sind jedoch zu wenig ausgeprägt, um von einer führenden Rolle dieser psychischen Auffälligkeiten in der Entstehung der funktionellen Dyspepsie sprechen zu können (Talley 1986).

Praktisches Vorgehen – Diagnostik und probatorische Therapie

Akut aufgetretene dyspeptische Beschwerden werden zunächst symptomatisch behandelt. Die Frage der weiteren Diagnostik erhebt sich bei chronischen, d. h. mehrere Wochen anhaltenden Problemen.

Wenn symptomatische Therapie ohne Erfolg:
- Anamnese (Nahrungsmittelintoleranz/-allergie),
- klinische Untersuchung,
- Ösophagogastroduodenoskopie,
- Sonographie,
- Labor (BKS, BB, γ-GT),
- evtl. H_2-Test.

Das praktische Vorgehen beinhaltet aus ökonomischen Gründen zumeist simultan eine probatorische Therapie und Diagnostik. Symptome wie Ikterus, gastrointestinale Blutung, ungewollter signifikanter Gewichtsverlust, Fieber, Dysphagie oder ausgeprägtes Krankheitsgefühl sind mit der Diagnose einer funktionellen Dyspepsie nicht zu vereinbaren. Wichtig ist weiterhin die Dauer der Anamnese: Bei seit Jahren intermittierenden gleichartigen Beschwerden ist eine funktionelle Ursache wahrscheinlicher als bei erstmalig aufgetretenen Schmerzen oder bei Beschwerden, die sich in ihrem Charakter geändert haben. Bei der Anamneseerhebung ist besonderer Wert zu legen auf Art und Häufigkeit der Beschwerden, auslösende Faktoren wie Medikamente, Alkohol, Nikotin oder Nahrungsmittel und Streßsituationen. Keinesfalls unterlassen werden darf eine genaue körperliche Untersuchung, um Hinweise auf Allgemeinerkrankungen, Hepatopathien, Lymphome oder palpable intraabdominelle Tumoren nicht zu übersehen. Folgende Laboruntersuchungen erscheinen als Basisuntersuchung sinnvoll: Hämoglobin, Leukozyten, Blutkörperchensenkungsgeschwindigkeit (alternativ C-reaktives Protein), alkalische Phosphatase, Transaminasen, Serumamylase und Urinstatus (Müller-Lissner 1992). Eine probatorische Therapie ist erlaubt und indiziert, wenn sich keine Hinweise auf organische Ursachen finden. Sie sollte nach den unten aufgeführten Richtlinien als regelmäßige Therapie, d. h. nicht „on demand" erfolgen. Immer muß in Rechnung gestellt werden, daß auch organische Ursachen, wie z. B. ein Magenfrühkarzinom, auf eine probatorische Therapie ansprechen. Im Zweifelsfalle, immer jedoch nach erfolgloser 2- bis 4wöchiger probatorischer Therapie, muß eine konsequente diagnostische Klärung mit Einschluß von Gastroskopie und Oberbauchsonographie durchgeführt werden. Problematisch erscheint, das diagnostische Vorgehen vom Alter des Patienten abhängig zu machen; sicherlich nehmen organische Erkrankungen mit dem Lebensalter zu, andererseits muß auch beim jungen Patienten eine verzögerte Diagnose und Therapie z. B. eines Magenfrühkarzinoms unbedingt vermieden werden (Müller-Lissner 1992).

Therapie

Bei der Dyspepsie bilden allgemeine Maßnahmen die Basistherapie. Hier sind aufzuführen die diätetischen Richtlinien mit Meiden von auslösenden Faktoren wie als unverträglich erkannten Speisen, Alkohol, Nikotin oder Streß. Das Gefühl der vorzeitigen Sättigung und das postprandiale Völlegefühl läßt sich durch häufige kleine, z. T. auch flüssige, kalorien- bzw. fettarme Mahlzeiten bessern. Soweit als möglich sollte der Patient über die funktionelle Natur seiner Beschwerden orientiert werden, um ihm so die Angst vor organischen Erkrankungen zu nehmen.

Die medikamentöse Therapie muß unter dem Aspekt einer Placeboheilungsrate von 20–60 % gesehen werden (Talley 1968). Antazida werden häufig vom Patienten in Selbstmedikamentierung genommen. In Doppelblindstudien haben sich Antazida gegenüber Placebos als nicht wirksamer erwiesen (Gotthard 1988; Nyren 1986). H_2-Rezeptorantagonisten werden zwar ebenfalls häufig bei dyspeptischen Symptomen verschrieben; in Studien haben sich positive Ergebnisse zeigen lassen (Johannessen 1988; Gotthard 1988; Talley 1986), die sich jedoch nicht generell bestätigen ließen (Nyren 1986; Lance 1986; Kelbaek 1985). Möglicherweise profitieren bestimmte, bislang noch nicht ausreichend definierte Subgruppen von Patienten von einer säureblockierenden Maßnahme (Kleveland 1985); gerade in der zuletzt genannten Arbeit konnte mit einer säureblockierenden Therapie, die nur jeden 2. Tag eingesetzt war, gezeigt werden, daß bestimmte Patienten von der Säurereduktion deutlich profitierten. Die Therapie mit Wismutsalzen konnte zunächst in einigen Studien Erfolge in bezug auf einige Symptome zeigen (Rokkas 1988; Borody 1987; Lambert 1989; Kang 1990), andere Studien waren in dieser Hinsicht weniger überzeugend (Lofeld 1989; McNulty 1986). Gemäß der Consensus-Konferenz 1990 in Sidney bildet die funktionelle Dyspepsie keine Indikation zur Eradikations- bzw. Eliminationstherapie von H.p.

Prokinetika stellen derzeit das erfolgversprechendste Therapieprinzip dar. In doppelblind-placebokontrollierten Studien haben sich sowohl Domperidon (Davies 1988; De Loose 1979; Nagler 1981 Agorastos 1981) als auch Metoclopramid (Johnson 1971; De Loose 1979; Perkel 1979) als wirksam in der Besserung der Symptome erwiesen. Die Wirksamkeit von Cisaprid (Corinaldesi 1987; Hendrix 1987; Rösch 1987; De Nutte 1989; Jian 1989) erscheint vielen Autoren (s. Talley 1991) noch günstiger als diejenige der übrigen Prokinetika.

Die Wahl des Therapieprinzips – säureblockierend oder prokinetisch – läßt sich nicht von den Symptomen ableiten, der Therapieerfolg der Prokinetika zeigt überdies keine Korrelation zur Besserung der Magenentleerung (Corinaldesi 1987; Jian 1989).

Neben den erwähnten Therapiekonzepten gibt es eine Reihe von Behandlungen, deren Wirksamkeit nicht in Behandlungsstudien bewiesen ist. Hierunter zählen alternative Behandlungsformen wie Homöopathie, Akupunktur oder autogenes Training. Auch die Gabe von Magen- und Pankreasenzympräparaten könnte hier genannt werden. In nicht kontrollierten Studien verbessern Enzympräparate in einem hohen Prozentsatz unspezifische Oberbauchbeschwerden auch bei Patienten ohne nachgewiesene bzw. nicht nachweisbare Pankreasinsuffizienz. Auch eine von einigen Autoren im Alter gezeigte geringe bis deutliche Einschränkung der exokrinen Pankreasfunktion (Rosenberg 1966; Dreiling 1985; Muhiuddin 1984; Mössner 1982) stellt nach Meinung der überwiegenden Zahl der Gastroenterologen (Hotz 1990) auch bei dyspeptischen Symptomen nach bislang vorliegenden Erkenntnissen keine Indikation zur Pankreasenzymsubstitution dar. Die Frage, ob Patienten mit funktioneller Dyspepsie von einer modernen Pankreasenzymsubstitution profitieren, ist bis heute allerdings noch nicht methodisch einwandfrei, d. h. in kontrollierten Doppelblindstudien, untersucht worden (Hotz 1991).

144   G. Lux, U. Stabenow-Lohbauer

Literatur

Agorastos I, Zissis NP, Kaprinis I, Goulis G (1981) Double-blind evaluation of domperidone in acute vomiting and dyspeptic disorders. J Int Med Res 9:143

Börsch G, Schmidt G, Wegener M, Sandmann M, Ademed R, Leverkus F, Reitemeyer E (1988) Campylobacter pylori: prospective analysis of clinical and histological factors associated with colonization of the upper gastrointestinal tract. Eur J Clin Invest 18:133

Borody T, Hennessy W, Daskalopoulos G, Carrick J, Hazell S (1987) Double blind trial of De-Nol in non-ulcer dyspepsia associated with Campylobacter pyloridis gastritis. Gastroenterology 92:1324

Collen MJ, Loeberg MJ (1989) Basal gastric acid secretion in nonulcer dyspepsia with or without duodenitis. Dig Dis Sci 34:246

Collin-Jones DG, Bloom B, Bodemar G et al. (1988) Management of dyspepsia: Report of a working party. Lancet I:576

Corinaldesi R, Stanghellini V, Raiti C, Rea E, Salgemini R, Barbara L (1987) Effect of chronic administration of cisapride on gastric emptying of a solid meal and on dyspeptic symptoms in patients with idiopathic gastroparesis. Gut 28:300

Davis RH, Clench MH, Mathias JR (1988) Effects of domperidone in patients with chronic unexplained upper gastrointestinal symptoms: a double-blind, placebo-controlled study. Dig Dis Sci 33:1505

De Loose F (1979) Domperidone in chronic dyspepsia: a pilot open study and a multicentre general practice crossover comparison with metoclopramide and placebo. Pharmatherapeutica 2:140

De Nutte N, Van Ganse W, Witterhulghe M, Defrance P (1989) Relief of epigastric pain in nonulcer dyspepsia: controlled trial of the promotility drug cisapride. Clin Ther 11:62

Dreiling DA, Triebling AT, Koller M (1985) The effect of age on human exocrine pancreatic secretion. Mt Sinai J Med (NY) 52:336

Geenen JE, Hogan WJ, Dodds WJ, Toouli J, Venu RP (1989) The efficacy of endoscopic sphincterotomy after cholecystectomy with sphincter oddi dysfunction. N Engl J Med 320:82

George AA, Tsuchiyose M, Dooley CP (1991) Sensitivity of the gastric mucosa to acid and duodenal contents in patients with nonulcer dyspepsia. Gastroenterology 101:3

Gotthard R, Bodemar G, Brodin U, Jönsson KA (1988) Treatment with cimetidine, antacid, or placebo in patients with dyspepsia of unknown origin. Scand J Gastroenterol 23:7

Greydanus MP, Vassallo M, Camilleri M, Nelson DK, Hanson RB, Thomforde GM (1991) Neurohormonal factors in functional dyspepsia: Insights on pathological mechanisms. Gastroenterology 100:1311–1318

Hendrix R, Van Lint J (1987) Experience with cisapride in the treatment of chronic functional dyspepsia. Prog Med 43 [Suppl 1]:77

Hotz J (1990) Pankreasenzym-Substitution bei leichten Pankreasschäden – Ergebnis einer Umfrage. Chir Gastroenterol 1:83

Hotz J (1991) The aging pancreas and the role of pancreatic enzymes in older patients. In: Lankisch PG (ed) Pancreatic enzymes in health and disease. Springer, Berlin Heidelberg New York Tokyo, p 167

Jian R, Ducrot F, Ruskone A et al. (1989) Symptomatic, radionuclide and therapeutic assessment of chronic idiopathic dyspepsia: A double-blind placebo-controlled evaluation of cisapride. Dig Dis Sci 34:657

Jones RH Lydeard SE, Hobbs FDR et al. (1990) Dyspepsia in England and Scotland. Gut 31:401

Johannessen T, Fjosne U, Kleveland PM et al. (1988) Cimetidine responders in non-ulcer dyspepsia. Scand J Gastroenterol 23:327

Johnson AG (1971) Controlled trial of metoclopramide in the treatment of flatulent dyspepsia. Br Med J 2:25

Kang JY, Tay HH, Wee A, Guan R, Math MV, Yap I (1990) Effect of colloidal bismuth subcitrate on symptoms and gastric histology in non-ulcer dyspepsia. A double blind placebo controlled study. Gut 31:476

Kelbaek H, Linde J, Eriksen J, Mungaard S, Mousgaard F, Bonnevie O (1985) Controlled clinical trial of treatment with cimetidine for non-ulcer dyspepsia. Acta Med Scand 217:281

Klauser AG, Schindlbeck NE, Müller-Lissner Sa (1990) Symptoms in gastro-oesophageal reflux disease. Lancet 335:205

Kleveland PM, Larsen S, Sandvik L (1985) The effect of cimetidine in non-ulcer dyspepsia. Scand J Gastroenterol 20:19

Lampert JR, Borromeo M, Korman MG, Hansky J (1989) Campylobacter pylori and nonulcer dyspepsia – randomized controlled trial. Gastroenterology 96:A 284

Lance P, Wastell C, Schiller KFR (1986) A controlled trial of cimetidine for the treatment of non-ulcer dyspepsia. J Clin Gastroenterol 8:414

Loffeld RJLF, Potters HVPJ, Arends JW, Stobberingh E, Flendrig JA, Van Spreeuwel JP (1988) Campylobacter associated gastritis in patients with non-ulcer dyspepsa. J Clin Pathol 41:85

Loffeld RJLF, Potters HVJP, Stobberingh E, Flendrig JA, Van Spreeuwel JP, Arends JW (1989) Campylobacter associated gastritis in patients with non-ulcer dyspepsia: a double blind placebo controlled trial with colloidal bismuth subcitrate. Gut 30:1206

Malagelada JR, Stanghellini V (1985) Manometric evaluation of functional ulpper gut symptoms. Gastroenterology 88:1223

McNulty CAM, Gearty JC, Crump B et al. (1986) Campylobacter pyloridis and associated gastritis: Investigator blind, placebo controlled trial of bismuth salicylate and erythromycin ethylsuccinate. Br Med J 293:645

Mearin F, Mercedes C, Azpiros F, Malagelada JR (1991) The origin of symptoms on the brain-gut axis in functional dyspepsia. Gastroenterology 101:999

Mössner J, Pusch HJ, Koch W (1982) Die exkretorische Pankreasfunction – Altersveränderungen: ja oder nein? Aktuel Gerontol 12:40

Müller-Lissner SA, Koelz HR (1992) Dyspepsie: Definition, Ursachen und Vorgehen. Dtsch Ärztebl 89:2294

Muhiuddin J, Katrak A, Junglee D (1984) Serum pancreatic enzymes in the elderly. Ann Clin Biochem 21:102

Nagler J, Miskovith P (1981) Clinical evaluation of domperidone in the treatment of chronic postprandial idiopathic upper gastrointestinal distress. Am J Gastroenterol 76:495

Nyren O, Adami HO, Bates S, Bergström R, Gustavsson S, Lööf L, Nyberg A (1986) Absence of therapeutic benefit from antacids or cimetidine in non-ulcer dyspepsia. N Engl J Med 314:339

Nyren O, Adami HO, Gustavsson S, Lindgren PG, Lööf L, Nyberg (1987) The "epigastric distress syndrome": A possible disease entity identified by history and endoscopy in patients with nonulcer dyspepsia. J Clin Gastroenterol 9:303

Perkel MS, Moore C, Hersh T, Davidson Ed (1979) Metoclopramide therapy in patients with delayed gastric emptying: a randomized, double-blind study. Dig Dis Sci 24:662

Personnet J, Blaser MJ, Perez-Perez GI, Hargrett-Bean N, Tauxe RV (1992) Symptoms and risk factors of Helicobacter pylori infection in a cohort of epidemiologists. Gastroenterology 102:41

Rees WDW, Miller LJ, Malagelada JR (1980) Dyspepsia, antral motor dysfunction and gastric stasis of solids. Gastroenterology 78:360

Rösch W (1987) Cisapride in non-ulcer dyspepsia: Results of a placebo-controlled trial. Scand J Gastroenterol 22:161

Rokkas T, Pursey C, Uzoechina E, Dorrington L, Simmons NA, Filipe MI, Sladen GE (1988) Non-ulcer dyspepsia and short term De-Nol therapy: a placebo controlled trial with particular reference to the role of Campylobacter pylori. Gut 29:1386

Rosenberg IR, Friedland N, Janowitz, Dreiling DA (1966) The effect of age and sex upon human pancreatic secretion of fluid and bicarbonate. Gastroenterology 50:19

Sobala GM, Dixon MF, Axon ATR (1990) Symptomatology of Helicobacter pylori-associated dyspepsia. Eur J Gastroenterol Hepatol 2:445

Talley NJ, Phillips SF (1988) Non-ulcer dyspepsia: potential causes and pathophysiology. Ann Intern Med 71:865

Talley NJ, McNeil D, Hayden A, Piper DW (1986a) Randomized, double-blind placebo-controlled crossover trial of cimetidine and pirenzepine in nonulcer dyspepsia. Gastroenterology 91:149

Talley NJ, Fung LH, Gilligan IJ, McNeil D, Piper DW (1986b) Association of anxiety, neuroticism, and depression with dyspepsia of unknown cause. A case-control study. Gastroenterology 90:886

Talley NJ, Colin-Jones D, Koch KL, Koch M, Nyren O, Stangehellini V (1991) Functional dyspepsia: A classification with guidelines for diagnosis and management. Gastroenterology Int 4:145

Pankreasenzymsubstitution – ein galenisches Problem

F. Spener, C. Eggenstein

Für eine ungestört ablaufende Verdauung und Resorption der Fette im Gastrointestinaltrakt sind die gastrale Lipase und die Pankreasenzyme essentiell. Die Triglyzeride werden im Magen zunächst durch die gastrale Lipase anverdaut und nach der Entleerung des Chymus in das Duodenum durch die Pankreaslipase in resorbierbare Monoglyzeride und Fettsäuren gespalten [6, 47]. Aus der komplexen Physiologie der Fettverdauung lassen sich für die in der Enzymsubstitutionstherapie bei Maldigestionssyndromen eingesetzten Lipasen mehrere Anforderungen an die galenische Verarbeitung der Medikamente stellen. Bei nicht säurestabilen Präparaten ist ein säureresistenter Überzug, der eine intakte Passage der Enzyme durch das saure Milieu des Magens gewährleistet, ein wichtiger Aspekt. Bei Multiunit-dose-Präparaten sind Durchmesser und Dichte der Mikrotabletten und Pellets, die Einfluß auf deren gastrale Entleerung nehmen, wichtige Parameter für die Entwicklung von Darreichungsformen, die gewährleisten sollen, daß das Medikament möglichst parallel mit dem Chymus wandert. Dies wird im folgenden dargestellt.

Gastrale Einleitungsphase der Lipolyse

Bis vor kurzem war man der Auffassung, daß sich die Bedeutung des Magens für die Fettverdauung darauf beschränkt, Auffangreservoir für die Nahrung zu sein, die Fette mit anderen Nahrungsbestandteilen und Magensaft zu durchmischen und den Chymus durch Beimischung von Salzsäure zu desinfizieren. Heute wissen wir, daß eine gastrale Lipase von den Hauptzellen der Mukosa im Magenfundus sezerniert wird [2, 35] und bei gesunden Menschen für die Hydrolyse von 15–25 % der Fette einer Mahlzeit verantwortlich ist. Hinweise dieser Art existierten schon früher [6, 53], doch waren es Cohen et al. [10], die erstmalig eine lipolytische Aktivität in Aspiraten aus dem menschlichen Magen nachwiesen, die nicht auf die „klassische" Pankreaslipase zurückzuführen war.

Nach erstmaliger Reinigung [51] und Aufklärung der Aminosäuresequenz [5] stellt sich dieses Enzym als ein Protein vom Molekulargewicht 43000 dar, dessen katalytische Aktivität von der Verfügbarkeit einer freien SH-

Gruppe, die für die Substratbindung verantwortlich ist, abhängt [20]. Durch tryptische Abspaltung des N-terminalen Tetrapeptids verliert die gastrale Lipase die Fähigkeit, langkettige Triglyzeride zu spalten, während die Aktivität gegenüber wasserlöslichen Substraten erhalten bleibt. Vermutlich ist dieses Tetrapeptid für die Anbindung an die Öl-Wasser-Grenzfläche verantwortlich [2]. Obwohl die gastralen Lipasen der Säuger strukturell hoch konserviert sind, gibt es erhebliche Unterschiede in der Stabilität gegenüber Säure. So ist das menschliche Enzym auch nach 2stündiger Inkubation bei einem pH-Wert von 1 noch aktiv, während das Enzym aus Schwein z. B. schon bei einem pH-Wert von 4 denaturiert [2].

Der Effekt der Gallensäuren auf die gastrale Lipase ist noch nicht eindeutig geklärt. Wirken sie mit Tributyrin als Substrat stimulierend auf die Aktivität, so fällt diese bei der Hydrolyse von Triolein in Gegenwart von 6 mmol Gallensäuren/l auf 30% der Ausgangsaktivität ab [51]. Allerdings wird auch berichtet, daß gastrale Lipase in Anwesenheit physiologischer Mengen an Gallensäuren, wie sie im Innern des Dünndarms zu finden sind, Triglyzeride zu hydrolysieren vermag. Dies würde auch erklären, daß Patienten mit Krankheiten wie fortgeschrittener Pankreatitis, Alkoholismus und Mukoviszidose, die mit einem starken Mangel an Pankreaslipase verbunden sind, noch über 70% der mit der Nahrung aufgenommenen Fette verwerten können. Fehlt Pankreaslipase gänzlich, so können noch 50% der Fette resorbiert werden [1, 20, 21].

Bei Neugeborenen nimmt die gastrale Lipase eine besondere Stellung ein, da sie den größten Teil der Triglyzeride hydrolysieren muß. Zum einen ist bei Neugeborenen der Gehalt an Pankreaslipase und Gallensäuren im Duodenum sehr gering, zum anderen ist die gastrale Lipase die einzige Lipase, die in der Lage ist, die Hydrolyse der Milchtriglyzeride zu initiieren [3]. Nur sie kann die Membran der Milchfetttröpfchen durchdringen und die Triglyzeride im Kernstück der Tröpfchen hydrolysieren [4]. Die Hydrolyseprodukte der gastralen Lipase sind freie Fettsäuren und Diglyzeride, wobei bevorzugt die Fettsäuren aus der sn-3-Position des Triglyzerids freigesetzt werden [20, 22].

Diese Daten lassen die Bedeutung der gastralen Lipase für die Fettdigestion erkennen. Darüber hinaus stellt die präduodenale Einleitungsphase der Lipolyse beträchtliche Mengen Fettsäuren bereit, die, wie anschließend ausgeführt wird, in der intestinalen Phase die hohe Effizienz der Lipolyse sicherstellen.

Lipolyse im duodenojejunalen Bereich

Nach Wanderung durch den Pylorus gelangen die teilweise unverdauten Fette in das durch Bikarbonat abgepufferte neutrale bis schwach basische Milieu des Duodenums. Hier hinein entläßt die Bauchspeicheldrüse über den Pankreassaft 4 für die intestinale Lipolyse verantwortliche Proteine, so die „klassische" Pankreaslipase, die gemeinsam mit einem Proteinkofaktor, der Kolipase, für den Abbau der Tri- und Diglyzeride zu 2-Monoglyzeriden und Fettsäuren verantwortlich ist, ferner eine Carboxylesterlipase, die Monoglyzeride zu Glyzerin und Fettsäuren zerlegen kann, deren Hauptaufgabe jedoch die Hydrolyse von Sterin- und Vitaminestern ist. Weiter enthält Pankreassaft eine lösliche Phospholipase A_2, die Phospholipide zu Lysophosphatiden und Fettsäuren abbaut. Das komplexe System der intestinalen Fettverdauung wird schließlich durch weitere Kofaktoren optimiert, wie die mit der Galle in das Duodenum einfließenden Gallensäuren und die aus der gastralen Fettverdauung stammenden Fettsäuren.

Pankreaslipase und Kolipase

Die Pankreaslipase ist das Schlüsselenzym der Fettdigestion, sie spaltet die Tri- und Diglyzeride, die über 90% aller täglich aufgenommenen Fette darstellen. Das Humanenzym ist ein Glykoprotein vom Molekulargewicht 52000, dessen vollständige Aminosäuresequenz und Tertiärstruktur kürzlich aufgeklärt wurden [56]. Danach besteht das Apoenzym (Molekulargewicht 48000) aus einer einzelsträngigen Polypeptidkette mit 449 Aminosäuren, wobei das für die Hydrolyse essentielle Serin 152 Teil einer katalytischen Triade (Aspartat-Histidin-Serin) ist. Dieses aktive Zentrum ist nach außen durch eine „Klappe" abgedeckt und so für monodisperse Substrate aus der wäßrigen Phase heraus schwer zugänglich. Bei Wechselwirkung des Enzyms mit Öl-Wasser-Grenzflächen muß jedoch vermutlich eine Konformationsänderung im Enzym den Zugang des Substrats von der Grenzfläche her erleichtern.

Die Kolipase ist ein nichtenzymatisches Protein vom Molekulargewicht 10000, das – gemeinsam mit Pankreaslipase, jedoch unterschiedlich reguliert – als Prokolipase in den Pankreassaft sezerniert wird. Obwohl als solche in der Lipolyse bereits aktiv, wird Prokolipase durch tryptische Abspaltung eines N-terminalen Pentapeptids in die erheblich aktivere Kolipase umgewandelt [7]. Wie wirken nun Pankreaslipase und Kolipase zusammen?

Zur Entfaltung der katalytischen Aktivität ist die Pankreaslipase auf eine saubere Öl-(=Substrat-)Wasser-Grenzfläche angewiesen. Das Enzym wird daher durch hydrophobe Proteine und Phospholipide, die mit ihm um die Grenzfläche konkurrieren, gehemmt. Auch Gallensäurensalze wirken inhibierend, da diese die Öl-Wasser-Grenzfläche von allen oberflächenaktiven Substanzen und somit auch von der Pankreaslipase reinigen. Hier setzt nun die Wirkung der Kolipase an. Sie bildet mit der Pankreaslipase einen 1:1-Komplex, der auch in Gegenwart von Gallensäurensalzen an die Öl-Wasser-Grenzfläche binden kann und dann lipolytisch voll aktiv ist [9]. Für die effiziente Bindung des Komplexes an die Öl-Wasser-Grenzfläche sind auch Fettsäuren essentiell. Sie fördern einerseits die Ausbildung hydrophober Bindungsdomänen am Pankreaslipase-Kolipase-Komplex [17], andererseits bewirken sie eine Produktaktivierung während der lipolytischen Reaktion.

Ohne Aktivierung durch Fettsäuren tritt eine beträchtliche Verzögerung in dieser Reaktion ein, während man bei Anwesenheit von Fettsäuren in der Öl-Wasser-Grenzschicht eine Abnahme und bereits bei einer Konzentration von 1 mmol Fettsäure/l ein völliges Verschwinden der Verzögerungsphase beobachtet [3].

Mit Hilfe der Kofaktoren Kolipase, Gallensäuren und Fettsäuren wird die Pankreaslipase in der Grenzfläche demnach so verankert, daß eine Aktivitätssteigerung um das 100fache erzielt wird [44]. Die Pankreaslipase greift dann regiospezifisch die *sn*-1- und *sn*-3-Positionen am Triglyzerid an, das Aktivitätsmaximum liegt bei pH 8–9, unterhalb eines pH-Wertes von 5 wird die Pankreaslipase inaktiviert [19, 52]. Über die Verfügbarkeit der Fettsäuren wird also im Zusammenspiel von gastraler Lipase und Pankreaslipase die Lipolyse effizient gestaltet.

Die Sekretionskapazität des menschlichen exokrinen Pankreas ist weit auf Überschuß angelegt. Es gilt als bewiesen, daß nur 10 %, evtl. sogar nur 5 % der bei Nahrungsaufnahme ausgelösten Sekretion ausreichen würden, um alle Fette, Kohlenhydrate und Proteine einer Mahlzeit verdauen zu können [14, 18]. Verfolgt man das Schicksal der ins Dünndarmlumen sezernierten Pankreaslipase auf ihrem Transport mit dem Chymus in das terminale Ileum, so zeigt sich, daß weniger als 10 % der postprandial ins Duodenum sezernierten Menge intakt das mittlere Jejunum erreichen und nur noch kleine Spuren im Ileum nachzuweisen sind. Im Vergleich mit der Aktivität bleibt die Immunreaktivität der Pankreaslipase besser erhalten. Etwa 50 % des im Duodenum immunologisch nachweisbaren Enzyms erreichen das Jejunum, etwa 20 % das terminale Ileum. Der rasche luminale Abbau der Pankreaslipase erfolgt durch proteolytische Digestion. Dabei wird die Lipase in inaktive, teilweise immunologisch aber noch nachweisbare Fragmente gespalten [25, 27].

Carboxylesterlipase und Phospholipase A$_2$

In der Literatur gibt es viele Bezeichnungen für die Carboxylesterlipase, wie Cholesterinesterase, Monoglyzeridlipase, unspezifische Lipase oder gallensäurestimulierte Lipase. Sie ist speziesabhängig ein Glykoprotein vom Molekulargewicht 80 000–100 000, dessen wichtigste Funktion die Hydrolyse von Sterinestern im Duodenum ist, v. a. von Cholesterinestern zu Cholesterin und Fettsäuren. Weitere Substrate der Lipase sind Acylglyzeride, Phospholipide, Ester der Vitamine D und E und Retinolester [42]. Während die Pankreaslipase für die primären Esterfunktionen der Triglyzeride spezifisch ist, hydrolysiert die Carboxylesterlipase auch die sekundäre Esterbindung, wie beispielsweise bei Cholesterinestern und *sn*-2-Monoglyzeriden. Die charakteristische Eigenschaft dieses Enzyms ist, daß es auf die Präsenz primärer Gallensäuren angewiesen ist, um gegenüber den eben genannten Substraten aktiv zu sein. Durch ihre Bindung an einer spezifischen Stelle der Lipase bewirken sie eine Konformationsänderung, wodurch eine Erkennungs- und

Bindungsstelle für wasserunlösliche Substrate gebildet wird. Die Gallensäuren selbst haben keinen direkten Einfluß auf das aktive Zentrum des Enzyms.

Phospholipase A_2, ein Enzym vom Molekulargewicht 14000, wird gleichfalls in den azinären Zellen der Bauchspeicheldrüse gebildet, wo es als Proform in das Duodenum sezerniert und durch Trypsin aktiviert wird. Phospholipase A_2 kann die Phospholipide aus der Nahrung und der Galle nur in Anwesenheit von Gallensäurensalzen umsetzen, die zusammen gemischte Mizellen bilden. Dabei ist das Phospholipid-Gallensäurensalz-Verhältnis ausschlaggebend für die Aktivität des Enzyms. In humanen Darmaspiraten wurde ein molares Phospholipid-Gallensäurensalz-Verhältnis von 0,625 bestimmt [23].

Bedeutung der Gallensäuren

Die in der Leber gebildeten Gallensäuren sind hauptsächlich Cholsäure und Chenodesoxycholsäure, die mit Taurin und Glycin konjugiert werden. Diese primären Gallensäuren gelangen über die Gallengänge in Form gemischter Mizellen in das Duodenum. Hier entstehen durch Bakterieneinwirkung die sekundären Gallensäuren Desoxylcholsäure und Lithocholsäure. Während der Dünndarmpassage werden die Gallensäuren in geringem Ausmaß, im terminalen Ileum aber zu einem hohen Prozentsatz, von den Epithelzellen der Dünndarmschleimhaut rückresorbiert. Nur etwa 15 % der sezernierten Gallensäuren werden ausgeschieden. Über den enterohepatischen Kreislauf gelangen die resorbierten Gallensäuren wieder in die Leber und von dort weiter in die Galle.

Die Gallenflüssigkeit, die täglich in Mengen von 600–800 ml produziert wird, enthält neben anorganischen Ionen v. a. Gallensäuren, Gallenfarbstoffe, Cholesterin, Phospholipide und einige Enzyme. Die Zusammensetzung der Galle und ihre Bildungsrate variieren in Abhängigkeit von der Art und der Menge der Nahrungszufuhr. Bei Verdauungsruhe, wenn die duodenale Mündung des Ausführungsganges geschlossen ist, gelangt die Galle über die Lebergallengänge in die Gallenblase, wo sie eingedickt und gespeichert wird.

Die Gallensekretion wird zum einen durch gastrointestinale Hormone, zum anderen durch das autonome Nervensystem beeinflußt. Während der Verdauung, wenn die Lebergalle direkt ins Duodenum fließt, nimmt die kontinuierlich durch die Leberzellen erfolgende Gallensekretion, unter gleichzeitiger Erhöhung der Bikarbonatkonzentration, stetig zu. Die Stimulation der Gallenproduktion erfolgt durch Sekretin und gesteigerte Leberdurchblutung. Bei Verdauungsruhe gelangt die in der Gallenblase gespeicherte Galle erst nach Freisetzung von Cholezystokinin-Pankreozymin, das die Kontraktion der Gallenblase auslöst, in das Duodenum [50].

Die in den vorangehenden Abschnitten verschiedentlich dargestellte Funktionsbeschreibung der Gallensäuren erhellt den physiologischen

Zusammenhang von Nahrungszufuhr und Gallensekretion. Zur Verdeutlichung an dieser Stelle wird im folgenden die Rolle der Gallensäuren für die Fettverdauung und Fettresorption kurz zusammengefaßt:

– Gallensäuresalze solubilisieren in gemischten Mizellen die Phospholipide der Nahrungsfette und der Galle, die damit dem Abbau durch Phospholipase A_2 zugänglich werden.
– Pankreaslipase kann an Öl-Wasser-Grenzflächen aktiv werden, wenn diese durch Gallensäuresalze von anhaftenden Phospholipiden und Proteinen zuvor gereinigt wird.
– Gallensäuresalze bilden gemischte Mizellen mit den Produkten der Pankreaslipasereaktion. Diese Mizellen lösen die Substrate und Produkte der Carboxylesterlipasereaktion, z. B. Cholesterin- und Retinolester bzw. Cholesterin, Retinol und Fettsäuren. Somit ist für die Entfaltung der katalytischen Aktivität der Carboxylesterlipase eine vorgeschaltete Verdauung der Fette notwendig, ein weiteres Beispiel für das Zusammenspiel zweier lipolytischer Enzyme.
– Die gemischten Mizellen stellen das Transportvehikel für die Lipolyseprodukte aus dem wäßrigen Milieu des duodenojejunalen Lumens zu den Bürstensaumzellen des Darmepithels dar. An den Membranen dieser Zellen werden dann allein nur die mizellar gelösten Lipolyseprodukte resorbiert, während die Gallensäuresalze zurückbleiben. Sie werden schließlich erst im terminalen Ileum resorbiert.

Konzepte für die Enzymsubstitution mit Lipasepräparaten

Nach DiMagno et al. [14] reichen 10% der in das Duodenum sezernierten Pankreaslipase aus, um Fette „physiologisch normal" zu verdauen. Sinkt der Wert unter 10%, beobachtet man Fettstühle, die ein klinisch eindeutiges und quantifizierbares Kriterium für die Maldigestion der Fette darstellen. Die Pathophysiologie der Fettverdauung ist im Detail noch unklar, doch kann man bei fortgeschrittener oder vollständiger Insuffizienz des exokrinen Pankreas, welcher Genese auch immer, in bezug auf die Fettverdauung die folgende Feststellung treffen: Nicht nur Pankreaslipase, sondern auch die proteolytischen Enzyme wie Trypsin und Chymotrypsin (gegenüber letzteren ist Pankreaslipase besonders empfindlich) stehen reduziert, wenn überhaupt zur Verfügung. Darüber hinaus ist die Produktion von Bikarbonat vermindert, mit der Konsequenz, daß die Azidität des durch den Pylorus eintretenden Chymus nicht mehr entsprechend abgepuffert wird. Dies hat wiederum zur Folge, daß unterhalb eines pH-Wertes von 4 die Gallensäuren präzipitieren [15, 28, 40, 41]. Somit ergeben sich aus heutiger Kenntnis der Physiologie und der Pathophysiologie der Fettverdauung konzeptionell 2 Möglichkeiten für die Therapie mit Substitutionsenzymen.

Die erste Therapiemöglichkeit ist eine Substitution mit Lipasen, die auch unter sauren Bedingungen noch aktiv sind. Ein solches Enzym ist die gastrale Lipase des Menschen, die bereits kloniert wurde und als gentechnisches Produkt in großen Mengen vorhanden ist [5]. Verfügbar ist auch das aus Schweinemagen isolierte Enzym, das dem menschlichen sehr ähnlich ist [20]. Die im vorangehenden geschilderten In-vitro-Daten lassen die gastrale Lipase des Schweins für den Einsatz als Substitutionsenzym allerdings als ungeeignet erscheinen, da dieses Enzym schon bei einem pH-Wert von 4 denaturiert. Auf dem Markt ist eine Lipase aus Rhizopus arrhizus, die im pH-Bereich von 3 bis 9,5 außerordentlich stabil ist [52]. Der Vorteil einer säurestabilen Lipase ist, daß sie durch säureresistente Überzüge nicht geschützt werden muß. Sie wird im sauren Milieu des Magens sofort freigesetzt, durchmischt sich mit dem Chymus und unterstützt somit die gastrale Lipolyse [3, 8, 20]. Nach der Magenpassage allerdings sind diese Lipasen im Intestinum der Einwirkung durch Gallensäuren ausgesetzt. So werden viele mikrobielle Lipasen durch Gallensäuren gehemmt [8]; in vitro liegt die Toleranz von Rhizopus-arrhizus-Lipase gegenüber Taurocholat zum Beispiel bei 1 mmol/l [52]. Die Gallensäurenkonzentrationen in der Galle (insgesamt 10–15 mmol/l) werden nach der Abgabe an das Duodenum durch Darm- und Pankreassekret verdünnt [50]. Obwohl die Konzentration an Gallensäuren im Intestinum jedoch kaum unter den Grenzwert von 1 mmol/l fallen dürfte, konnte in einer klinischen Studie an Patienten mit Maldigestion die Wirksamkeit dieser mikrobiellen Lipase nach oraler Applikation nachgewiesen werden, da die Stuhlfettausscheidung dadurch erheblich verringert war [43]. Dies kann einerseits an einer verstärkten gastralen Lipolyse liegen, andererseits an präzipitierten und damit unwirksamen Gallensäuren im möglicherweise azidifizierten Intestinum.

Das zweite Konzept, in der Praxis bereits erfolgreich realisiert, zielt auf die Substitution der menschlichen Pankreaslipase durch tierische Pankreaslipase ab. Meist wird Schweinepankreatin eingesetzt, dessen Enzymzusammensetzung dem menschlichen Pankreassaft sehr nahe kommt [16]. Das aus Schweinepankreas gewonnene Trockenpulver enthält neben anderen Proteinen auch Proteasen und Amylase, die als Substitutionsenzyme ebenfalls damit verfügbar sind. Schweinepankreas ist im Vergleich zu anderen Pankreatinen reich an Pankreaslipase [48], die das Leitenzym darstellt, auf das die Herstellung des Präparates ausgerichtet ist.

Die mangelnde Säurestabilität der Pankreaslipase in diesen Präparaten und der daraus resultierende rapide Aktivitätsverlust bei pH-Werten unter 5 erfordert einen säureresistenten Überzug der Pankreatinpräparate, der eine intakte Passage der Enzyme durch das saure Milieu des Magens gewährleistet. Nach Eintritt des Präparates in das Duodenum muß der Überzug rasch zerfallen, um die Lipase am Wirkungsort sofort verfügbar zu machen. Bei den Medikamenten auf Pankreatinbasis ist die Galenik daher der Schlüssel für die Wirksamkeit der Präparate. Auf dem Markt existieren die verschiedensten Darreichungsformen von Pankreatinpräparaten, wie Pulver, Granulate, magensaftresistent überzogene Granulate, Tabletten, magensaftresistent überzogene Mikrotabletten und Pellets [40].

Anforderungen an Pankreatinarzneiformen

Der Säureschutz von Pankreatinpräparaten sollte so resistent sein, daß die Enzyme die Magenpassage, die möglichst gleichzeitig mit der Passage des Chymus erfolgen soll, überstehen. Nach Eintritt des Chymus mit den säuregeschützten Präparaten in das Duodenum ist ein möglichst rascher Zerfall ausschlaggebend, damit die Lipaseaktivität schnell freigesetzt und wirksam wird. Von einer Restresorptionskapazität für Fette, die sich bis ins Ileum erstreckt, abgesehen, ist bei gesunden Probanden die duodenojejunale Passage und Resorption nach 60 min beendet [25]. Nach der Magenpassage ist somit die unmittelbare Freisetzung der Lipase im Darmtrakt physiologisch relevant. Durch zahlreiche In-vitro-Prüfmethoden nach den modernen Vorschriften des Deutschen und Europäischen Arzneibuches und den noch in Verwendung stehenden „älteren" Vorschriften der Fédération Internationale Pharmaceutique können Pankreatinfertigarzneien zumindest auf Kriterien wie Säureresistenz, Zerfallszeit und Freisetzung der Lipase überprüft werden. Die daraus resultierenden Aussagen zur Bioverfügbarkeit sind für die Verhältnisse in vivo sicherlich nur eingeschränkt gültig, liefern jedoch brauchbare Werte für Vergleichszwecke [16, 39, 46].

Untersuchungen dieser Art stellen Multi-unit-dose-Präparate gegenüber Single-unit-dose-Präparaten als wirkungsvoller heraus. Das Problem bei Single-unit-dose-Präparaten ist, daß sie teilweise nicht säureresistent sind. Bei einem pH-Wert im Magen unter 5 verlieren diese Präparate durch die denaturierende Wirkung des Magensaftes daher schon einen Teil ihrer Lipaseaktivität [16, 39]. Bei den als säureresistent deklarierten Präparaten hingegen weisen die Dragees in künstlichem Darmsaft (pH-Wert 6,8) meist nur einen langsamen Zerfall auf. Multi-unit-dose-Präparate enthalten hingegen säureresistente Mikrotabletten oder Pellets. Nach 2stündiger Behandlung dieser Präparate mit 0,1 N HCl konnten noch 80–90 % der Anfangsaktivität nachgewiesen werden. Die Prüfung der Zerfallszeit dieser Präparate in künstlichem Darmsaft (pH-Wert 6,8) zeigte, daß sie schon innerhalb der ersten 10 min zerfallen [16, 39, 46].

Untersuchungen zur Freisetzungskinetik dieser Präparate in künstlichem Darmsaft (pH-Wert 6,0) ergaben, daß sie nach 30–45 min das Maximum ihrer Aktivitätsfreisetzung erreichen. Auch bei einem pH-Wert von 5,5 wiesen diese Präparate noch eine zufriedenstellende Freisetzungskinetik auf [39, 48]. Dagegen ist die Aktivität aus Single-unit-dose Präparaten nach 3 h erst zu 25 % verfügbar [46]. Dies liegt einerseits daran, daß sich die säureresistenten Überzüge der Dragees nur langsam auflösen, andererseits an der geringen Oberfläche, die aufgrund der Drageeform für die Freisetzung der Enzyme zur Verfügung steht.

Die In-vitro-Experimente können nicht allein als Kriterium für die Beurteilung der Wirksamkeit eines Präparates gelten, da sie die Passagezeit der aufgenommenen Nahrung und den Zeitpunkt der Entleerung des Chymus in das Duodenum nicht berücksichtigen. Aussagen über die Verweildauer des Chymus im Magen können nur durch In-vivo-Experimente gewonnen werden, da die Verweildauer des Chymus im Magen von der Menge, der Zusammensetzung, der Aufbereitung und der Partikelgröße der Nahrung abhängt [50].

Daher muß eine weitere Anforderung an Pankreatinpräparate sein, daß sie möglichst parallel mit dem Chymus wandern und gleichzeitig mit dem Chymus ins Duodenum entleert werden. Die Wirksamkeit eines Multi-unit-dose-Präparates bzw. eines Single-unit-dose-Präparates hängt somit vom zeitlichen Ablauf der Magenentleerung der einzelnen säuregeschützten Mikrotabletten und Pellets bzw. einzelner Dragees und Tabletten und der daraus resultierenden Bioverfügbarkeit ab. Die Darreichungsformen müssen so beschaffen sein, daß die Enzyme aus dem säureresistenten Überzug im Intestinum möglichst dann freigesetzt werden, wenn der Chymus in das Duodenum entleert wird [33]. Für eine optimale Wirkstofffreisetzung spielen zum einen die pharmazeutischen Parameter bei der Präparation der Arzneiform, wie deren Durchmesser und Dichte, zum anderen auch die Menge und Zusammensetzung einer Mahlzeit eine wichtige Rolle. Bei Single-unit-dose-Präparaten ist die parallele Wanderung mit dem Chymus problematisch. So gelangen z. B. Dragees aufgrund ihrer Größe, die nur eine schlechte Durchmischung mit dem Chymus im Magen zuläßt, häufig erst ins Duodenum, wenn der Chymus schon weitergewandert ist [28, 40].

Die beiden Funktionszustände des menschlichen Verdauungstraktes, postprandialer (digestiver) und nüchterner (interdigestiver) Zustand weisen unterschiedliche Entleerungsmuster für nichtnutritives festes Material auf [54]. Die digestive Periode wird mit Beginn der Nahrungsaufnahme eingeleitet und hält bis zur weitgehenden Entleerung des Magens und Duodenums von Nahrungsbestandteilen an. Nichtnutritives festes Material kann während der digestiven Verdauungsperiode nur bis zu einem kritischen Durchmesser von $12,8 \pm 7$ mm, der von Proband zu Proband stark variiert und vom mittleren Öffnungsdurchmesser des Pylorus in der digestiven Phase abhängt, in das Duodenum weitergeleitet werden [11, 12]. Größere nichtnutritive Partikel verweilen bis zum Ende der digestiven Phase im Magen und werden erst mit dem Einsetzen der peristaltischen Welle, dem migrierenden motorisch-myoelektrischen Komplex, zum Ende der interdigestiven Phase durch den Pylorus entleert [11, 13, 26, 34]. Aufgrund der schlechten Durchmischung mit dem Chymus werden häufig Single-unit-dose-Präparate, auch wenn deren Durchmesser unterhalb der kritischen Partikelgröße liegen, erst mit Einleitung der interdigestiven Phase und somit nicht mit dem Chymus entleert [11].

Multi-unit-dose-Präparate hingegen können sich, nachdem die ursprüngliche Arzneiform im Magen zerfallen ist, gut mit dem Chymus vermischen und bei geeigneter Wahl der Durchmesser und der Dichten der Mikrotabletten oder Pellets parallel mit dem Chymus wandern. Aus zahlreichen In-vivo-Studien geht hervor, daß die Parameter Durchmesser und Dichte einen starken Einfluß auf den zeitlichen Verlauf der gastralen Entleerung und abhängig davon auf die Wirkungsentfaltung säuregeschützter Mikrotabletten in der Enzymsubstitution haben [13, 24, 29, 31, 36, 49]. Dagegen sind

Parameter wie Form und Oberflächenbeschaffenheit nicht relevant [29, 32]. Aus Studien von Mundlos et al. [37, 38] geht hervor, daß säuregeschützte Pellets mit einem Durchmesser von 2,0 mm im Magen retiniert und nicht gleichzeitig mit der Nahrung entleert werden. Sie gelangen erst 2 h nach der Gabe einer Testmahlzeit in das Duodenum und setzen erst dann die lipolytische Aktivität frei.

Um die optimalen Durchmesser und die optimalen Dichten der Mikrotabletten oder Pellets so einzugrenzen, daß eine möglichst simultane Magenentleerung der Pellets mit dem Speisebrei erfolgt, wurden zahlreiche In-vivo-Studien mit Pellets verschiedener Durchmesser und Dichten durchgeführt. Nach Takahashi et al. [49] entspricht eine mittlere gastrale Entleerungszeit von 2,3 h für Pellets mit einem Durchmesser von 1,2 mm und einer Dichte von 1,01 g/l etwa der mittleren gastralen Entleerungszeit der verdaubaren gastralen Bestandteile der Nahrung, die bei 1,9 h liegt. Untersuchungen von Meyer et al. [29] an Kaninchen, an die radioaktiv markierte Leber zusammen mit säureresistenten Pellets mit verschiedenen Durchmessern und einer Dichte von 1,0 g/l verabreicht wurde, ergaben, daß aus Pellets mit einem Durchmesser von 1,6 mm die Enzyme zu dem Zeitpunkt freigesetzt werden, zu dem auch die radioaktiv markierte Leber in das Duodenum gelangt.

Weitere Untersuchungen mit Mikropellets verschiedener Dichten zeigten, daß sie mit Dichten deutlich über oder unter 1 g/l langsamer entleert werden als Pellets desselben Durchmessers, jedoch mit einer Dichte von 1,0 g/l. Analoge Untersuchungen beim Menschen ergaben für die Mikrotabletten oder Pellets einen idealen Durchmesser von 1,4 ± 0,3 mm bei einer Dichte von 1,0 g/l [31]. Diese Ergebnisse waren unabhängig davon, ob die radioaktiv markierte Leber und die Pellets im Rahmen einer 450-g-Testmahlzeit mit Fleisch, Salat, Kartoffeln und Eiscreme oder einer 100-g-Testmahlzeit, die nur aus Fleisch und Leber bestand, eingesetzt wurde. Aus weiteren Untersuchungen mit Mikrotabletten verschiedener Dichten (0,9, 1,01, 1,25 und 1,85 g/l) ging hervor, daß Pellets mit einer Dichte von 1,01 g/l oder 1,25 g/l mit dem Chymus wandern, während Pellets mit einer Dichte von 0,9 g/l oder 1,85 g/l im Magen retiniert werden [36, 49]. Pellets mit einer Dichte von 1,01 g/l oder 1,25 g/l mischen sich gut mit den gastralen Nahrungsbestandteilen, da die Dichte der Nahrung nahe bei 1 liegt [29]. Die Pellets mit einer Dichte von 0,9 g/l schwimmen auf der flüssigen Phase des Chymus und gelangen so erst spät zum Pylorus. Ebenso werden Pellets mit einer Dichte von 1,85 g/l verspätet freigesetzt, da die Wanderung schwerer Partikel zum Pylorus durch die verdaubaren Bestandteile der Mahlzeit behindert wird.

Die Frage ist, ob der zeitliche Verlauf der gastralen Entleerung radioaktiv markierter Leber repräsentativ für die Entleerung der anderen Bestandteile einer Mahlzeit ist. Nach Studien von Meyer et al. [29, 30] wird radioaktiv markierte Leber mit derselben Geschwindigkeit aus dem Magen entleert wie radioaktiv markiertes Steak oder Fett. Weiterhin ist bekannt, daß bestimmte Komponenten einer Mahlzeit langsamer, beispielsweise Margarine [30], andere Komponenten hingegen schneller, beispielsweise Nudeln

[55], weitergeleitet werden. Des weiteren hängt die Wanderungsgeschwindigkeit einzelner Komponenten einer Mahlzeit von Art und Menge der übrigen Nahrungsbestandteile ab. Der zeitliche Verlauf der gastralen Entleerung radioaktiv markierter Leber ist somit sicherlich nicht repräsentativ für alle Nahrungsbestandteile [33].

Nach Sirois et al. [45] und Meyer [33] wäre eine Möglichkeit für die Freisetzung von Lipase im Intestinum über einen bestimmten Zeitraum, Pellets verschiedener Durchmesser und Dichten einzusetzen, die unterschiedlich schnell wandern würden und aus denen somit die Enzyme zu verschiedenen Zeiten freigesetzt würden. Dabei sollte die Größe der Mikrotabletten zwischen 1,0 und 1,6 mm und ihre Dichte zwischen 1,01 und 1,25 g/l liegen, damit sie über einen bestimmten Zeitraum parallel mit dem Chymus entleert werden [11, 31, 36, 49]. Bei den Multi-unit-dose-Präparaten, die zur Zeit im Handel sind, handelt es sich um Hartgelatinekapseln, die mit magensaftresistent überzogenen Mikrotabletten oder Pellets gefüllt sind, deren Durchmesser im Bereich zwischen 1,2 und 2,8 mm liegt, wobei der größte Teil der Pellets einen Durchmesser von etwa 2 mm aufweist. Ziel bei der Entwicklung weiterer Pankreatinarzneiformen könnten somit Multi-unit-dose-Präparate sein, die Pellets mit unterschiedlichen, jedoch generell kleineren Durchmessern als bisher enthalten.

Literatur

1. Abrams CK (1982) Fat digestion in cystic fibrosis – compensatory role of lingual lipase. Clin Res 30:279 A
2. Bernbäck B, Bläckberg L (1989) Human gastric lipase. The N-terminal tetrapeptid is essential for lipid binding and lipase activity. Eur J Biochem 182:495–499
3. Bernbäck S, Bläckberg L, Hernell O (1989) Fatty acids generated by gastric lipase promote human milk triacylglycerol digestion by pancreatic colipase-dependent lipase. Biochim Biophys Acta 1001:286–293
4. Bernbäck S, Bläckberg L, Hernell O (1990) The complete digestion of human milk triacylglycerol in vitro requires gastric lipase, pancreatic colipase-dependent lipase, and bile salt-stimulated lipase. J Clin Invest 85:1221–1226
5. Bodmer MW, Angal S, Yarranton GT, Harris TJR, Lyons A, King DJ, Pieroni G, Rivière C, Verger R, Lowe PA (1987) Molecular cloning of a human gastric lipase and expression of the enzyme in yeast. Biochim Biophys Acta 909:237–244
6. Borgström B, Dahlquist A, Lundh G, Sjövall J (1957) Studies on intestinal digestion and absorption in the human. J Clin Invest 36:1521–1536
7. Borgström B, Erlanson-Albertsson C, Wieloch T (1979) Evidence for a pancreatic pro-colipase and its activation by trypsin. FEBS Lett 108:104–114
8. Borgström B (1991) The lipolytic enzymes of the gastrointestinal tract and fat digestion. In: Lankisch PG (ed) Pancreatic enzymes in health and disease. Springer, Berlin Heidelberg New York Tokyo, pp 19–26
9. Bosc-Bierne I, Fournière L, Rathelot J, Hirn M, Sarda L (1987) Production and characterization of four monoclonal antibodies against porcine pancreatic colipase. Biochim Biophys Acta 91:326–333
10. Cohen M, Morgan RGH, Hofmann AF (1971) Lipolytic activity of human gastric and duodenal juice against medium and long chain triglycerides. Gastroenterology 60:1–25
11. Coupe AJ, Davis SS, Wilding IR (1991) Variation in gastrointestinal transit of pharmaceutical dosage forms in healthy subjects. Pharm Res 8:360–364

12. Coupe AJ, Davis SS, Evans DF, Wilding IR (1991) Correlation of the gastric emptying of nondisintegrating tablets with gastrointestinal motility. Pharm Res 8:1281–1285
13. Davis SS, Stockwell AF, Taylor MJ, Hardy JG, Whalley DR, Wilson CG, Bechgaard
H, Christensen FN (1986) The effect of density on the gastric emptying of single- and
multiple-unit dosage forms. Pharm Res 3:208–213
14. DiMagno EP, Go VLW, Summerskill WHJ (1973) Relation between pancreatic
enzyme output and malabsorption in severe pancreatic insufficiency. New Engl J Med
288:813–815
15. Dutta SK, Anand K, Gadacz TR (1986) Bile salt malabsorption in pancreatic insufficiency secondary to alcoholic pancreatitis. Gastroenterology 91:1243–1249
16. Düdder M, Spener F (1988) Vergleich der Lipaseaktivität in Pankreatin-Fertigarzneien. Pharmazie 42:56–66
17. Erlanson C, Akerlund HE (1984) Conformational change in pancreatic lipase induced
by colipase. FEBS Lett 155:32–38
18. Fogel MR, Gray GM (1973) Starch hydrolysis in man: an intraluminal process not
requiring membrane digestion. J Appl Physiol 35:263–267
19. Gargouri Y, Pieroni G, Lowe PA, Sarda L, Verger R (1986) Human gastric lipase.
The effect of amphiphiles. Eur J Biochem 156:305–310
20. Gargouri Y, Moreau H, Verger R (1989) Gastric lipases: biochemical and physiological studies. Biochim Biophys Acta 1006:255–271
21. Hamosh M (1984) Lingual lipase. In: Borgström B, Brockman HL (eds) Lipases.
Elsevier, Amsterdam, pp 49–81
22. Jensen RG, De Jong FA, Clark RM, Palmgren LG, Liao TH, Hamosh M (1982)
Stereospecificity of premature human infant lingual lipase. Lipids 17:570–572
23. Kozumplik V, Staffa F, Hoffmann GE (1988) Purification of pancreatic phospholipase A_2 from human duodenal juice. Biochim Biophys Acta 1002:395–397
24. Kühnelt P, Mundlos S, Adler G (1991) Enfluß der Pelletgröße eines Pankreasenzym-
präparates auf die duodenale lipolytische Aktivität. Z Gastroenterol 29:417–421
25. Layer P, Go VLW, DiMagno EP (1986) Fate of pancreatic enzymes during small
intestinal aboral transit in humans. Am J Physiol 251:G 475–G 480
26. Layer P, Singer MW, Eysselein VE (1987) Enfluß des circadianen Rhythmus auf die
Motilität. Z Gastroenterol 25:69–73
27. Layer P, Jansen JBMJ, Cherian L, Lamers CBHW, Goebell H (1990) Feedback
regulation of human pancreatic secretion. Effects of protease inhibition on duodenal
delivery and small intestinal transit of pancreatic enzymes. Gastroenterology
98:1311–1319
28. Littlewood JM (1991) Pancreatic enzymes in cystic fibrosis. In: Lankisch PG (ed)
Pancreatic enzymes in health and disease. Springer, Berlin Heidelberg New York
Tokyo, pp 177–189
29. Meyer JH, Dressman J, Fink AS, Amidon G (1985) Effect of size and density on
canine gastric emptying of non-digestible solids. Gastroenterology 89:805–813
30. Meyer JH, Mayer EA, Jehn D, Gu YG, Fried M, Fink A (1986) Gastric processing
and emptying of fat. Gastroenterology 90:1176–1187
31. Meyer JH, Porter-Fink V, Elashoff J, Dressman J, Amidon GL (1988) Human
postcibal gastric emptying of 1–3 mm spheres. Gastroenterology 94:1315–1325
32. Meyer B, Beglinger C, Neumayer M, Stalder GA (1989) Physical characteristics of
indigestible solids affect emptying from the fasting human stomach. Gut
30:1526–1529
33. Meyer HJ (1991) Delivery of pancreatin in microsphere preparations: transit, physiological needs. In: Lankisch PG (ed) Pancreatic enzymes in health and disease. Springer, Berlin Heidelberg New York Tokyo, pp 71–88
34. Mojaverian P, Reynolds JC, Ouyang A, Wirth F, Kellner PE, Vlasses PH (1991)
Mechanism of gastric emptying of a nondisintegrating radiotelemetry capsule in man.
Pharm Res 8:97–100
35. Moreau H, Gargouri Y, Pieroni G, Verger R (1988) Importance of sulfhydryl group
for rabbit gastric lipase activity. FEBS Lett 236:383–387

36. Mori M, Shirai Y, Uezono Y, Takahashi T, Nakamura Y, Makkita H, Nakanishi Y, Imasato Y (1989) Influence of specific gravity and food on movement of granules in the gastrointestinal tract of rats. Chem Pharm Bull 37:738–741
37. Mundlos S, Kühnelt P, Adler G (1990) Monitoring enzyme replacement treatment in exocrine pancreatic insufficiency using the cholesteryl octanoate breath test. Gut 31:1324–1328
38. Mundlos S, Kühnelt P, Adler G (1991) Monitoring of enzyme substitution using the cholesteryl octanoate breath test. In: Lankisch PG (ed) Pancreatic enzymes in health and disease. Springer, Berlin Heidelberg New York Tokyo, pp 123–130
39. Otte M, Ridder P, Dageförde J (1987) In-vitro-Untersuchungen zur Pankreasenzym-substitution. Dtsch Med Wochenschr 112:1498–1502
40. Peschke GJ (1991) Active components and galenic aspects of enzyme preparations. In: Lankisch PG (ed) Pancreatic enzymes in health and disease. Springer, Berlin Heidelberg New York Tokyo, pp 55–64
41. Regan PT, Malagelada JR, DiMagno EP, Go VLW (1979) Reduced intraluminal bile acid concentrations and fat maldigestion in pancreatic insufficiency: correction by treatment. Gastroenterology 77:285–289
42. Rudd EA, Brockman HL (1984) Pancreatic carboxyl ester lipase. In: Borgström B, Brockman HL (eds) Lipases. Elsevier, Amsterdam, pp 185–204
43. Schneider MU, Knoll-Ruzicka ML, Domschke S, Heptner G, Domschke W (1985) Pancreatic enzyme replacement therapy: comparative effect of conventional and enteric-coated microspheric pancreatin and acid-stable fungal enzyme preparations on steatorrhea in chronic pancreatitis. Hepatogastroenterology 32:97–102
44. Sémériva M, Desnuelle P (1979) Pancreatic lipase and colipase. An example of heterogeneous biocatalysis. Adv Enzymol 48:319–370
45. Sirois PJ. Amidon GL, Meyer JH, Doty JE, Dressman JB (1990) Size and density discrimination of nondigestible solids during gastric emptying in dogs: a hydrodynamic correlation. Am J Physiol 258:G 65–G 72
46. Spener F, Düdder M (1991) Bioverfügbarkeit der Lipase aus Pankreatin-Fertigarzneien. Therapiewoche 37:2360–2364
47. Spener F, Paltauf F, Holasek A (1968) The intestinal absorption of glycerol trioctadecenyl ether. Biochim Biophys Acta 152:368–371
48. Stock KP, Habrunner M, Rösch W (1983) Pankreasenzyme. Vergleich der digestiven Potenz verschiedener Präparate in vitro. Krankenhauspharmazie 8:235–238
49. Takahashi T, Shirai Y, Nakamura Y, Uezono Y, Makita H, Nakanishi Y, Imasato Y (1985) Movement of granules and tablets in the gastrointestinal tract of gastric-emptying-controlled rabbits. Chem Pharm Bull 33:5495–5502
50. Thews G, Mutschler E, Vauper P (1989) Anatomie, Physiologie und Pathologie des Menschen, 3. Aufl. Wissenschaftliche Verlags GmbH, Stuttgart, S 287–321
51. Tiruppathi C, Balasubramanian KA (1982) Purification and properties of an acid lipase from human gastric juice. Biochim Biophys Acta 712:692–697
52. Unterberg C, Spener F (1986) pH-Abhängigkeit der Aktivität von Substitutionsenzymen für humane Pankreaslipase – Eine in vitro Studie. Fette, Seifen, Anstrichmittel 88:561–564
53. Volhardt F (1901) Über das fettspaltende Ferment des Magens. Z Klin Med 42:414–429
54. Walter-Sack I (1991) Nahrungsaufnahme und Resorption von Arzneimitteln aus dem Magen-Darm-Trakt. Z Ges Inn Med 46:95–100
55. Weiner K, Graham LS, Reedy T, Elashoff J, Meyer JH (1981) Simultaneous gastric emptying of two solid foods. Gastroenterology 81:257–266
56. Winkler FK, D'Arcy A, Hunzinger W (1990) Structure of human pancreatic lipase. Nature 343:771–774

Diagnostik von Nahrungsmittelallergien

W. Jorde

Der Begriff Nahrungsmittelallergie wird fälschlicherweise oft gleichgesetzt mit allergischen Reaktionen des Gastrointestinaltrakts. Tatsächlich können jedoch Nahrungsmittel ihre allergene Wirkung nach Resorption und hämatogener Aussaat an den unterschiedlichsten Organen entfalten. Die häufigsten Organreaktionen, welche Folge von Nahrungsmittelallergien sein können, sind (nach [7]):

- Müdigkeitssyndrom,
- Neurodermitis,
- Urtikaria,
- Migräne,
- Rhinitis,
- Bronchitis,
- Asthma bronchiale,
- Colon irritabile,
- Kolitis,
- Monarthritis.

Die auslösenden Allergene lassen sich in 3 Gruppen einteilen:
1. *Selten auftretende Allergene.* Hier wird dem Erkrankten der Zusammenhang mit der Nahrungsmittelaufnahme und Auslösung einer Symptomatik selber bewußt, so daß sich spätestens beim 2. oder 3. Mal weitere diagnostische Maßnahmen erübrigen (klassische Vertreter sind: Schalentiere, Fische, exotische Gewürze oder exotische Getränke).
2. *Episodische Allergene.* Diese lösen für einige Tage oder Wochen diskrete, teilweise auch heftige Symptome aus, wobei beschwerdefreie Intervalle zwischengeschaltet sind.
   Als Beispiel sei hier der Verzehr eines Brotes über einen gewissen Zeitraum oder das Aufbrauchen einer bestimmten Essigsorte erwähnt.
3. *Chronische Allergene.* Hierunter verstehen wir Krankheitsverläufe, die sich über Jahre mit unterschiedlicher Intensität, unabhängig vom Aufenthaltsort oder der Jahreszeit, bemerkbar machen. Hierzu gehören insbesondere Kuhmilch, Hühnereiklar, Gewürze oder harmlose „Genußmittel" des Alltags wie z. B. Lakritz. Auch Soja hat im Rahmen der Voll-

wertkost in den letzten Jahren als chronisches Nahrungsmittelallergen einen besonderen Stellenwert eingenommen.

Die Diagnostik der aktuellen Allergene beruht auf den klassischen Kriterien: Anamnese, Hauttest, RAST (= Radio-Allergo-Sorbent-Test), Expositionstest. Während für die selten auftretenden Allergene, wie schon erwähnt, ausschließlich die Anamnese zur Diagnosestellung genügt, können für die episodischen Allergene Hautteste, RAST und Expositionstests Hinweise auf das auslösende Nahrungsmittel geben. Gelingt das mit diesen Methoden nicht, fordert man den Patienten auf, mit erneutem Beginn der Symptomatik sofort ein Protokoll über die in den letzten 24 Stunden aufgenommenen Nahrungsmittel und Getränke zu erstellen. Anhand des Protokolls läßt sich dann in der Mehrzahl der Fälle ebenfalls ein Hinweis auf den Verursacher der Symptomatik finden.

Für die chronischen Allergene ergeben sich aus den anamnestischen Angaben nur dürftige Hinweise. So kann eine Änderung im persönlichen Milieu des Patienten (Wohnungswechsel, Arbeitsplatzwechsel, Partnerwechsel oder diätetische Umstellung) zu Beginn der Symptomatik ein grundsätzlicher Hinweis für eine Nahrungsmittelallergie sein. In der Regel sind diese Patienten wegen ihrer mehr oder weniger diskreten Beschwerdesymptomatik – abdominelle Schmerzen mit Blähungen, kolikartige Schmerzen und gelegentliche durchfallartige Stühle – differentialdiagnostisch einschließlich aller endoskopischer Verfahren durchuntersucht, mit dem Ergebnis, daß sich weder laborchemisch, noch endoskopisch, noch histologisch an der Schleimhaut des Gastrointestinaltrakts ein pathologischer Befund erheben läßt.

Erfahrungsgemäß – und in der Literatur umfangreich beschrieben – läßt sich z. B. eine Milch- oder Hühnereiallergie nur in den seltenen Fällen und nur bei hochgradiger Sensibilisierung durch Hauttests oder RAST-Untersuchungen erkennen [2]. Hilfreich ist auch für den in der Allergiediagnostik Ungeübten, dem Patienten zunächst einen Kostplan auszuhändigen (Beispiel nach [9]):

Allergenstandardisierte Kost zur Erkennung von Nahrungsmittelallergien

Die bei Ihnen bestehenden Krankheitserscheinungen sind möglicherweise die Folge einer Nahrungsmittelallergie. Um diesen Verdacht zu überprüfen, bitte ich Sie, für 10 Tage die folgende „allergenstandardisierte Kost" einzuhalten. Es handelt sich hierbei nicht um eine „Diät" im üblichen Sinne. Vielmehr ist diese Kost so zusammengesetzt, daß die häufigsten Nahrungsmittel bzw. Stoffe, die eine Nahrungsmittelallergie verursachen können, aus dem Speisezettel ausgeschlossen sind. Es ist deshalb von entscheidender Wichtigkeit, daß Sie ausschließlich die folgenden Nahrungsmittel zu sich nehmen:

Fleisch/Fisch: alle Sorten, jedoch naturbelassen; also keine Fleisch- oder Fischerzeugnisse wie Wurstwaren, Fleischpasteten, Geräuchertes, Fisch in Dosen o. ä.

Gemüse: Kartoffeln, Karotten

Obst: Bananen, Dunstaprikosen (Dose)

Nährmittel: Reis, Weizenmehl

Brot: eine Sorte, milchfrei

Brotaufstrich: Aprikosen-Marmelade (von einer Firma); kalter Bratenaufschnitt (selbst zubereitet!)

Getränke: kohlensäurearmes Mineralwasser, Tee
(dünn, eine Sorte, keine Aufgußbeutel)

Fett: Butter; Vitaquell-Margarine

Sonstiges: Zucker, Salz

Alle anderen Nahrungs- und Genußmittel, Getränke, Gewürze oder Zusatzstoffe sind verboten!

Notieren Sie bitte genau (mit Datum), welche Nahrungsmittel und Getränke Sie zu den einzelnen Mahlzeiten zu sich genommen haben, desgleichen evtl. auftretende Beschwerden. Bringen Sie bitte diese Notizen zu unserer nächsten Besprechung nach Ablauf der 10 Tage mit.

Eine Hauttestung mit Nahrungsmittelallergenen sollte zumindest die nachfolgend aufgelisteten Allergene umfassen:

Kuhmilch	Malzmehl	Gerstenkleie
Hühnerei	Weizenmehl	Aspergillus niger
Guarmehl	Roggenmehl	Aspergillus oryzae
Soja-Mehl	Gerstenmehl	Rhizopus arrhizus
Soja-Lecithin	Maismehl	Saccharomyces cerevisiae
Johannisbrotkernmehl	Reismehl	α-Amylase
Traganth	Weizenkleie	Glutamat
Carrageen	Roggenkleie	Mono-Diglyceride

Dies sind die häufigsten „versteckten Allergene", wie z. B. Dickungsmittel (Guar, Soja, Johannisbrotkernmehl, Traganth), Mehl- und Kleiesorten, nahrungsmitteltechnologisch genutzte Schimmelpilze bzw. deren Enyzme. Finden wir positive Hautreaktionen auf einzelne der angegebenen Allergene, so empfehlen wir dem Patienten, zunächst eine entsprechende Karenz durchzuführen. Er erhält hierzu einen Kostplan ausgehändigt, in dem beschrieben ist, in welchen Lebensmitteln das für ihn möglicherweise aktuelle Allergen enthalten sein kann [9].

Problematisch sind Sensibilisierungen gegen Schimmelpilze bzw. deren Stoffwechselmetaboliten, da diese in geringen Mengen in den verschiedensten Speisen und Getränken (z. B. Fruchtsäften, Marmeladensorten, Gewürzmischungen, Tees, Gemüsesorten, Alkoholsorten) enthalten sein können, aber nicht unbedingt enthalten sein müssen [5]. Die Mehrzahl der Patienten mit einer nutritiven Sensibilisierung gegen Schimmelpilzallergene gibt auf gezieltes Befragen an, daß bestimmte Alkoholsorten, also einzelne

Biersorten oder Weinsorten, auch in geringsten Mengen (1/2 Glas), die bestehende Symptomatik verstärken [9]. Da der Gastrointestinaltrakt infolge der lang bestehenden Allergose auch eine allgemeine Empfindlichkeit aufweist, gelingt es dem Patienten oft nicht, zwischen unspezifischem und allergenem Reiz zu unterscheiden. Die Angaben sind dementsprechend diffus, so daß die Diagnose meist „vegetative Dystonie" lautet.

Im Gegensatz zum allergischen Bronchialasthma, bei dem durch Inhalation einer Allergenlösung und Messung des Atemwegswiderstandes eine Objektivierung des Zusammenhanges zur Standarddiagnostik gehört, ergeben sich bei gastrointestinalen Allergosen erhebliche Probleme, weil eine direkte „Messung der allergischen Reaktion" nach Applikation des Allergens praktisch nicht möglich ist. Die von Reimann beschriebene endoskopische Provokation an der Magenschleimhaut läßt sich zwar unter wissenschaftlichen Gesichtspunkten gelegentlich durchführen [3], man wird jedoch kaum einem Patienten zumuten können, sich innerhalb eines kurzen Zeitraumes mehrfach gastroskopieren zu lassen, um eine Diagnose zu erreichen.

Die Arbeitsgruppe um Baenkler konnte zeigen, daß Kolonbiopsien von sensibilisierten Personen mit dem als aktuell nachgewiesenen Allergen zur Histaminausschüttung stimuliert werden konnten [1]. Auch diese Methode ist für die Routinediagnostik noch nicht praktikabel.

Seifert [6] hat in den letzten Jahren in umfangreichen experimentellen Studien bestätigt, was eigentlich schon lange allergologische Erfahrung ist: daß auch großmolekulare Proteine aus dem Gastrointestinaltrakt resorbiert werden. Dies machen wir uns zunutze, wenn wir dem Patienten zur Auslösung der allergischen Reaktion die verdächtigen Allergene als Extrakt zu trinken geben. Um bei der Auslösung einer allergischen Symptomatik am Gastrointestinaltrakt nicht ausschließlich auf die subjektiven Angaben des Patienten angewiesen zu sein, haben wir in den letzten 10 Jahren den thrombopenischen Index nach Storck in die Diagnostik eingeführt. Storck hatte zu Beginn der 50er Jahre, angeregt durch die Beobachtung des Gerinnungsphysiologen Koller, die Frage bearbeitet, inwieweit das Gerinnungssystem oder einzelne Faktoren von allergischen Reaktionen des Organismus beeinflußt werden oder zumindest am Ablauf der allergischen Reaktionskette beteiligt sind [8]. Besondere Aufmerksamkeit widmete er den Thrombozyten. Auf diese Weise konnten er und seine Mitarbeiter nachweisen, daß es in 80 % der Fälle einer positiven Reaktion auf die Allergenexposition zu einem innerhalb weniger Stunden reversiblen Thrombozytenabfall von mindestens 15 % gegenüber dem Ausgangswert kam. Inzwischen konnte gezeigt werden, daß unter Berücksichtigung der verschiedenen Meßmethoden ein Thrombozytenabfall von mindestens 20 % für einen positiven Test zu fordern ist. Die gelegentlich vorgetragene Kritik an der Meßgenauigkeit der Thrombozytenzählung mit elektronischen Zählgeräten entspricht nicht mehr dem Stand der Technik. Unter der Voraussetzung genügender Meßpraxis und Sorgfalt (z. B. bei der Blutentnahme und Probenaufbereitung) sind heute sowohl im Vollblut als auch im plättchenreichen

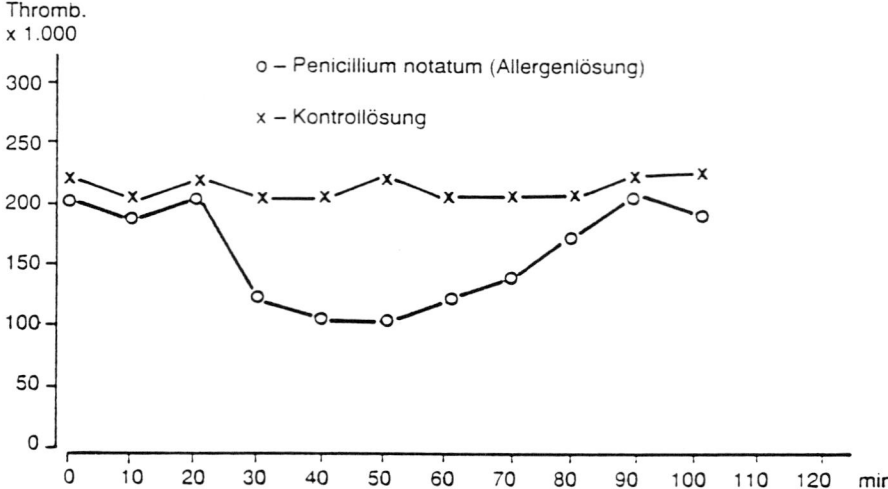

Abb. 1. Verlaufskurve der Thrombozyten beim thrombopenischen Index nach Storck. (Nach [9])

Plasma Meßgenauigkeiten mit Fehlern unter 5 % zu erreichen. Besonders geeignet scheinen Counter, die über die qualitative Zählung hinaus Größen- und Volumenverteilung der Plättchen angeben (die zur Kontrolle graphisch ausgedruckt werden) und die mit einem variablen Meßbereich ausgestattet sind. Die einzige Schwierigkeit, die der thrombopenische Index nach Storck in seiner Untersuchungsanordnung bietet, ist die Frage, zu welchen Zeitpunkten die Thrombozyten jeweils gezählt werden sollen. Abbildung 1 zeigt eine typische Verlaufskurve der Thrombozytenzahlen nach Gabe einer Kontrollösung und Allergenlösung. Die bisherigen Untersuchungsergebnisse und statistischen Auswertungen zeigen, daß mit dem thrombopenischen Index in 80 % der Fälle bei verschiedenen Krankheitsbildern die stattgefundene Allergenresorption in Zusammenhang mit der Auslösung klinischer Symptome zu bringen ist und somit die Allergiediagnostik für Krankheitsbilder des Gastrointestinaltraktes zuverlässig und objektivierbar gestaltet werden kann [4].

„Durch Nahrungsmittel und ihre Begleitstoffe ausgelöste allergische Manifestationen am Magen-Darm-Kanal werden in stetig zunehmendem Maße beobachtet. Zahlenangaben, die eine Zunahme statistisch sichern könnten, liegen nicht vor" [10].

In der überwiegenden Zahl der Fälle lassen sich schon durch diätetische Maßnahmen Nahrungsmittelallergene erkennen, und durch eine entsprechende Karenz läßt sich eine völlige Beschwerdefreiheit erzielen. Dies sollte Anreiz sein, sich mit den diätetischen diagnostischen Formen der Nahrungsmittelallergie zu beschäftigen, auch wenn das Rüstzeug der klassischen klinischen Allergiediagnostik nicht zur Verfügung steht.

Literatur

1. Baenkler HW, Jorde W, Hörauf A, Raithel M (1989) Antigeninduzierte Histaminfreisetzung aus Colonbiopsiepartikeln bei darmmanifester Allergie. Allergologie 12:78
2. Jorde W, Tschaikowski KL, Schata M (1990) Nicht beachtete Nahrungsmittelallergene und ihre Folgen. In: Ottenjann R et al. (Hrsg) Ökosystem Darm II. Springer, Berlin Heidelberg New York Tokyo, S 210–217
3. Reimann HJ, Ultsch B, Schmidt U (1984) Klinische Manifestation der Nahrungsmittelallergie im Gastrointestinaltrakt – Allergenprovokation unter endoskopischer Kontrolle. Allergologie 7:291–294
4. Schata M, Jorde W (1988) Objektivierung allergologischer Diagnostik durch zeitkontrollierte Messung des standardisierten thrombopenischen Index. Dustri, München
5. Schata M, Jorde W (1989) Allergische Erkrankungen durch Schimmelpilze. Dustri, München
6. Seifert J (1983) Resorption großmolekularer Proteine und deren Wirkung auf das Immunsystem. Allergologie 6:141–148
7. Speer F (1983) Food allergy. Wright-PSG, Boston Bristol London
8. Storck H, Hoigné R, Koller F (1952) Thrombozytenabfall als Hilfsmittel zur Allergie-Diagnose. In: Grumbach AS (Hrsg) Internationaler Allergie-Kongreß, Zürich 1952. Karger, Basel, S 739–744
9. Tschaikowski KL, Jorde W (1989) Allergische Krankheiten des Magen-Darm-Traktes. Ein Ratgeber für die Praxis. Springer, Berlin Heidelberg New York Tokyo
10. Werner M (1967) Krankheiten infolge peroraler Allergeninvasion. In: Hansen K, Werner M (Hrsg) Lehrbuch der klinischen Allergologie. Thieme, Stuttgart, S 191

V. Extraintestinale Manifestationen intestinaler Erkrankungen

(Moderatoren: J. Bockemühl, M. Zeitz)

T-Zellaktivierung und -differenzierung im intestinalen Immunsystem – Bedeutung für die Pathogenese entzündlicher Darmerkrankungen

M. Zeitz, D. C. Schmidt, H. L. Schieferdecker, R. Ullrich

Das intestinale Immunsystem befindet sich in einem engen Kontakt zu einer großen Zahl von antigenen und mitogenen Substanzen im Darmlumen. Im Immunsystem der Darmschleimhaut müssen deshalb sehr effektive Mechanismen existieren, um den Körper vor einer Invasion möglicher pathogener Substanzen bzw. Organismen oder einer überschießenden Immunantwort auf die enorme Zahl von Antigenen im Darmlumen zu schützen [10]. Untersuchungen der letzten Jahre haben gezeigt, daß insbesondere die T-Lymphozyten in der intestinalen Lamina propria in besonderer Weise differenziert sind. Sie müssen den Gedächtnis-T-Zellen zugerechnet werden; sie unterscheiden sich jedoch sowohl funktionell als auch phänotypisch von zirkulierenden oder in-vitro-definierten Gedächtniszellen [4, 22]. Lamina-propria-T-Zellen können als differenzierte Effektorlymphozyten charakterisiert werden, die auf eine Stimulation des antigenspezifischen T-Zellrezeptors mit der Sekretion von Helferfaktoren für B-Zellen antworten [12, 21]. Sie repräsentieren daher eine Subpopulation von T-Lymphozyten mit einem ganz besonderen Reifungszustand. Eine antigen-spezifische Immunantwort intestinaler Lamina-propria-T-Zellen in Form einer fehlenden Proliferation und einer Zunahme der Sekretion regulatorischer Faktoren kann eine möglicherweise schädigende klonale Expansion von T-Lymphozyten in der Mukosa verhindern, jedoch gleichzeitig eine protektive Immunantwort in Form einer Immunglobulinsekretion erlauben [22].

Zusätzlich zu der besonderen Form der Antwort nach Stimulation des T-Zellrezeptors konnte gezeigt werden, daß intestinale Lamina-propria-T-Lymphozyten vermehrt aktiviert sind im Vergleich zu T-Zellen anderer Herkunft [20]. Der Grad der T-Zellaktivierung scheint mit der Aufrechterhaltung der Struktur der Dünndarmschleimhaut und der Regulation des Epithelzellwachstums zu korrelieren [6, 13].

In neueren Untersuchungen ergaben sich Hinweise, daß die spezifische Form der T-Zelldifferenzierung bzw. der T-Zellaktivierung bei verschiedenen intestinalen Erkrankungen gestört ist und daß diese gestörte T-Zellfunktion mit der Epithelzellschädigung bei diesen Erkrankungen korreliert [1, 6, 13, 14]. Im folgenden sollen zunächst Ergebnisse vorgestellt werden, die belegen, daß Faktoren, die von aktivierten T-Lymphozyten produziert werden, in entscheidender Weise das Wachstum, die Vitalität und den Differenzierungszustand von intestinalen Epithelzellen beeinflussen. An klinischen Beispielen wird dann gezeigt, daß diese Veränderungen offenbar auch für bestimmte Krankheitszustände anzuwenden sind. Weiterhin werden Ergebnisse diskutiert, die darauf hindeuten, daß der Differenzierungszustand intestinaler T-Lymphozyten bei chronisch-entzündlichen Darmerkrankungen gestört ist.

Regulation des Epithelzellwachstums und der Epithelzelldifferenzierung durch T-Zellfaktoren

Bei intestinalen Erkrankungen, die mit einem Schleimhautumbau einhergehen, wie die einheimische Sprue und die Spruesyndrome sowie auch die Graft-versus-host-Erkrankung des Darmes, ist eine vermehrte Zahl von aktivierten T-Zellen in der Schleimhaut nachgewiesen worden [13]. Auch bei Patienten mit Morbus Crohn werden in der Schleimhaut vermehrt aktivierte T-Lymphozyten gefunden [9, 23]. In einem experimentellen Modell, in dem humane fetale Dünndarmexplantate in vitro kultiviert wurden, führte eine gezielte Stimulation von Lamina-propria-T-Lymphozyten zu einer Hyperproliferation im Kryptenepithel und zu einer Zottenabflachung, also zu einem spruetypischen Schleimhautumbau [6]. Aus dieser Untersuchung und den klinischen Befunden ergibt sich die Frage, ob T-Zellen bzw. T-Zellfaktoren das Wachstum und die Differenzierung von intestinalen Epithelzellen beeinflussen können.

In eigenen Untersuchungen sowie in Untersuchungen anderer Arbeitsgruppen konnte gezeigt werden, daß lösliche Faktoren von aktivierten T-Lymphozyten das Wachstum und die Vitalität einer intestinalen Kolonkarzinomzellinie hemmen können [1, 5, 14]. Die Kolonkarzinomepithelzellinie HT 29 besitzt die Eigenschaft, in vitro zu differenzieren und Charakteristika von reifen intestinalen Epithelzellen zu entwickeln. Wenn diese Epithelzellinie zusammen mit Überständen von aktivierten T-Lymphozyten inkubiert wird, so läßt sich ein Vitalitätsverlust messen, wie durch Untersuchungen am Zytofluorometer mit einer Propidiumjodatfärbung oder durch Untersuchungen mittels des sog. MTT-Tests, der eine aktive Stoffwechselleistung der Zelle mißt, gezeigt werden konnte [14]. T-Zellfaktoren führen jedoch nicht nur zu einem Vitalitätsverlust. Mittels Zellzyklusanalyse am Zytofluorometer konnte in der eigenen Arbeitsgruppe gezeigt werden, daß T-Zellfaktoren die Proliferation dieser Zellinie hemmen. Zugleich wird eine vermehrte Expression von MHC-Klasse-II-Molekülen (HLA-DR) beobachtet, was ein Zeichen für eine Differenzierung der Zelle darstellen könnte [14]. In weiteren Untersuchungen konnte wahrscheinlich gemacht werden, daß der Tumornekrosisfaktor α (TNF α) und Interferon γ eine zentrale Rolle in dieser Interaktion besitzen [1].

Diese Untersuchungen belegen insgesamt, daß T-Zellfaktoren entscheidend das Wachstum und die Differenzierung von intestinalen Epithelzellen beeinflussen können. Die vermehrte Expression von MHC-Klasse-II-Molekülen kann zugleich die antigenpräsentierende Funktion von intestinalen Epithelzellen verändern [8]. In dem Immunkompartiment „intestinale Schleimhaut" spielen somit Interaktionen zwischen Epithelzellen und immunkompetenten Zellen offenbar eine ganz entscheidende Rolle [13].

Das umgekehrte Beispiel einer intestinalen Adaptation mit einer verminderten Proliferation von Kryptepithelien mit konsekutiver Zottenatrophie findet sich bei Patienten mit HIV-Infektion. Diese Veränderungen werden mit dem Begriff „HIV-Enteropathie" beschrieben [16, 17]. Die Enterozyten weisen bei dieser Form der Schleimhautschädigung auch eine Reifungsstörung mit einer verminderten Aktivität der Bürstensaumenzyme auf [17]. In immunologischen Untersuchungen der Darmschleimhaut bei Patienten mit HIV-Infektion konnten wir zeigen, daß die Zahl der aktivierten T-Lymphozyten in der Schleimhaut im Vergleich zu Kontrollgewebe abnimmt [18]. In diesem Falle wäre die verminderte T-Zellaktivierung mit einer verminderten Kryptzellproliferation assoziiert. Es läßt sich somit postulieren, daß ein gewisser Grad einer T-Zellaktivierung in der Darmschleimhaut für die Aufrechterhaltung der Mukosaarchitektur notwendig ist [16]. Bei einer vermehrten Aktivierung kommt es zu einer Schleimhautumformung vom hyperregeneratorischen Typ (vermehrte Kryptzellproliferation). Bei einer verminderten T-Zellaktivierung findet sich eine Schleimhautatrophie mit Hyporegeneration (verminderte Kryptzellproliferation). Diese z.T. noch hypothetischen Zusammenhänge sind in der Abbildung 1 zusammengefaßt.

Normale Mukosa

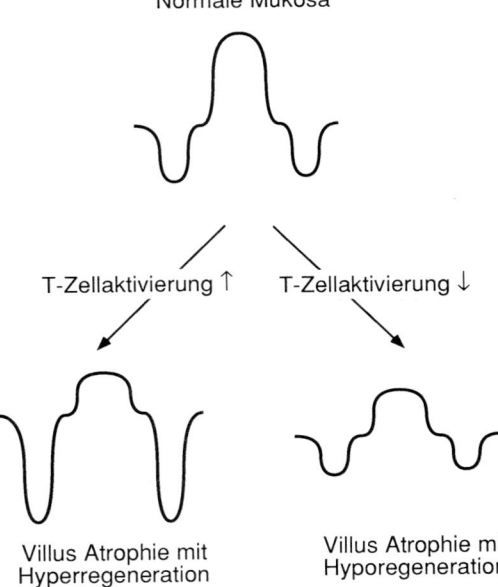

T-Zellaktivierung ↑   T-Zellaktivierung ↓

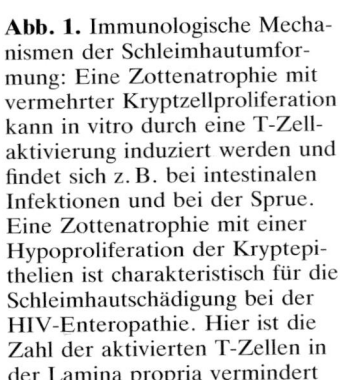

Villus Atrophie mit   Villus Atrophie mit
Hyperregeneration   Hyporegeneration

Abb. 1. Immunologische Mechanismen der Schleimhautumformung: Eine Zottenatrophie mit vermehrter Kryptzellproliferation kann in vitro durch eine T-Zellaktivierung induziert werden und findet sich z.B. bei intestinalen Infektionen und bei der Sprue. Eine Zottenatrophie mit einer Hypoproliferation der Kryptepithelien ist charakteristisch für die Schleimhautschädigung bei der HIV-Enteropathie. Hier ist die Zahl der aktivierten T-Zellen in der Lamina propria vermindert

Gestörte T-Zelldifferenzierung bei den chronisch-entzündlichen Darmerkrankungen

Es finden sich in Untersuchungen der letzten Jahre mehrere Hinweise, daß die besondere Differenzierung intestinaler Lamina-propria-T-Lymphozyten bei den chronisch-entzündlichen Darmerkrankungen (Morbus Crohn und Colitis ulcerosa) gestört ist [15, 19]. In verschiedenen Studien wurde nachgewiesen, daß die Zahl aktivierter T-Lymphozyten, insbesondere bei Patienten mit Morbus Crohn, in der intestinalen Lamina propria zunimmt [9, 22]. Daneben scheint die T-Zelldifferenzierung auch insofern gestört zu sein, als bei Patienten mit chronisch-entzündlichen Darmerkrankungen eine T-Zellproliferation von intestinalen Lymphozyten nach Stimulation mit bakteriellen Antigenen auftritt [11]. Dies bedeutet, daß die besondere Signaltransduktion über den T-Zellrezeptor gestört ist und ein Reaktionsverhalten wie von peripheren zirkulierenden Lymphozyten auftritt. Dieser Befund kann eine entscheidende Bedeutung für die lokale Immunantwort haben, da dieses Reaktionsverhalten zu einer klonalen Expansion von T-Zellen im Bereich der Schleimhaut führen könnte – mit einer immunologischen Hyperreaktivität [19].

In der Arbeitsgruppe von Mayer aus New York konnte gezeigt werden, daß intestinale Epithelzellen von Normalpersonen Antigene aufnehmen und diese immunkompetenten Zellen präsentieren können. Diese Form der Antigenpräsentation führt zu einer gezielten Stimulation von Suppressorlymphozyten [8]. Bei Patienten mit chronisch-entzündlichen Darmerkrankungen führt jedoch die Antigenpräsentation durch intestinale Epithelzellen zu einer Induktion von Helfer-T-Lymphozyten [7].

Zusammenfassend zeigen alle diese Untersuchungen, daß bei Patienten mit chronisch-entzündlichen Darmerkrankungen offenbar eine überschießende Immunantwort auf normalerweise im Darm vorkommende Antigene im Immunsystem der Darmschleimhaut auftritt. Eine solche überschießende Immunantwort auf die zahlreichen Antigene im Darmlumen könnte z. B. erklären, daß bei Patienten mit chronisch-entzündlichen Darmerkrankungen vermehrt Autoantikörper gegen Epithelzellen gefunden werden. Solche Autoantikörper weisen eine Kreuzreaktivität mit bestimmten E.-coli-Stämmen auf. Gleichzeitig würde eine solche überschießende Immunantwort z. T. die Epithelzelldestruktion miterklären, da hier vermehrt sog. proinflammatorische Zytokine wie TNF α und Interferon γ gebildet werden könnten. Ein klinischer Hinweis, daß die Hypothese einer überschießenden Helferzellfunktion im Bereich der Darmschleimhaut bei den chronisch-entzündlichen Darmerkrankungen von Bedeutung ist, stellt eine kürzlich publizierte Kasuistik eines Patienten mit schwer verlaufendem Morbus Crohn dar, der im Verlauf seiner Erkrankung eine HIV-Infektion erwarb: Mit dem Verlust der CD 4-positiven Helfer-T-Lymphozyten trat eine komplette klinische Remission des Morbus Crohn auf [3]. Neuere therapeutische Ansätze bei chronisch-entzündlichen Darmerkrankungen berücksichtigen ebenfalls die Hypothese einer überschießenden Immunantwort im Bereich der Darmschleimhaut. So wurden Pilotstudien mit Antikörpern gegen CD 4-positive T-Lymphozyten bei schwer verlaufenden Formen chronisch-entzündlicher Darmerkrankungen durchgeführt [2].

Schlußfolgerungen

T-Lymphozyten im Bereich der intestinalen Schleimhaut weisen eine besondere Form der Differenzierung auf, durch die sie an ihre besonderen Aufgaben im Bereich der Darmschleimhaut angepaßt sind. Dies betrifft insbesondere die Expression von T-Zelldifferenzierungsantigenen, die Reaktivität nach Stimulation des T-Zellrezeptors sowie den Aktivierungszustand der Zellen (Tabelle 1). Diese besondere Form der Differenzierung scheint bei Patienten mit chronisch-entzündlichen Darmerkrankungen gestört zu sein, wodurch sich eine überschießende, ungebremste Immunantwort auf normalerweise im Darmlumen vorkommende Antigene entwickeln könnte (Tabelle 1). Gleichzeitig belegen verschiedene Untersuchungen, daß T-Zellfaktoren entscheidend das Wachstum, die Vitalität und den Differenzierungszustand von intestinalen Epithelzellen beeinflussen können. Das immunologische Kompartiment „Mukosa" repräsentiert somit ein hochkomplexes System mit zahlreichen Interaktionen zwischen immunkompetenten Zellen, Epithelzellen sowie anderen zellulären Anteilen wie Fibroblasten

Tabelle 1. Vergleich des T-Zellphänotyps und der T-Zellfunktion in der intestinalen Lamina propria unter normalen Bedingungen (Kontrollen), bei Patienten mit Morbus Crohn sowie bei Patienten mit HIV-Infektion (*PBL* zirkulierende T-Zellen; *LPL* intestinale Lamina-propria-T-Zellen)

	Kontrollen	Morbus Crohn	HIV-Infektion
T-Zellsub-population	CD 4/CD 8: LPL = PBL, LPL: CD 45 R0 hoch, CD 29 und L-Selektin (Leu-8) niedrig im Vergleich zu PBL	CD 4/CD 8 wie Kontrollen, L-Selektion (Leu-8) vermehrt	CD 4/CD 8 erniedrigt
Aktivierung (CD 25-Expression)	LPL > PBL	M. Crohn > Kontrollen	HIV > Kontrollen
T-Zellproliferation	Keine Proliferation nach T-Zellrezeptorstimulation	Proliferation nach T-Zellrezeptorstimulation	
Konsequenzen für die Mukosastruktur	(Partielle) Regulation der Mukosastruktur	Zerstörung intestinaler Epithelzellen durch T-Zellfaktoren	Epithelzellhypoproliferation mit Schleimhautatrophie und gestörter Reifung

und Endothelzellen. Ein wichtiges Ziel zukünftiger Untersuchungen ist die nähere Charakterisierung dieser Interaktionen, wodurch sich auch neue Möglichkeiten des therapeutischen Eingreifens ergeben könnten.

Literatur

1. Deem RL, Shanahan F, Targan SR (1991) Triggered mucosal T cells release tumour necrosis factor alpha and interferon-gamma which kill human colonic epithelial cells. Clin Exp Immunol 83:79–84
2. Emmrich J, Seyfarth M, Fleig WE, Emmrich F (1991) Treatment of inflammatory bowel disease with anti-CD4 monoclonal antibodies [letter]. Lancet 338:570–571
3. James SP (1988) Remission of Crohn's disease after human immunodeficiency virus infection. Gastroenterology 95:1667–1669
4. James SP, Zeitz M, Kanof ME, Kwan WC (1988) Intestinal lymphocyte populations and mechanisms of cell-mediated immunity. In: Kagnoff M (ed) Immunology and allergy clinics of North America. Gut and intestinal immunology, vol 8/3. Saunders, Philadelphia, pp 369–391
5. Lowes JR, Priddle JD, Jewell DP (1991) Production of epithelial cell growth factors by lamina propria mononuclear cells. Gut 33:39–43
6. MacDonald TT, Spencer J (1988) Evidence that activated mucosal T cells play a role in the pathogenesis of enteropathy in human small intestine. J Exp Immunol 167:1341–1349
7. Mayer L, Eisenhardt D (1990) Lack of induction of suppressor T cells by intestinal epithelial cells from patients with inflammatory bowel disease. J Clin Invest 86:1255–1260
8. Mayer L, Shlien R (1987) Evidence for function of Ia molecules on gut epithelial cells in man. J Exp Med 166:1471–1483
9. Mueller C, Knoflach P, Zielinski CC (1990) T-cell activation in Crohn's disease. Increased levels of soluble interleukin-2 receptor in serum and in supernatants of stimulated peripheral blood mononuclear cells. Gastroenterology 98:639–646
10. Pabst R (1987) The anatomical basis for the immune function of the gut. Anat Embryol 176:135–144
11. Pirzer U, Schönhaar A, Fleischer B, Hermann E, Meyer zum Büschenfelde KH (1991) Reactivity of infiltrating T lymphocytes with microbial antigens in Crohn's disease. Lancet 338:1238–1239
12. Pirzer UC, Schürmann G, Post S, Betzler M, Meuer SC (1990) Differential responsiveness to CD3-Ti vs. CD2-dependent activation of human intestinal T lymphocytes. Eur J Immunol 20:2339–2342
13. Riecken EO, Stallmach A, Zeitz M, Schulzke JD, Menge H, Gregor M (1989) Growth and transformation of the small intestinal mucosa – importance of connective tissue, gut associated lymphoid tissue and gastrointestinal regulatory peptides. Gut 30:1630–1640
14. Schmidt DC, Schieferdecker HL, Jahn HU, Hirseland H, Riecken EO, Zeitz M (1992) Cytokines released by activated T cells decrease viability and proliferation, and increase MHC II expression of a colonic cancer cell line (HT 29). FASEB J 6:A 1993
15. Strober W, James SP (1986) The immunologic basic of inflammatory bowel disease. J Clin Immunol 6:415–432
16. Ullrich R, Riecken EO, Zeitz M (1991) Human immunodeficiency virus-induced enteropathy. Immunol Res 10:456–464
17. Ullrich R, Zeitz M, Heise W, L'age M, Höffken G, Riecken EO (1989) Small intestinal structure and function in patients infected with human immunodeficiency virus (HIV): Evidence for HIV-induced enteropathy. Ann Intern Med 111:15–21

18. Ullrich R, Zeitz M, Heise W, L'age M, Ziegler K, Bergs C, Riecken EO (1990) Mucosal atrophy is associated with loss of activated T cells in the duodenal mucosa of human immundeficiency virus (HIV)-infected patients. Digestion 46 [Suppl 2]:302–307
19. Zeitz M (1990) Immunoregulatory abnormalities in inflammatory bowel disease. Eur J Gastroenterol Hepatol 2:246–250
20. Zeitz M, Greene WC, Peffer NJ, James SP (1988) Lymphocytes isolated from the intestinal lamina propria of normal nonhuman primates have increased expression of genes associated with T cell activation. Gastroenterology 94:647–655
21. Zeitz M, Quinn TC, Graeff AS, James SP (1988) Mucosal T cells provide helper function but do not proliferate when stimulated by specific antigen in Lymphogranu-loma venereum proctitis in nonhuman primates. Gastroenterology 94:353–366
22. Zeitz M, Schieferdecker HL, Ullrich R, James SP, Riecken EO (1991) Phenotype and function of lamina propria T lymphocytes. Immunol Res 10:199–206
23. Zeitz M, Ullrich R, Schieferdecker HL, Weiss-Breckwoldt AN, James SP, Riecken EO (1991) Characterization of T cell subpopulations in the intestinal lamina propria in inflammatory bowel disease. In: Goebell H, Ewe K, Malchow H, Koelbel C (eds) Inflammatory bowel diseases – Progress in basic research and clinical implications. Kluwer Academic Publishers, Lancaster, p 63–70

Modulation von B-Zellfunktionen durch den Transforming-growth-Faktor β (TGF β)*

J. Kekow, W. L. Gross

Zytokinen kommt als Signalübermittlern für zelluläre und humorale Immunreaktionen auch in der Darmschleimhaut eine große Bedeutung zu. Einige Zytokine sind zusätzlich in der Lage, auch nicht immunkompetente Zellen zu steuern und können so Entzündungsreaktionen zusätzlich beeinflussen, z. B. durch die Induktion von Adhäsionsmolekülen auf Endothelzellen oder durch eine Stimulation von Fibroblasten. Vereinfachend kann zwischen pro- und antiinflammatorischen Zytokinen unterschieden werden. Wichtige proinflammatorische Zytokine, überwiegend von monozytären Zellen gebildet, sind Interleukin 1 (IL 1) und „tumor necrosis factor alpha" (TNF α). Wichtigstes T-Zellprodukt ist IL 2. Diesen Zytokinen lassen sich IL 6 und „transforming growth factor β" (TGF β) gegenüberstellen. Beide Substanzen können die Bildung von IL 1 und TNF α hemmen (Chantry et al. 1989; Schindler et al. 1990). TGF β übt als stärkstes antiinflammatorisches Zytokin auch direkte Hemmeffekte auf die Proliferation und Differenzierung von T- und B-Zellen aus (Übersichten bei Sporn u. Roberts 1989; Kekow u. Gross 1992).

Patienten mit entzündlichen Darmerkrankungen zeigen neben der Aktivierung des gastrointestinalen Immunsystems auch klinische Allgemeinsymptome, die eine Hyperzytokinämie anzeigen. Insbesondere die vom Morbus Hodgkin her bekannte „B-Symptomatik" (Gewichtsverlust, Nachtschweiß, Fieber) und die deutliche humorale Akutphaseantwort sind mit hohen Spiegeln von IL 1, TNF α und IL 6 in Verbindung zu bringen (Baumann et al. 1989). Eindrucksvoll ist auch der therapeutische Effekt von Glukokortikoiden, der sich u. a. durch den Hemmeffekt auf die Produktion der genannten Zytokine erklären läßt. Darüber hinaus hat sich das Immunsystem des Gastrointestinaltrakts mit einer Vielzahl von Viren und Bakterien (besonders gramnegative) auseinanderzusetzen, die sich in vitro als starke polyklonale B-Zellaktivatoren zeigen und auch Zytokine induzieren können (Gross 1989; Nakajima et al. 1989; Kekow et al. 1990).

---

* Die Arbeit wurde unterstützt durch das BMFT FKZ 01 VM 8906/8 („Rheumaforschung") und durch Fördermittel des Schwerpunktes „Autoimmunität" des BMFT.

Angesichts der zahlreichen experimentellen und klinischen Befunde einer Zytokinüberexpression von IL 1, TNF α, IL 6 und IL 8 und Zeichen einer B-Zellaktivierung bei entzündlichen Darmerkrankungen, wie Morbus Crohn und Colitis ulcerosa (Satsangi et al. 1987; Mahida et al. 1989; Cominelli et al. 1990; Ligumski et al. 1990; Mac Donald et al. 1990; Suzuki et al. 1990; Deutsch et al. 1991; Voss et al. 1991; Braegger et al. 1992), sollen hier mögliche antiinflammatorische, d. h. überwiegend hemmende Effekte auf B-Zellen durch das Zytokin TGF β dargestellt werden. TGF β ist innerhalb des Zytokinnetzwerkes offenbar ein physiologischer Gegenspieler proinflammatorischer Zytokine. Im Experiment konnten Autoimmunerkrankungen durch Gabe von TGF β unterdrückt werden (Kuruvilla et al. 1991). Die für den Organismus insgesamt protektive Wirkung von TGF β wird auch insofern deutlich, als daß dieses Protein Wundheilungsprozesse unterstützt und extrazelläre Matrix aufbauen hilft (Roberts u. Sporn 1988; Sporn u. Roberts 1989; Kekow u. Gross 1992).

Material und Methoden

Zellpräparation

Mononukleäre Zellen (MNZ) wurden mit Hilfe einer Dichtegradientenzentrifugation aus heparinisiertem peripherem Blut freiwilliger gesunder Blutspender gewonnen (Böyum 1968). Die Präparation hochgereinigter B- und T-Zellen erfolgte nach der von Schröder 1980 beschriebenen Methode. Grundlage der Lymphozytentrennung ist die Eigenschaft von T-Zellen, über den CD 11-Rezeptor Schafserythrozyten zu binden und Rosetten zu bilden. Durch eine Dichtegradientenzentrifugation können die rosettierten Zellen von den B-Zellen getrennt werden. Durch Vorbehandlung der Schafserythrozyten mit S-(2-Aminoäthyl)-isothiuroniumbromid-HBr (AET; Serva Heidelberg) kann eine Beschleunigung und Stabilisierung der Rosettenbildung erzielt werden. Vorbehandlung der Schafserythrozyten: 0,5 g AET wurden in 12,5 ml H_2O gelöst und mit 4 n NaOH auf einen pH von 9 eingestellt. 4–5 Teile wurden mit 1 Teil der gewaschenen Schafserythrozyten vereinigt und 15 min bei 37 °C inkubiert. Die mit AET gecoateten Schafserythrozyten wurden 3mal mit Medium RPMI 1640 (Gibco, Grand Island, NY, USA) (350 g, 10 min) gewaschen und auf eine 5 %ige E_{AET}-Lösung eingestellt. E_{AET}-Rosettenbildung: MNZ wurden mit PRMI 1640 und 20 % FKS auf 5×10^6 Zellen pro ml eingestellt und mit dem gleichen Volumen der 5 %igen E_{AET}-Lösung 15 min bei 37 °C inkubiert. Nach 5minütigem Zentrifugieren bei 200 g wurden die Zellen vorsichtig resuspendiert und die Rosettenbildung im Deckglaspräprat kontrolliert. Als Kriterium für eine Rosette galt, daß mindestens 3 Schafserythrozyten an eine T-Zelle angelagert waren. Dann wurden 15 ml des eiskalten Dichtegradienten (5,5 Teile Ficoll 400 + 1 Teil Metrizoate von Nyegaard & Co, Oslo, Norwegen) mit 15 ml Zellsuspension überschichtet und bei 400 g 45 min zentrifugiert. Die aus dem

Interphasering gewonnenen B-Zellen wurden 3mal RPMI 1640 gewaschen (350 g, 10 min). Hierbei war der T-Zellanteil in den Kulturen immer $< 1\%$, während der durchschnittliche Gehalt an Monozyten mit 30% bestimmt wurde. Die B-Zellpräparation ließ sich durch eine weitere 2stündige Inkubation auf 120-mm-Gewebekulturschalen (Petrischalen) in 20%igem FKS zu über 90% von den Monozyten reinigen. Während die Monozyten unter diesen Bedingungen adhärierten, konnten die nicht anhaftenden B-Zellen durch vorsichtiges Spülen der Platten zurückgewonnen werden. Alle Zellfraktionen wurden zu Beginn der Kultivierung einem Vitalitätstest unterzogen (Acridinorangelösung). In Analogie wurde auch nach einer möglichen Toxizität der verwendeten Stimulanzien bzw. Zytokine gesucht. Es zeigte sich, daß bei Kulturende der Prozentsatz avitaler Zellen auch in den stimulierten Kulturen nicht über 10% lag.

Testsysteme

Für den Lymphozytenproliferationstest wurden die zu kultivierenden Zellen mit Medium, hier RPMI 1640, 10% FKS, 1% L-Glutamin, 10 IE Penicillin/ml, 100 mg Streptomycin/ml (Difco, Detroit, MI, USA), auf $2 \cdot 10^6$ Zellen pro ml eingestellt. In jede Vertiefung einer Flachbodenmikrotiterplatte wurden 100 µl Zellsuspension einpipettiert. Die Stimulanzien wurden doppelt konzentriert angesetzt. Für den Leerwert wurde zu der Zellsuspension statt des Stimulans 100 µl Medium zugegeben. Für jede Kulturbedingung wurden 3 Parallelkulturen angesetzt. Die Platten wurden abgedeckt, und die Zellen bei $37\,°C$, 5%iger CO_2-Begasung und in Wasserdampf gesättigter Atmosphäre 5 Tage inkubiert. Danach wurden 50 µl/Vertiefung einer Mischung aus 1 ml ^{3}H-Thymidinstammlösung und 50 ml Medium zu den Zellen gegeben und für weitere 4 h inkubiert. Die Gesamtaktivität betrug 1 µCi/Vertiefung. Danach wurden die Zellen mit Hilfe eines Zellerntegerätes aus der Mikrotiterplatte gesaugt und auf Glasfaserfilter mit Wasser gespült. Die Filter wurden bei $60\,°C$ getrocknet und die vorgestanzten Filterplättchen in einzelne Plastikprobengefäße überführt sowie mit 5 ml Szintillationsflüssigkeit versetzt. Die Radioaktivität wurde in einem Betaszintillationszähler bestimmt. Wie für den Proliferationsassay wurden auch die Zellen für die Immunglobulinbestimmungen (im ELISA) in Kulturmedium gegeben (Dichte von 2×10^6 Zellen/ml), in Mikrotiterplatten pipettiert und mit den entsprechend verdünnten Stimulanzien versetzt, so daß für jeden Kulturansatz 3 identische Parallelkulturen entstanden. Jedoch wurden, im Gegensatz zum Proliferationsassay, die Kulturen in Rundbodenmikrotiterplatten angesetzt und für eine Dauer von 7 Tagen bei $37\,°C$ und 5%iger CO_2-Begasung inkubiert. Nach beendeter Kultur wurden die Zellen in den Mikrotiterplatten 10 min bei 450 g zentrifugiert, die Kulturüberstände abgehoben und im ELISA gemessen. Das Kulturmedium wurde jeweils mit 10% fetalem Kälberserum supplementiert.

ELISA zur Bestimmung von IgG/IgM/IgA

Anti-Human-Immunglobulinantiseren (Ziegen-Anti-Human-IgG/IgM von Dako, Glostrup, Dänemark, -IgA von Beckman, Fullerton, CA, USA) wurden mit Karbonatpuffer (pH 9,6) verdünnt (1:3000) und 150 µl in jede Vertiefung einer Rundbodenmikrotiterplatte gegeben. Diese wurde mit Adhäsivfolie abgeklebt und 3 h bei 37 °C inkubiert. In jede mit Festphasenantikörpern beschichtete und gewaschene Mikrotiterplatte wurde dann eine, je nach den zu bestimmenden Immunglobulinisotypen (IgA, IgM, IgG) unterschiedliche Eichreihe eingefüllt (Meßbereich von 1 bis 175 ng/ml; Standard von Beckman). Kulturüberstände wurden mit Verdünnungspuffer 1:10 – 1:100 verdünnt, so daß gewährleistet war, daß die Immunoglobulinkonzentration im linearen Bereich der Eichkurve lag. Nach Inkubation von mindestens 2 h Dauer bei 37 °C und 4maligem Waschen mit Waschpuffer erfolgte die Zugabe von 100 µl Peroxidase-gekoppeltem Anti-Human-Immunoglobulinantikörper (Peroxidase-Kaninchen Anti-Human-IgG von Miles Yeda, Israel; Peroxidase-Ziegen-Anti-Human-IgA/IgM von Tago, Burlingame, CA, USA; Verdünnung: 1:3000). Danach wurden die Platten wiederum bei 37 °C für 2 h bebrütet. Nach anschließendem 4maligem Waschen mit Waschpuffer wurde in jede Vertiefung 100 µl Substrat (2 mg OPD/ml Phosphatpuffer, pH 5,6 + 0,015 % H_2SO_4) gegeben und die Reaktion mit 0,5 molarer H_2SO_4 abgestoppt. Im Mehrkanalphotometer des ELISA-Processors wurde dann die Extinktion bei 492 nm gemessen.

ELISA zur Bestimmung der IgG-Subklassen 1–4

In Abänderung des Gesamt-IgG-Elisa wurden die Mikrotiterplatten zunächst mit einem Ziegen-Anti-Maus-IgG-Antikörper vorbeschichtet (Bio-Yeda, Israel; Verdünnung 1:1000). In einem 2. Schritt wurden die IgG-subklassenspezifischen monoklonalen Antikörper hinzugegeben (Maus-Anti-Human-IgG 1 Klon SG-16, IgG 2 Klon HP-14, IgG 3 Klon ZG 4 und IgG 4 RJ 4; Bio-Yeda und Oxoid, Basingstoke, England). Der 2. Anti-Human-Immunglobulinantikörper war Peroxidase-gekoppelt (Ziegen-Anti-Human-IgG-Antikörper). Er konnte universell für alle 4 Subklassenassays eingesetzt werden (Verdünnung: 1:5000). Zur Eichung der IgG-Subklassenassays diente das Serum 67/97 der WHO.

CESS-Zellassay

CESS-Zellen (ATCC, Rockville, MD, USA) wurden für 3 Tage in serumfreiem Medium in Flachbodenplatten kultiviert, Zelldichte 10^4 Zellen in 200 µl. Zu Kulturbeginn wurden TGF β und IL 6, wie in Abb. 5 beschrieben, zugegeben. Sezerniertes IgG wurde im ELISA bestimmt.

B-Zellstimulanzien

EBV: Epstein-Barr-Virus aus Überstand einer EBV-produzierenden Zelllinie (B-95-8, freundlicherweise von J. Petersen, Rigshospitalet, Kopenhagen, Dänemark, zur Verfügung gestellt). Die optimale Verdünnung zum Erreichen einer maximalen Stimulation von B-Zellkulturen wurde in Vorversuchen bestimmt. PWM: Pokeweed-mitogen (Gibco, Grand Island, NY, USA, 1 µg/ml). SAC: Staphylococcus aureus Cowan I (Calbiochem, La Jolla, CA, USA, 1:5000 v/v). Interleukin 6: rekombinant, human (Amgen, Thousand Oaks, CA, USA). Transforming growth factor β: rekombinantes, humanes TGFβ (R&D Systems, Minneapolis, MN, USA).

Ergebnisse

Einfluß von TGFβ auf die B-Zellproliferation

Die Proliferation hochgereinigter und monozytenverarmter B-Zellen konnte durch Zugabe von TGFβ bis auf Leerwertniveau supprimiert werden. Es bestand eine Dosis-Wirkungsbeziehung zwischen eingesetzter TGFβ-Konzentration (hier 0,1/1,0/10,0 ng/ml TGFβ1) und Abnahme der B-Zellproliferation, gemessen als „counts per minute" (cpm). Abbildung 1a zeigt die Reaktion von B-Zellen, die mit EBV stimuliert wurden. Abbildung 1b gibt die Ergebnisse der Stimulation mit SAC wieder. EBV/SAC und TGFβ1 wurden gleichzeitig zu Kulturbeginn zugegeben.

Einfluß von TGFβ auf die B-Zelldifferenzierung

Vor Untersuchung des TGFβ-Effektes auf PBA-stimulierte B-Zellen wurden unstimulierte, d. h. nur in Medium für 7 Tage wachsende MNZ auf eine Suppression durch gleichzeitig anwesendes TGFβ1 in unterschiedlicher Konzentration untersucht. Gleichzeitig sollte ein toxischer Effekt von TGFβ1 auf die B-Zellen ausgeschlossen werden. Abbildung 2a zeigt, daß eine Kultivierung von MNZ mit TGFβ1 keine signifkante Änderung der spontanen Immunglobulinproduktion ergab. Damit kann funktionell neben einer gleichbleibenden Vitalität der Zellen (mikroskopische Beurteilung der Kultur mit Acridinorange) ein toxischer TGFβ-Effekt für die verwendeten Konzentrationen ausgeschlossen werden. Abbildung 2b zeigt die Veränderung der B-Zelldifferenzierungsantwort (hier als IgG-Sekretion gemessen) nach PWM-Stimulation. Hier konnte in Analogie zu den Versuchen zur B-Zellproliferation eine deutliche Suppression der Immunglobulinproduktion beobachtet werden. Bereits die geringe TGFβ1-Konzentration von 0,1 ng/ml ergab eine im Mittel 50 %ige Suppression.

Berichte zu einer Dominanz des IgG-1-Isotyp bei der IgG-Sekretion darmassoziierter B-Zellen (Mac Dermott et al. 1989) könnten an eine selektive Suppression einzelner IgG-Subklassen durch Zytokine denken lassen. Zur Beantwortung der Frage, ob TGFβ-Effekte subklassenspezifisch sind, wurden MNZ wiederum mit PWM stimuliert und die IgG-Bildung für die Subklassen IgG 1–4 getrennt untersucht.

Abbildungen 3a und b zeigen, daß für IgG 1 und IgG 2 eine vergleichbare Suppression der Immunglobulinproduktion bei Zugabe von TGFβ zu beob-

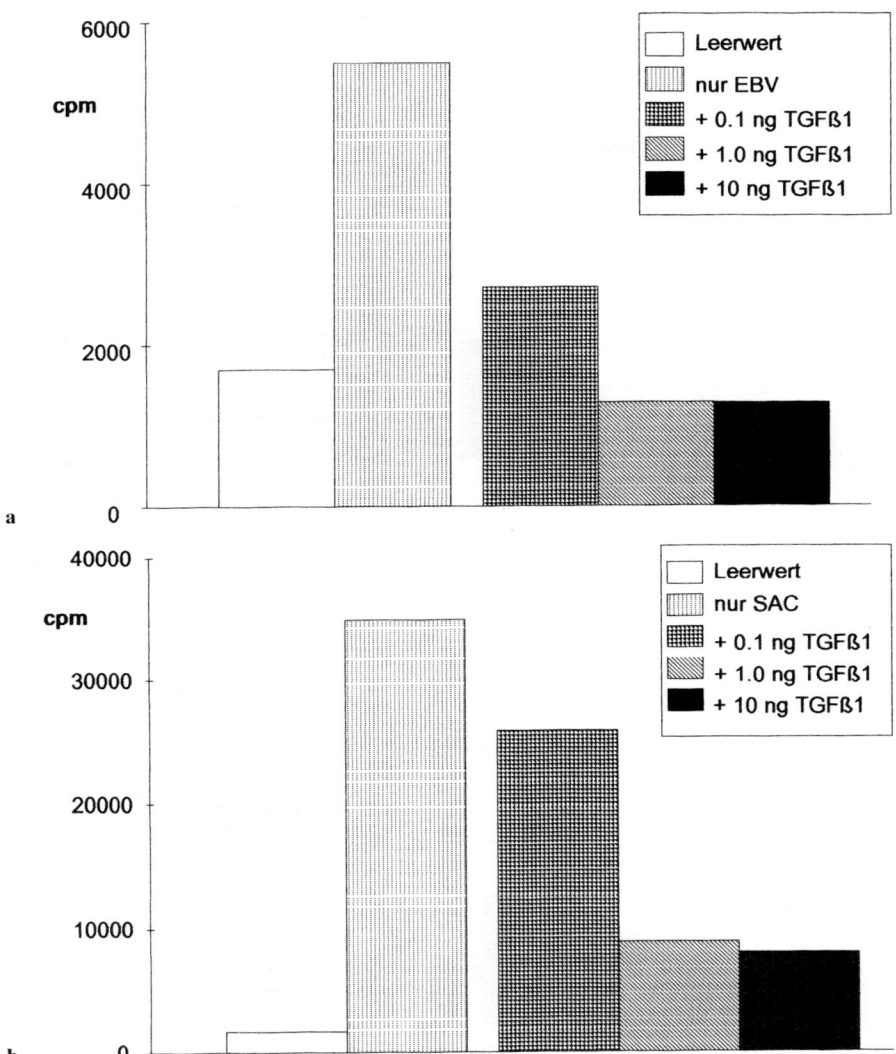

Abb. 1a, b. Stimulation von hochgereinigten und monozytenverarmten B-Zellen mit EBV (**a**) oder SAC (**b**). Zu den B-Zellen wurden bei Kulturbeginn verschiedene Konzentrationen von TGF β1 gegeben. Es fand sich eine Hemmung der B-Zellproliferation, die mit 1 ng/ml TGF β bereits maximal ausgeprägt war. cpm: counts per minute.

achten war. Gleiches gilt für IgG 3 und IgG 4 (ohne Abbildung). Abbildungen 4 a und b veranschaulichen, daß TGF β1 auch die IgM- und IgA-Sekretion, hier wieder anhand von PWM-simulierten MNZ dargestellt, hemmt. Der TGF β1-Effekt konnte durch gleichzeitige Kultivierung der Zellen mit einem TGF β/2-neutralisierenden Antikörper (10 µg/ml, R&D Systems) aufgehoben werden.

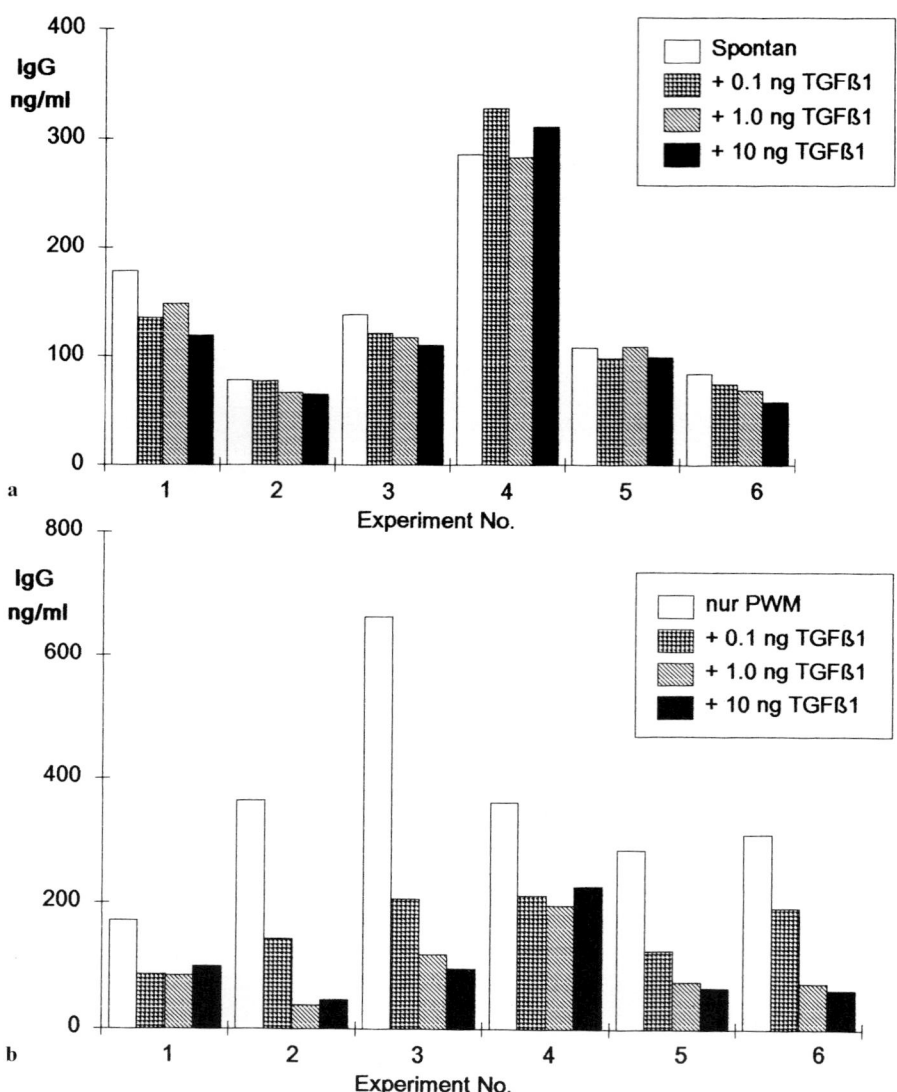

Abb. 2a, b. IgG-Sekretion der MNZ von 6 verschiedenen gesunden Probanden (Experiment No. 1–6); **a** zeigt die spontane IgG-Sekretion ohne bzw. mit Zugabe von TGFβ1; **b** stellt die IgG-Sekretion unter Stimulationsbedingungen mit PWM dar, jeweils wieder ohne bzw. mit TGFβ1-Zugabe. Bereits mit der geringen Menge von 0,1 ng/ml TGFβ1 findet sich eine 50%ige Suppression der PWM-stimulierten Kulturen

Einfluß von TGFβ auf die IL6-stimulierte IgG-Produktion

Anhand einer EBV-transformierten B-Zellinie (CESS), die IL6-abhängig IgG sezerniert, wurde überprüft, ob TGFβ diesen Zytokineffekt ebenfalls zu hemmen vermag. Abbildung 5 zeigt, daß TGFβ1 die spontane, aber

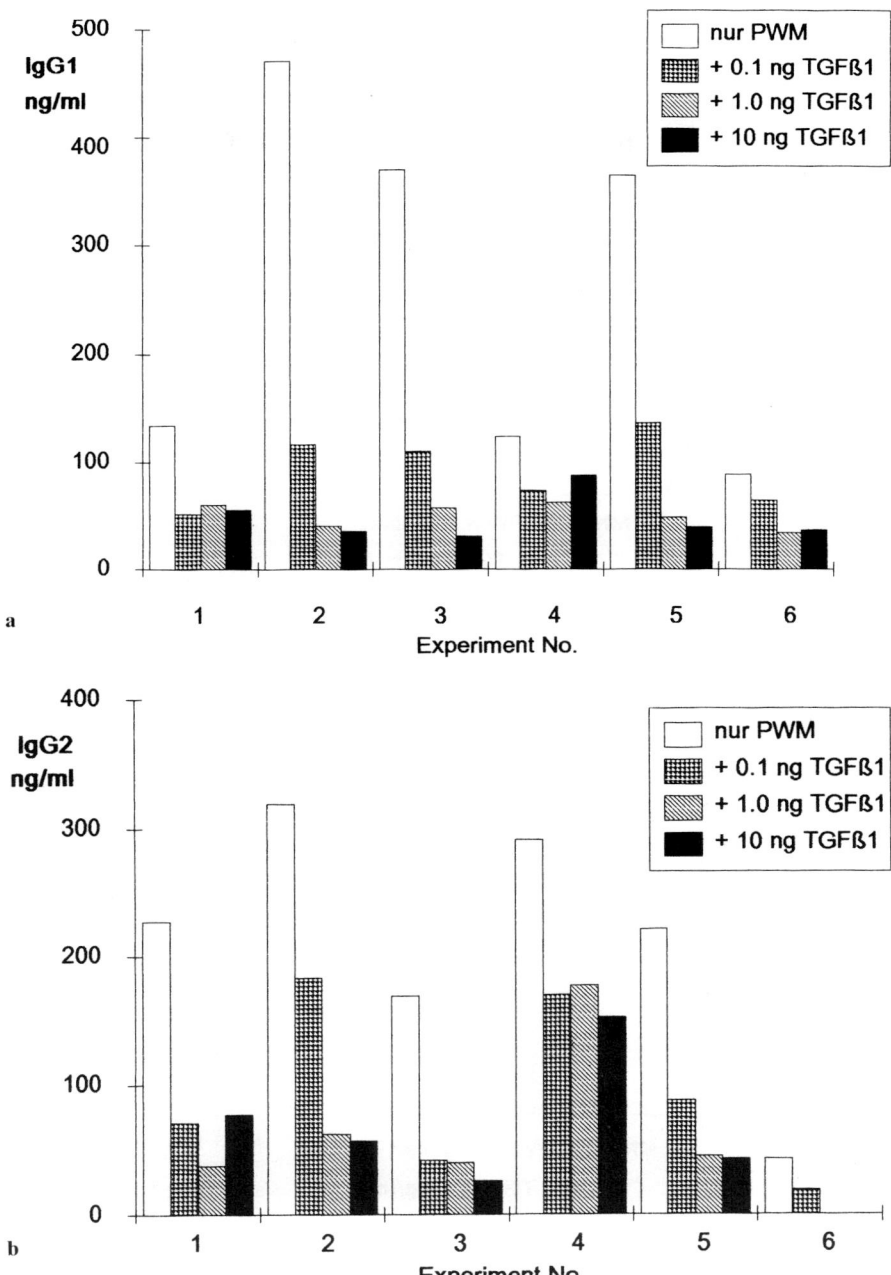

Abb. 3a, b. IgG1- (**a**) und IgG2-Sekretion (**b**) von MNZ gesunder Probanden. Wiedergabe von 6 verschiedenen Experimenten mit PWM-Stimulation ohne bzw. mit gleichzeitiger Zugabe von TGFβ1. Es kann für beide IgG-Subklassen eine deutliche Hemmung der Immunglobulinsekretion beobachtet werden

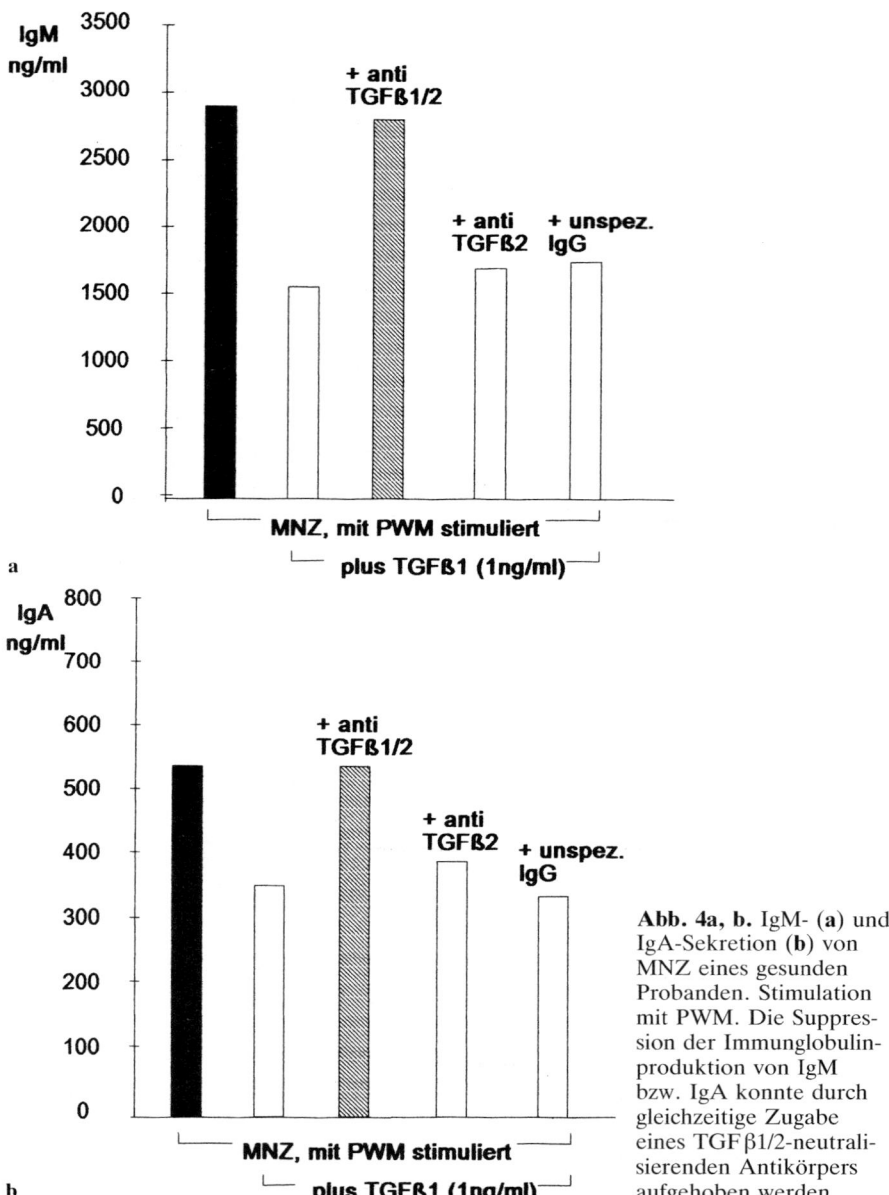

Abb. 4a, b. IgM- (**a**) und IgA-Sekretion (**b**) von MNZ eines gesunden Probanden. Stimulation mit PWM. Die Suppression der Immunglobulinproduktion von IgM bzw. IgA konnte durch gleichzeitige Zugabe eines TGFβ1/2-neutralisierenden Antikörpers aufgehoben werden

hohe IgG-Sekretion nicht beeinflußte, wohl aber einen deutlichen Hemmeffekt auf die durch IL6 zusätzlich induzierte IgG-Sekretion hatte.

Zusammenfassend führt TGFβ (hier im Detail an der Isoform TGFβ1 untersucht, Versuche mit TGFβ2 zeigten vergleichbare Effekte) zu einer globalen Suppression der B-Zellstimulation, sei es die Induktion einer Proli-

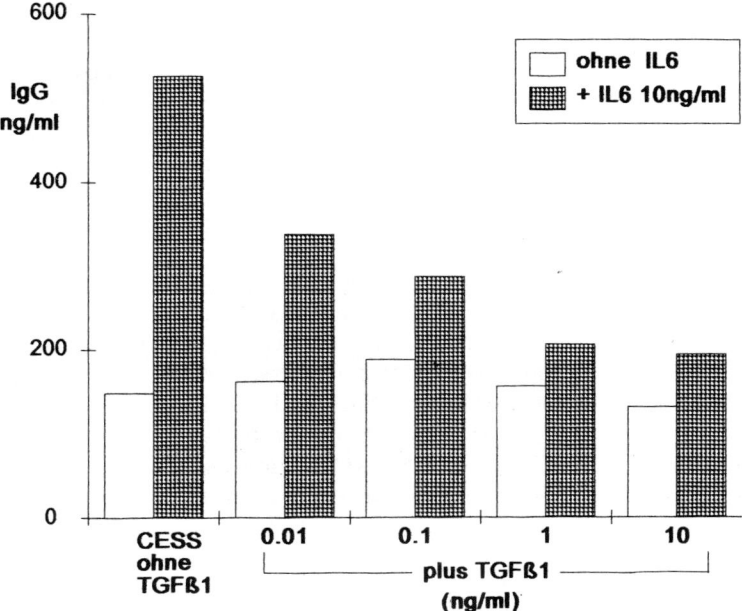

Abb. 5. Einfluß von TGFβ1 auf die IgG-Sekretion von CESS-Zellen. Die spontane, aber hohe IgG-Sekretion wird auch durch hohe TGFβ-Mengen nicht beeinflußt. Demgegenüber läßt sich eine durch IL6 weiter gesteigerte IgG-Produktion durch TGFβ1 hemmen

feration durch EBV/SAC oder die Differenzierung durch PWM oder IL6. Zu den Effekten von TGFβ3, einer weiteren für den Menschen beschriebenen Isoform (Ten Dijke et al. 1990), kann derzeit noch keine Aussage getroffen werden. Für entsprechende Versuche fehlen z. Z. noch rekombinantes TGFβ3 und zytokinneutralisierende Antikörper.

Diskussion

Die In-vitro-Untersuchungen zeigten eine deutliche Suppression sowohl der B-Zellproliferations- als auch der B-Zelldifferenzierungsantwort durch TGFβ. TGFβ konnte auch die B-Zellstimulation durch das Zytokin IL6 hemmen. Ähnliche Beobachtungen konnten von Kehrl et al. (1986) für IL2 gemacht werden. Dabei war die TGFβ-Hemmung des IL2-Effekts auf die B-Zelldifferenzierungsantwort deutlicher als auf die B-Zellproliferation. Die eigenen Untersuchungen konnten zusätzlich zeigen, daß im Gegensatz zu IL6 (bevorzugte Stimulation der IgG1-Produktion; Suematsu et al. 1989) für TGFβ kein selektiver Effekt auf einzelne IgG-Subklassen oder Isotypen beobachtet werden kann. Im murinen System konnte allerdings an LPS-stimulierten B-Zellen beobachtet werden, daß es unter TGFβ-Einfluß zu einem Wechsel des Schwerkettenisotyps mit bevorzugter IgA-Expression an der Zelloberfläche kommt (Lebman et al. 1990). Potentielle Kandidaten einer Induktion der bevorzugten IgA-Sekretion von B-Zellen in der Mukosa sind die Zytokine IL 4 und IL 5 (Übersicht bei Zeitz, 1989). Hinsichtlich des Wirkmechanismus von TGFβ auf die B-Zellproliferation konnten Smeland et al. (1987) schon früher zeigen, daß durch dieses Zytokin der Übertritt aus der G 1- in die S-Phase der Zellteilung blockiert wird. Die Hemmwirkung von TGFβ ist dabei nicht auf periphere Blut-B-Zellen beschränkt. So konnten Lee et al. (1987) für das murine System bereits eine Inhibition auf der Stufe der Prä-B-Zellen feststellen.

Für den Liganden TGFβ finden sich, wie auch schon bei früher charakterisierten Zytokinen, spezifische Rezeptoren an der Zelloberfläche. Bei Säugern konnten bislang 4 verschiedene Typen gefunden werden (Übersichten bei Massague et al. 1990; Kekow u. Gross 1992). Zumindest für epitheliale Zellen gilt der Typ-I-Rezeptor als entscheidend für die Vermittlung biologischer Effekte. Erste Rezeptorstudien an B-Zellen (Kehrl et al. 1986) konnten belegen, daß auch dieser Zelltyp TGFβ-Rezeptoren trägt. Besonders interessant ist die Beobachtung, daß es nach Stimulation mit einem B-Zellmitogen (SAC) zu einem bis zu 7fachen Anstieg der Bindung radioaktiv markierten TGFβ kam, es also offensichtlich zu einer Vermehrung der TGFβ-Rezeptoren nach Stimulation kam. Daneben ließen sich auch geringe TGFβ-Mengen in B-Zellüberständen messen ($2 \cdot 10^6$ B-Zellen: um 100 pg/ml). Nach Stimulation mit SAC ließ sich ein gut 6facher Zytokinanstieg im Vergleich mit unstimulierten B-Zellen verzeichnen. Allerdings zeigen mit PHA-stimulierte T-Zellen vielfach höhere TGFβ-Spiegel. Die Beobachtung einer TGFβ-Produktion durch B-Zellen konnte auf Programmebene durch Bestimmung der mRNA-Expression mittels Northern blot bestätigt werden. Eine weitere Charakterisierung möglicher TGFβ-Rezeptoren gelang durch Versuche mit chemischer Quervernetzung von rezeptorgebundenem, radioaktivem TGFβ1 (Kehrl et al. 1989). Die SDS-Gelelektrophorese zeigte hier 2 Rezeptorkomplexe mit einem Molekulargewicht von 65000 und 90000. Durch Kompetitionsversuche mit unmarkiertem TGFβ1 bzw. TGFβ2 ließ sich zeigen, daß hier TGFβ1 bevorzugt von beiden Rezeptoren gebunden wurde.

Die Wirkung von TGFβ auf B-Zellen ist nicht immer gleich. Für den TGFβ-Effekt ist vielmehr der Aktivierungszustand der Zielzelle entscheidend: So konnte für B-Zellen im Gegensatz zu den oben vorgestellten Daten gezeigt werden, daß die Proliferation von bereits durch Epstein-Barr-Virus (EBV) transformierten B-Zellen stimuliert werden kann (Blomhoff et al. 1987). Eigene Versuche mit EBV- oder SAC-stimulierten B-Zellen ergaben weiterhin, daß für den Effekt von TGFβ der Zeitpunkt der Zugabe in die Kultur ganz entscheidend ist: 12 h lang mit TGFβ inkubierte B-Zellen waren auch nach gründlichem Waschen nicht mehr stimulierbar, andererseits waren bereits EBV- oder SAC-vorstimulierte B-Zellen nicht mehr durch die zeitlich versetzt erfolgende TGFβ-Zugabe supprimierbar. Ähnliche Beobachtungen konnten Smeland et al. (1987) für die Stimulation mit anti-μ machen.

TGF β-Effekte dürfen hinsichtlich der In-vivo-Situation nicht isoliert betrachtet werden, sondern müssen in das Netzwerk vorwiegend pro- oder antiinflammatorischer Zytokine eingeordnet werden. Dabei sind Effekte auf andere immunkompetente Zellen zu berücksichtigen. Von Bedeutung sind hier Befunde, die eine Hemmung der IL 1- oder IL 2 vermittelten T-Zellpro-liferation durch TGF β zeigen. Daneben wird die Bildung zytotoxischer T-Zellen und LAK-(„Lymphokine activated killer"-)Zellen unterbunden. Auch die Aktivität von natürlichen Killerzellen wird gebremst. Insgesamt kann TGF β als eine Art „Bremse" eines aktivierten Immunsystems aufge-faßt werden. Auch die MHC-Klasse-II-Antigenexpression wird durch TGF β gehemmt (Palladino et al. 1990). Die wichtigsten Wirkungen von TGF β auf das Immunsystem sind:

Hemmung:
HLA-DR Expression,
Effekte der Zytokine IL 1, IL 2, IL 6, IFN γ, TNF α,
T-Lymphozytenproliferation, besonders CD 4+,
B-Lymphozytenproliferation,
B-Zelldifferenzierung (Immunglobulinproduktion),
zytotoxische T-Lymphozyten,
NK-Zellen,
LAK-Zellen,
H_2O_2- und O_2^--Produktion von Monozyten;

Stimulation:
Fcγ R III-Expression auf Monozyten,
Monozytenchemotaxis.

Spezielle Untersuchungen zum Einfluß von TGF β auf die Expression anderer Zytokine (z. B. IL 1, TNF α) ergeben ein z. T. noch widersprüch-liches Bild: Einerseits wird die Transkription anderer Zytokine stimuliert, andererseits kann auf der Produktebene keine Zytokinbildung nachgewie-sen werden (Chantry et al. 1989). Kürzlich wurde auch berichtet, daß die IL 1-induzierte IL 6-Produktion durch TGF β supprimiert werden kann und somit durch TGF β indirekt Einfluß auf die sog. Akutphaseantwort genom-men wird (Musso et al. 1990). Die Beobachtung von Zhou et al. (1991), daß durch hohe IL 6-Spiegel TGF β induziert wird, gibt zu der Vermutung Anlaß, daß TGF β eine wichtige Regulatorfunktion innerhalb des Immunsy-stems zukommt. Die Induktion von TGF β durch andere Zytokine, durch B-Zellaktivatoren (z. B. LPS), aber auch durch TGF β selbst, räumt diesem Zytokin eine wichtige antientzündliche Rolle ein.

Eine weitere wichtige Variable für die Beurteilung von TGF β-Effekten ist der Modus der TGFβ-Aktivierung. Rezeptorbindendes TGF β entsteht in vivo erst durch Abspaltung des bioaktiven TGF β-Teiles aus der inaktiven TGF β-Vorstufe (latentes TGF β; Lyons et al. 1988). Als physiologische TGF β-Aktivatoren werden derzeit Proteasen wie Kathepsin oder Plasmin angesehen (Lyons et al. 1990). Diese Besonderheit ist gerade im Zusam-

menhang mit immundiagnostischen Befunden bei entzündlichen Darmerkrankungen von Interesse. Denn bei der Colitis ulcerosa und auch beim
Morbus Crohn finden sich zirkulierende Autoantikörper gegen lysosomale
Enzyme, wie z. B. gegen Kathepsin G (Gross et al., im Druck). Dem könnte
eine vermehrte Expression der entsprechenden Enzyme in vivo zugrunde
liegen, die dann zu einer zusätzlichen TGFβ-Aktivierung, vor allem lokal,
beitragen könnte. Als Auslöser für eine unphysiologisch hohe Enzymfreiset-
zung ist eine Aktivierung der Komplementkaskade denkbar. Durch Komple-
mentspaltprodukte wird sekundär eine chemotaktische Wirkung auf poly-
morphonukleäre Leukozyten und Makrophagen ausgeübt, die dann nach
erfolgter Aktivierung (z. B. durch IL 6 und IL 8 geprimed bzw. stimuliert)
lysosomale Enzyme, neutrale Proteasen und O_2-Radikale freisetzen. TGF β
könnte ein wichtiger Gegenspieler der bei Patienten mit Colitis ulcerosa und
Morbus Crohn zu beobachtenden erhöhten B-Zellaktivität in der Mukosa
sein. So konnte parallel zur Schwere der Entzündung ein Überwiegen von
IgG-Plasmazellen (um das 30fache vermehrt) gegenüber einer nur geringen
Steigerung der Zahlen von IgA-Plasmazellen beobachtet werden (um das
3fache vermehrt; Mac Dermott 1988). Gerade die lokale und systemische
Dominanz von IgG 1 bei der Colitis ulcerosa (Rüthlein et al., 1991; Mac
Dermott et al., 1989), dem Isotyp mit der effektivsten Komplementakti-
vierung, läßt an eine IL 6-vermittelte oder zumindest IL 6-unterhaltene
B-Zellstimulation denken, die durch TGF β limitiert werden kann. Tatsächlich konnten bei diesen Patientengruppen erhöhte IL 6-Spiegel im Serum und
auch eine vermehrte lokale IL 6-Produktion beobachtet werden (Suzuki et
al., 1990; Voss et al., 1991). Sekundär erhöhte TGF β-Spiegel bei entzündlichen Darmerkrankungen wären auch gut mit Veränderungen der extrazellulären Matrix in der Darmwand vereinbar. So findet sich beim Morbus Crohn
die Tendenz zu einer vermehrten Kollageneinlagerung in die Darmwand
(Übersicht bei Stallmach et al., 1991), die durch eine TGF β-Stimulation der
Kollagenbildung (Peltonen et al., (1990) erklärt werden könnte.

Ausblick

Die vorgestellten Befunde zur Modulation der B-Zellantwort durch TGF β
und die zahlreichen, im Detail noch nicht verstandenen lokalen Phänomene
bei chronisch-entzündlichen Darmerkrankungen sollten Anlaß sein, hier
verstärkt auch die Expression der antiinflammatorischen Zytokine systema-
tisch zu untersuchen. Neben der Analyse von TGF β in seinen verschiedenen Isoformen durch Bioassays bietet sich heute die Möglichkeit, durch
molekularbiologische Techniken, wie z. B. durch die Polymerase Chain
Reaction (PCR) oder die In-situ-Hybridisierung, gezielt eine Zytokinexpres-
sion auch in Darmbiopsien zu untersuchen. Weitere Untersuchungen müßten auch der Fragestellung Rechnung tragen, ob und inwieweit die mukosalen B-Zellen ein ähnliches Reaktionsmuster zeigen wie die hier vorgestellten
peripheren B-Zellen Gesunder.

Literatur

1. Baumann H, Prowse KR, Marinkovic S, Won K-A, Jahreis GP (1989) Stimulation of hepatic acute phase response by cytokineses and glucocorticoids. Ann N Y Acad Sci 557:280–286
2. Blomhoff HK, Smeland E, Mustafa AS, Godal T, Ohlsson R (1987) Epstein-Barr virus mediates a switch in responsiveness to transforming growth factor, type beta, in cells of the B cell lineage. Eur J Immunol 17:299–301
3. Böyum A (1968) Separation of leucocytes from blood and bone marrow. Scand J Clin Lab Invest 97:77–89
4. Braegger CP, Nicholls S, Murch SH, Stephens S, Mac Donald TT (1992) Tumor necrosis factor alpha in stool as a marker of intestinal inflammation. Lancet 339:89–91
5. Chantry D, Turner M, Abney E, Feldmann M (1989) Modulation of cytokine production by transforming growth factor-β. J Immunol 142:4295–4300
6. Cominelli F, Nast CC, Clark BD, Schindler R, Lierena R, Eysselein VE, Thompson RC, Dinarello CA (1990) Interleukin 1 (IL-1) gene expression, synthesis, and effect of specific IL-1 receptor-blockade in rabbit immune complex colitis. J Clin Invest 86:972–980
7. Deusch K, Pluschke G, Wagner F, Köhne S, Daum S, Reich K, Pfeffer K, Classen M (1991) T-Zell-Rezeptorrepertoire und Zytokinproduktion von humanen Darmlymphozyten. In: Seifert J, Ottenjann R, Zeitz M, Bockemühl J (Hrsg) Ökosystem Darm III. Immunologie, Mikrobiologie, Morphologie, Springer, Berlin, Heidelberg New York Tokyo, S 52–58
8. Gross WL (1989) Polyclonal B-cell activation by bacteria that induce nonsuppurative sequelae. Rheumatol Int 9:205–211
9. Gross WL, Csernok E, Flesch (1992) „Classic" anti-neutrophil cytoplasmic autoantibodies (cANCA) „Wegener's autoantigen" and their immunopathogenic role in Wegener's granulomatosis. J Autoimmun (in press)
10. Kehrl JH, Roberts AB, Wakefield LM, Jakowlew S, Sporn MB, Fauci AS (1986) Transforming growth factor beta is an important immunomodulatory protein for human B lymphocytes. J Immunol 137:3855–3860
11. Kehrl JH, Taylor AS, Delsing GA, Roberts AB, Sporn MB, Fauci AS (1989) Further studies of the role of transforming growth factor-β in human B cell function. J Immunol 143:1868–1874
12. Kekow J, Wachsman W, MacCutchan JA, Cronin M, Carson DA, Lotz M (1990) Transforming growth factor β and noncytopathic mechanisms of immunodeficiency in human immunodeficiency virus infection. Proc Natl Acad Sci USA 87:8321–8325
13. Kekow J, Gross WL (1992) Transforming-Growth-Factor β: Wirkungsweise und klinische Bedeutung. Dtsch Med Wochenschr 117:228–235
14. Kuruvilla AP, Shah R, Hochwald GM, Liggitt HD, Palladino MA, Thorbecke GJ (1991) Protective effect of transforming growth factor β1 on experimental autoimmune diseases in mice. Proc Natl Acad Sci USA 88:2918–2921
15. Lebman DA, Lee FD, Coffman RL (1990) Mechanism for transforming growth factor β and IL-2 enhancement of IgA expression in lipopolysaccharide-stimulated B cell cultures. J Immunol 144:952–959
16. Lee G, Ellingsworth LR, Gillis S, Wall R, Kincade PW (1987) β transforming growth factors are potential regulators of B lymphopoiesis. J Exp Med 166:1290–1299
17. Ligumsky M, Simon PL, Karmeli F, Rachmilewitz D (1990) Role of interleukin 1 in inflammatory disease-enhanced production during active disease [see comments]. Gut 31:686–689
18. Lyons RM, Keski-Oja J, Moses HL (1988) Proteolytic activation of latent transforming growth factor-beta from fibroblast-conditioned medium. J Cell Biol 106:1659–1665
19. Lyons RM, Gentry LE, Purchio AF, Moses HL (1990) Mechanism of activation of latent recombinant transforming growth factor beta 1 by plasmin. J Cell Biol 110:1361–1367

20. Mac Dermott RP (1988) Altered secretion patterns of IgA and IgG subclasses by IBD intestinal mononuclear cells. In: Goebell H, Peskar BM, Malchow H (eds) Inflammatory bowel disease. Basic research and clinical implications. MTP, Lancaster Boston The Hague, pp 105–111

21. Mac Dermott RP, Nash GS, Auer IO, Shlien R, Lewis BS, Madassory J, Nahm MH (1989) Alterations in serum immunoglobulin G subclasses in patients with ulcerative colitis and Crohn's disease. Gastroenterology 96:764–769

22. Mac Donald TT, Hutchings P, Choy M-Y, Murch S, Cooke A (1990) Tumor necrosis factor-alpha and interferon-gamma production measured at the single cell level in normal and inflamed human intestine. Clin Exp Immunol 81:301–305

23. Mahida YR, Wu K, Jewell DP (1989) Enhanced production of interleukin 1-β by mononuclear cells isolated from mucosa with active ulcerative colitis of Crohn's disease. Gut 30:835–838

24. Massague J, Cheifetz S, Boyd FT, Andres JL (1990) TGF-β receptors and TGF-β binding proteoglycans: Recent progress in identifying their functional properties. Ann N Y Acad Sci 593:59–72

25. Musso T, Espinoza-Delgado I, Pulkki K, Gusella GL, Longo DL, Varesio L (1990) Transforming growth factor beta downregulates interleukin-1 (IL-1)-induced IL-6 production by human monocytes. Blood 76:2466–2469

26. Nakajima K, Martinez-Masa O, Hirano T, Breen EC, Nishanian PG, Salazar-Gonzalez JF, Fahey JL, Kishimoto T (1989) Induction of Il-6 (B cell stimulatory factor-2/IFN-beta 2) production by HIV. J Immunol 142:531–536

27. Palladino MA, Morris RE, Starnes HF, Levinson AD (1990) The transforming growth factor-betas. A new familiy of immunoregulatory molecules. Ann N Y Acad Sci 593:181–187

28. Peltonen J, Kahari L, Jaakkola S, Kahari VM, Varga J, Uitto J, Jimenez SA (1990) Evaluation of transforming growth factor beta and type I procollagen gene expression in fibrotic skin diseases by in situ hybridization. J Invest Dermatol 94:365–371

29. Roberts AB, Sporn MB (1988) Transforming growth factor beta. Adv Cancer Res 51:107–145

30. Rüthlein J, Burghardt W, Mössner J, Ibe M, Auer IO (1991) Produktion von Gesamt-IgG und der IgG1-Subklasse durch intestinale mononukleäre Zellen bei Colitis ulcerosa, Morbus Crohn und Kontrollen. In: Seifert J, Ottenjann R, Zeitz M, Bockemühl J (Hrgs) Ökosystem Darm III. Immunologie, Mikrobiologie, Morphologie. Springer, Berlin Heidelberg New York Tokyo, S 69–76

31. Satsangi J, Wolstencroft RA, Cason J, Ainley CC, Dumonde AC, Thompson RPH (1987) Interleukin 1 in Crohn's disease. Clin Exp Immunol 67:594–605

32. Schindler R, Mancilla J, Endres S, Ghorbani R, Clark SC, Dinarello CA (1990) Correlations and interactions in the production of interleukin-6 (IL-6), IL-1, and tumor necrosis factor (TNF) in human blood mononuclear cells: IL-6 suppresses IL-1 and TNF. Blood 75:40–47

33. Schröder P (1980) Isolierung von Subpopulationen menschlicher mononukleärer Zellen und ihr Verhalten in der Lymphozytentransformation in vitro. Med. Dissertation, Univ.Kiel

34. Smeland EB, Blomhoff HK, Holte H, Ruud E, Beiske K, Funderud S, Godal T, Ohlsson R (1987) Transforming growth factor type β (TGFβ) inhibits G1 to S transition, but not activation of human B lymphocytes. Exp Cell Res 171:213–222

35. Sporn MB, Roberts AB (1989) Transforming in growth factor-β: Multiple actions and potential clinical applications. JAMA 262:938–941

36. Stallmach A, Matthes H, Riecken EO (1991) Wechselwirkung zwischen immunkompetenten Zellen und der extrazellulären Matrix im Gastrointestinaltrakt und deren Relevanz in der Pathogenese chronisch-entzündlicher Darmerkrankungen. In: Seifert J, Ottenjann R, Zeitz M, Bockemühl J (Hrsg) Ökosystem Darm III. Immunologie, Mikrobiologie, Morphologie. Springer, Berlin Heidelberg New York Tokyo, S 121–129

37. Suematsu S, Matsuda T, Aozasa K, Akira S, Nakano N, Ohno S, Miyazaki J, Yamamura K, Hirano T, Kishimoto T (1989) IgG1 plasmacytosis in interleukin 6 transgenic mice. Proc Natl Acad Sci USA 86:7547–7551
38. Suzuki Y, Saito H, Kasanuki J, Kishimoto T, Tamura Y, Yoshida S (1990) Significant increase of interleukin 6 production in blood mononuclear leukocytes obtained from patients with active inflammatory bowel disease. Life Sci 47:2193–2197
39. Ten Dijke P, Iwata KK, Thorikay M, Schwedes J, Stewart A, Pieler C (1990) Molecular characterisation of transforming growth factor type β3. Ann N Y Acad Sci 593:26–42
40. Voss A, Steffen M, Reinecker C, Raedler A (1991) Regulation der mukosalen Immunantwort durch inflammatorische Zytokine. In: Seifert J, Ottenjann R, Zeitz M, Bockemühl J (Hrsg) Ökosytem Darm III. Immunologie, Mikrobiologie, Morphologie. Springer, Berlin Heidelberg New York Tokyo, S 45–50
41. Zeitz M (1989) Initiierung und Regulation der Immunantwort im darmassoziierten Immunsystem. In: Müller J, Ottenjann R, Seifert J (Hrgs) Ökosystem Darm. Morphologie, Mikrobiologie, Immunologie. Springer, Berlin Heidelberg New York Tokyo, S 191–197
42. Zhou D, Munster A, Winchurch RA (1991) Pathologic concentration of interleukin 6 inhibit T-cell responses via induction of activation of TGFβ. FASEB J 5:2582–2585

Regulation der sekretorischen IgA-Antwort im Darm

T. Gottwald, R. Teichmann, H. D. Becker

Der Darm stellt die größte Kontaktfläche des Körpers mit antigenem Material dar. Ein redundantes Barrieresystem steht dem gegenüber.

---

a) Nichtadaptive Faktoren:
- intestinale Flora,
- Magen-, Darm-, Pankreassekrete (luminale Barriere),
- Peristaltik,
- Leberfiltration (30 % RES-Anteil),
- antibakterielle Substanzen (Gallensalze, Lysozym),
- zelluläre Barriere (Epithel).

b) Adaptive Immunmechanismen:
- sekretorisches IgA,
- zelluläre Immunmechanismen,
- andere Immunglobuline (IgM, IgG, IgE).

Die antigenunspezifischen Abwehrmechanismen ergänzen dabei die Funktion eines eigenständigen enterischen Immunsystems „gut associated lymphoid tissue", GALT [4].

Es unterscheidet sich funktionell und morphologisch vom übrigen Immunsystem. Der Großteil der Immunglobuline in intestinalen Sekreten wird als Polymer sezerniert. Das sekretorische IgA (sIgA) ist dabei der bei weitem dominierende Isotyp [18]. Es ist ein Dimer, in dem 2 Moleküle über eine Verbindungskette („J-chain") verbunden sind; das Produkt entsteht aus einer lokalen Synthese durch Plasmazellen in der Lamina propria in Zusammenarbeit mit dem Epithel. Letzteres bindet das IgA-Dimer während des transepithelialen Transports (Transzytose) an die sekretorische Komponente (SC [22]). sIgA hat durch seine Struktur besondere bio- und immunchemische Eigenschaften, die es resistent machen gegen proteolytische Aktivitäten körpereigener Sekrete und Mikroorganismen. Die Funktion des sIgA ist die Protektion des Organismus im Sinne einer Antigenausschaltung, ohne dabei eine Entzündungsreaktion hervorzurufen. Im Unterschied zu anderen Ig-Klassen aktiviert es nämlich kaum das Komplementsystem und verhindert weitgehend die

Phagozytose, die Chemotaxis und die antikörperabhängige zelluläre Zytotoxizität [18, 22].

Die sIgA-Produktion involviert von der Antigenerkennung bis zur IgA-Sekretion die meisten immunkompetenten Strukturen und Zellen des GALT und ist vielfältigen Einflußgrößen ausgesetzt. Einige sollen im folgenden exemplarisch herausgestellt werden. Insbesondere die mögliche Rolle des Darmepithels bei der Antigenaufnahme und die Verbindungen des GALT zum Neuroendokrinium haben in letzter Zeit besondere Aufmerksamkeit erregt, sind aber in ihrer Bedeutung jedoch erst bruchstückhaft erforscht worden.

Antigenaufnahme im Intestinum

Um eine antigenspezifische Barriere aufbauen zu können, die zwischen „selbst" und „nicht selbst" unterscheidet und entsprechende zelluläre humorale Immunreaktionen beherrscht, muß in jedem Fall Antigen in kleinen Mengen erst einmal aufgenommen werden, um später gezielt neutralisiert werden zu können.

Verschiedene Mechanismen der Antigenaufnahme und Antigenverarbeitung werden diskutiert. Der weithin anerkannte Weg benützt die Peyer-Plaques (PP) als afferenten Schenkel zum GALT. Die spezielle Oberflächenstruktur des Epithels und die sog. M-Zelle prädestinieren sie für die Aufnahme ganzer Partikel bis zur Größe von Bakterien [7]. MHC-Klasse-II-positive dendritische Zellen präsentieren hier das Antigen direkt oder über Makrophagen den lokalen T-Helfer- und T-Suppressorzellen. Diese bestimmen abhängig von verschiedenen nur zum Teil geklärten Kofaktoren (Adhäsionsmoleküle, Lympho- und Zytokine) die weitere Reaktion [8]. In einem Tierversuch konnte jedoch in vivo am Modell der Induktion oraler Toleranz von uns gezeigt werden, daß dies nicht der einzige Weg der Antigenaufnahme im Darm sein dürfte [16]. Als Antigen wurden dabei Schafserythrozyten (SRBC), ein T-Zell-abhängiges Antigen, verwendet. Diese (10^{10} Zellen) wurden an 5 aufeinanderfolgenden Tagen über eine Sonde ins Duodenum von Wistar-Ratten appliziert. Am 6. Tag erfolgte die systemische Immunisierung durch Injektion von 2mal 10^8 Zellen intraperitoneal. 5 Tage nach Immunisierung wurden IgA-produzierende Zellen u. a. in der Milz über einen modifizierten Jerne-Plaqueassay gemessen. Die Kontrolltiere beider Gruppen erhielten lediglich die i.p.-Injektion. Die Rolle der PP wurde untersucht, indem bei entsprechenden Tieren sämtliche PP operativ entfernt und die Tiere 4 Wochen später dem gleichen Fütterungs- und Immunisierungsprotokoll unterzogen wurden. Die Induktion oraler Toleranz und somit die Antigenaufnahme im Darm war bei Tieren ohne PP die gleiche wie bei denen mit PP. Die Ergebnisse sind in Abbildung 1 dargestellt. Diese Beobachtung steht im Einklang mit neuesten Ergebnissen verschiedener Arbeitsgruppen (in vitro), die MHC-II-Klasse-positiven Epithelzellen ebenfalls die Fähigkeit der direkten Anti-

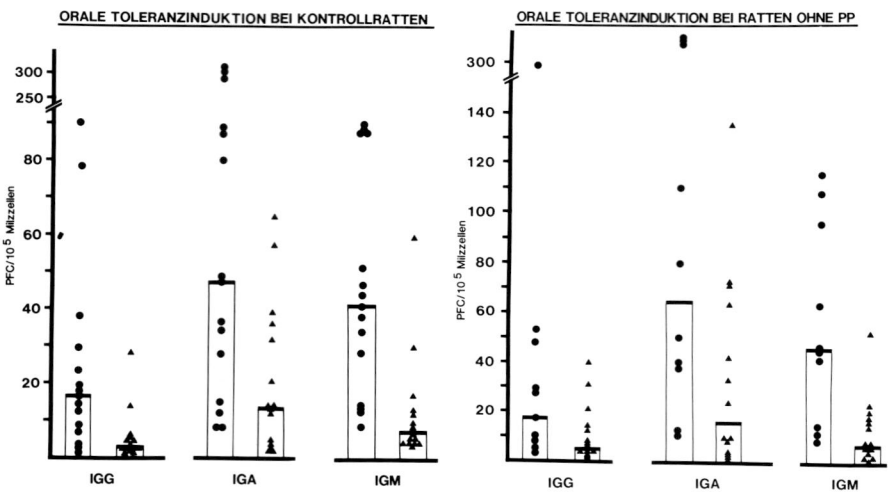

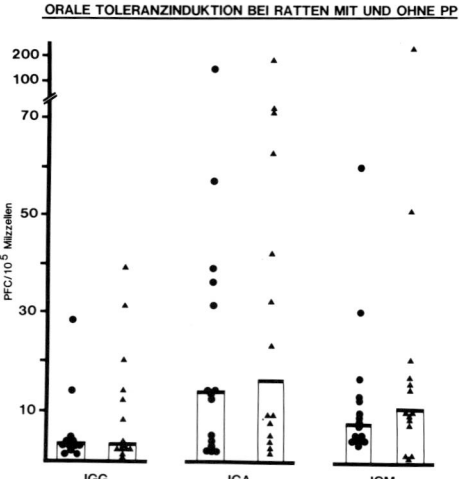

Abb. 1. Orale Toleranzentwicklung bei Wistar-Ratten mit und ohne Payer-Plaques (PP). Orale Toleranz ließ sich bei Kontrollratten und Tieren ohne PP indizieren. Auch die absolute Größe der Ig-Antworten war bei beiden Tiergruppen gleich (p < 0,05, Wilcoxon-Test)

genpräsentation an immunkompetente T-Zellen zuschreiben [8, 27]. Diese mögliche Rolle der intestinalen Epithelzellen als antigenpräsentierende Zellen ist u. U. von besonderer Bedeutung für den Mechanismus der oralen Toleranz, die ein einzigartiges Phänomen entlang aller immunologisch intakten Mukosaoberflächen ist [12]. In anderen Geweben geht die MHC-Klasse-II-Expression auf Epithelzellen mit Autoimmunerkrankungen einher [30]. Die für die Funktion des Darmepithels wichtige Regulation der MHC-Klasse-II-Antigenexpression scheint durch Zytokine (γ-Interferon [40], Infektionen (Nippostrongylus brasiliensis [26]), und andere Immunmodulatoren beeinflußbar zu sein.

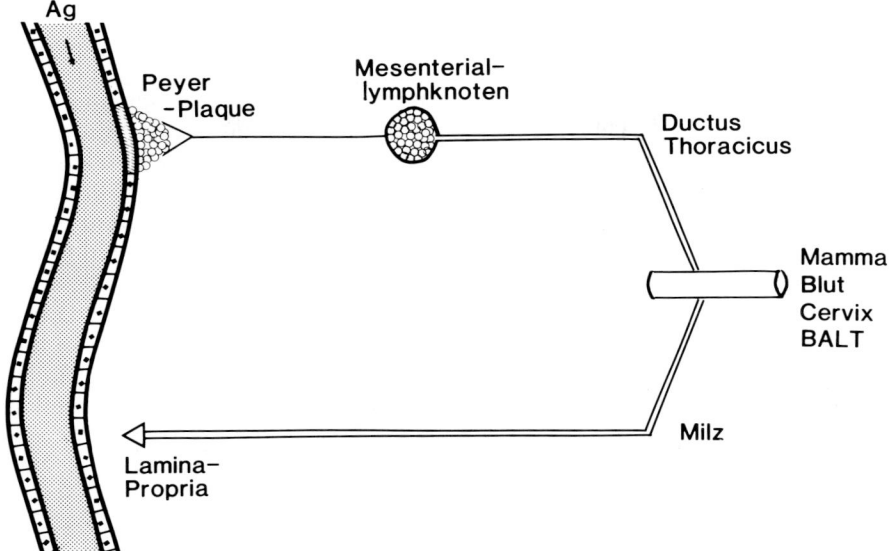

Abb. 2. „Homingmechanismus" der IgA produzierenden Plasmazelle. Auch andere Mukosaoberflächen werden von einigen Plasmazellen besiedelt, die im Darm ihren Ursprung nahmen (*Ag* Antigen, *BALT* „bronchus assoziated lymphoid tissue")

Homing –
Lymphozytenwanderung nach Antigenkontakt im Darm

Die Untersuchungen zur Induktion oraler Toleranz bedienten sich eines wichtigen Phänomens, das als „homing" bekannt ist (Abb. 2). Es ist eine wichtige Basis für die lokale Immunantwort im Darm. Nach Antigenaufnahme, Aufbereitung durch Antigen präsentierende Zellen und Weitergabe an T-Lymphozyten induzieren diese z.T. die Entwicklung lokaler B-Lymphozyten zu IgA-produzierenden Plasmazellen. Während dieser Entwicklung wandern die Zellen zum kleineren Teil hämatogen über die Pfortader und Leber, zum größeren Teil lymphogen über die mesenterialen Lymphknoten (MLK) und den Ductus thoracicus in den großen Kreislauf, um schließlich am Ausgangspunkt in der Lamina propria des Darms als reife Plasmazellen zu siedeln [20, 23]. Dieses Siedlungsverhalten ist antigen- und ortsspezifisch [31, 32]. Die lokale Extravasation der Plasmazellen, die hier ihren Ausgang nahmen, scheint in erster Linie von Mechanismen einer selektiven endothelialen Erkennung organspezifischer Rezeptoren in den postkapillären Venolen des betreffenden Organs abhängig zu sein [10, 39]. Allerdings siedeln einige Zellen auch in ursprungsfernen Geweben (Abb. 2). So haben sämtliche Schleimhautoberflächen einen dem Milieu, in dem der Organismus sich befindet, angepaßten Antikörperschutz. Der Säugling erhält diesen „antiseptischen Anstrich" (Hermans, zit. nach [11]) aus der Muttermilch.

Sekretion lokal produzierter Immunglobuline durch das Darmepithel

Die besonderen Eigenschaften des sekretorischen IgA werden ihm erst durch den letzten Schritt der Bindung des Dimers an die sekretorische Komponente (SC beim transepithelialen Transport verliehen. Die sekretorische Komponente fungiert dabei als Rezeptorprotein in der Membran der Epithelzellen, welches in Gegenwart der „J-chain" das IgA-Dimer aufnimmt, transzellulär transportiert und schließlich in das Darmlumen sezerniert [5]. Die sekretorische Komponente stabilisiert die Struktur des sIgA und macht es resistenter gegen Proteolyse [24]. Der transepitheliale Transport ist zumindest über die Expression von SC regulierbar: Sowohl γ-Interferon als auch Tumornekrosefaktor α können als Beispiel den intrazellulären Spiegel und die epitheliale Expression von SC steigern [6] und somit den sIgA-Pool beeinflussen.

Nerven, Neuropeptide, Zytokine und die Regulation des sIgA

Der erste Schritt einer Zellaktivierung setzt die Interaktion zwischen Membranrezeptoren und dem stimulierenden Agens voraus. In den letzten Jahren mehren sich die Hinweise, daß Zytokine, wie weiter oben am Beispiel von SC und Epithelzellen gezeigt wurde, und Neuropeptide auch verschiedene immunkompetente Zellen beeinflussen können. So wurden VIP-Rezeptoren (VIP = „vasoactive intestinal peptide") auf T-Lymphozyten gefunden [13, 29] und Substanz-P-Rezeptoren (SP-Rezeptoren) auf T- und B-Lymphozyten [36]. Diese In-vitro-Ergebnisse müssen allerdings noch vorsichtig beurteilt werden, da die Rezeptorenexpression vom Entwicklungsstadium der betreffenden Zellen und von einem z. T. sehr schnellen Wechsel zwischen Expression und Verschwinden dieser Rezeptoren geprägt ist. So ist die Rezeptordichte oft nur sehr dünn und die physiologische Bedeutung daher fraglich. Schließlich spielen auch Inkubationszeiten und Dosis der verschiedenen Faktoren wohl eine erhebliche Rolle. Nicht zuletzt scheinen diese Regulationsmechanismen auch Ig-isotyp- und organspezifisch zu sein: So reagierte zum Beispiel die IgA-Synthese stärker als die IgG- oder IgM-Synthese; Lymphozyten aus PP waren sensibler gegenüber Substanz P (SP) als Milzlymphozyten [37]. Eigene Untersuchungen an endoskopisch gewonnenen Mukosabiopsaten zeigten auch am Menschen, daß SP und VIP die Sekretion von IgA positiv beeinflussen können: VIP (zwischen $1,5 \cdot 10^{-9}$ molar und $1,5 \cdot 10^{-11}$ molar) bewirkte nach 3stündiger Inkubation mit Mukosabiopsaten eine Steigerung des IgA im Überstand um ca. 50 %. SP ($7 \cdot 10^{-11}$ molar) erbrachte sogar eine Verdoppelung der IgA-Konzentration. Die Interpretation dieser präliminären, noch nicht veröffentlichten Daten bedarf jedoch noch weiterer Versuchsreihen. Immerhin waren interessanterweise physiologische Dosen von SP und VIP ausreichend, um eine Reaktion hervorzurufen.

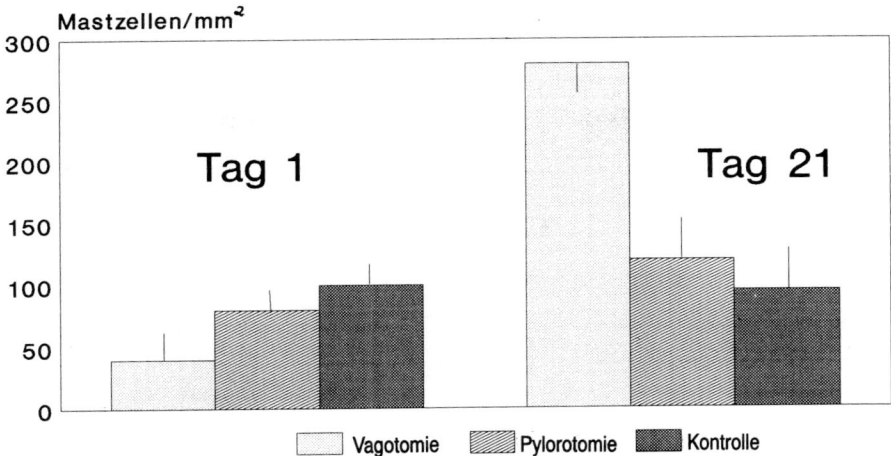

Abb. 3. Mastzellen im luminalen Anteil der Magenmukosa. Die Veränderungen der Mastzellzahlen zu verschiedenen Zeiten nach Vagotomie waren statistisch signifikant (p < 0,002). Gruppen von 3 oder 4 Tieren

Vor diesem Hintergrund gewinnen nun neueste morphologische Daten an weiterer Bedeutung. Mit immunhistochemischen und elektronenmikroskopischen Mitteln konnte eine enge Beziehung zwischen SP-positiven Nervenfasern und immunkompetenten Zellen wie Mukosamastzellen und Plasmazellen nachgewiesen werden [3, 38]. Die Wahrscheinlichkeit einer funktionellen Interaktion zwischen Nerven und bestimmten Immunzellen konnte in vivo erst ansatzweise bestätigt werden. Ganguly et al. fanden das Ausbleiben einer streßinduzierten Abnahme von Mastzellen in der Mukosa des Rattenmagens nach trunkulärer Vagotomie [17]. Dimitriadou et al. berichteten von einer Abnahme von Bindegewebsmastzellen in der Dura mater von Ratten nach elektrischer Stimulation des Ganglion des N. trigeminus [15]. Wir selbst konnten zuletzt einen signifikanten Anstieg der Mastzellzahlen in der Mukosa des Rattenmagens 3 Wochen nach einer subdiaphragmalen Vagotomie zeigen (Abb. 3) und eine gleichzeitige signifikante Abnahme in der Lamina propria des Jejunums. Helme et al. zeigten, daß die Immunantwort auf SRBC in den MLK nach perinataler Behandlung der Versuchstiere mit Capsaicin praktisch aufgehoben war [21]. Capsaicin verhindert dauerhaft die SP-Bildung und SP-Nutzung in den Nervenfasern so behandelter Tiere. Eigene erste Daten zum Einfluß der Vagotomie auf die lokale IgA-Produktion im Gastrointestinaltrakt von Ratten zeigen ebenfalls eine deutliche Abnahme der IgA-Spiegel im Jejunum 4 Wochen nach Vagotomie (Publikation in Vorbereitung). Die Daten sind konsistent mit denen der Mastzellen. An welchem Punkt der Immunantwort SP interveniert, ist noch unklar. Nach den vorliegenden Daten ist es vorstellbar, daß dies bei der Antigenaufnahme (Epithel), der Rekrutierung von T-Zellen, der

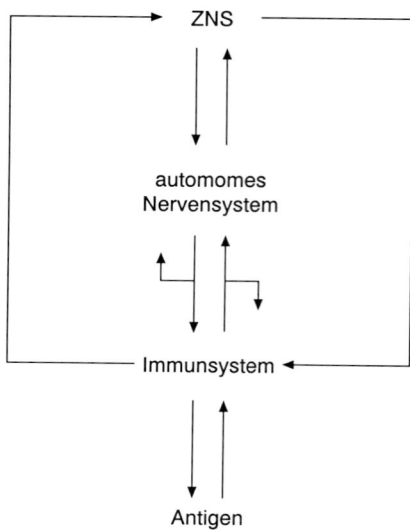

Abb. 4. Hypothetisches Modell der Interaktion zwischen Nervensystem und immunologischer Regulation im Darm

direkten Beeinflussung der B-Zellen und/oder deren „Homingverhalten" sowie über einen Effekt auf das Kapillarsystem geschieht. Ob das extrinsische oder das intrinsische Nervensystem dabei führt oder beide gleich bedeutend sind, ist ebenfalls noch unklar. Das aktuelle Wissen auf diesem Gebiet läßt sich jedoch, wie in Abbildung 4 dargestellt, hypothetisch zusammenfassen.

Klinische Bedeutung des GALT am Beispiel der bakteriellen Translokation

Die Adhärenz von Bakterien an intestinale Epithelzellen dürfte ein wichtiges auslösendes Moment für die bakterielle Translokation, also den ungehinderten Durchbruch der Mukosabarriere durch Bakterien und Viren sein. Diese Translokation wird normalerweise verhindert durch unspezifische (s. oben) und spezifische (sIgA) Mechanismen [25]. Es gibt Daten, denen zufolge sIgA allein, ohne die unspezifischen Mechanismen, ausreichen soll, die Durchwanderung der Epithelschicht durch Salmonella typhimurium zu verhindern [28]. Alverdy et al. berichten, daß bei totaler parenteraler Ernährung bakterielle Translokationen in den MLK auftreten bei gleichzeitiger deutlicher Verminderung von sIgA in der Saliva und einem signifikanten Abfall der Plasmazellzahlen in der Lamina propria des Darmes [1, 2]. Katabole Zustände nach Verbrennungen, Schock, Sepsis und Trauma gehören ebenfalls zu den Auslösern einer bakteriellen Translokation [33].

Tabelle 1. Gehalt von sekretorischem IgA (sIgA) in Jejunum und Ileum, Schleimhauthomgenisat und Efluat (Statistik: U-Test)

Jejunum und Ileum unter Standard- und Elementardiät

| Gruppe | sIgA [g/cm] | |
	Jejunum[a]	Ileum[b]
Standarddiät (n = 12)	17,7 (+ 3,8)	31,3 (± 8,1)
Elementardiät (n = 10)	11,1 (+ 5,9)	13,8 (± 4,9)

Schleimhauthomogenisat

| Gruppe | sIgA [g/cm] | |
	Jejunum[b]	Ileum[b]
Standarddiät (n = 12)	13,8 (+ 1,8)	16,4 (± 4,7)
Elementardität (n = 10)	7,7 (+ 4,3)	3,7 (± 2,9)

Efluat

| Gruppe | sIgA [g/cm] | |
	Jejunum	Ileum
Standarddiät (n = 12)	3,9 (+ 2,5)	14 (± 5,1)
Elementardiät (n = 10)	3,1 (+ 2,6)	10,9 (± 5)

[a] p < 0,01.
[b] p < 0,001.

Die Daten zum sIgA-Abfall bei Fehlen eines normalen enteralen Nährstoffangebotes sind z. T. nur semiquantitativ, messen nur monomeres IgA und stammen aus Messungen in der Galle, obwohl diese zumindest beim Menschen nur eine untergeordnete Rolle für die Bereitstellung der antigenspezifischen Schleimhautbarriere spielt [14]. Wir untersuchten deshalb an einem Tiermodell die quantitativen Veränderungen von sekretorischem IgA in Darmwand und -lumen in Abhängigkeit von verschiedenen Ernährungsformen [19]. Tatsächlich zeigten die Messungen in den Überständen von Mukosahomogenisaten des Jejunum und Ileums bei Ratten unter einer flüssigen, faserfreien Elementardiät einen signifikanten Abfall des sIgA (Tabelle 1). Diese Dysfunktion des GALT könnte auf das Fehlen von Bestandteilen wie Fasern einer Normaldiät zurückzuführen sein.

Der Zusatz des wichtigsten Energiesubstrates für das Darmepithel (L-Alanyl-L-Glutamin) zu jener Elementardiät verbesserte die beeinträchtigte Barrierefunktion in unseren Versuchen im Gegensatz zu denen anderer Arbeitsgruppen [9] jedoch nicht [34]. Der Zusatz von Zellulose zur Diät erbrachte dagegen einen signifikanten Rückgang der Translokationsinzidens [35].

Zukünftige Untersuchungen dieser vielfach noch hypothetischen zellulären Interaktionen sollten über neue Erkenntnisse zur Rolle des sIgA und ein besseres Verständnis vieler intra- und extraintestinaler Erkrankungen letztlich zu neuen Therapieformen führen.

Literatur

1. Alverdy JC, Aoys E, Moss GS (1988) Total parenteral nutrition promotes bacterial translocation from the gut. Surgery 104:185
2. Alverdy JC, Weiss A, Carrington P, Aoys E (1990) The effect – of total parenteral nutrition on gut lamina propria plasma cells. JPEN 14 [Suppl]:8
3. Arizono N, Matsuda S, Hattori T, Kojiina Y, Maeda T, Galli S (1990) Anatomical variation in mast cell nerve association in the rat small intestine, heart, lung and skin. Lab Invest 62/5:626
4. Bienenstock J, Befus AD (1980) Mucosal immunology. Immunology 41:249
5. Brandtzaeg P (1985) Role of J chain and secretory component in receptor-mediated glandular and hepatic transport of immunoglobulins in man. Scand J Immunol 22:111
6. Brandtzaeg P, Sollid LM, Thraue PS, Kuale DS, Bjerke K, Scott H, Kett K, Rognum TO (1988) Lymphoepithelial interactions in the mucosal immune system. Gut 29:1116
7. Brandtzaeg P, Bjerke K (1990) Immunomorphological chracteristic of human Peyer's patches. Digestion 46 [Suppl 2]:262
8. Brandtzaeg P, Halstensen TS, Hutifeldt HS, Krajci P, Kvale D, Scott H, Thrane PS (1992) Epithelial expression of HLA, secretory component (poly Ig-receptor) and adhesion molecules in the human alimentary tract. Ann N Y Acad Sci (in press)
9. Burke DJ, Alverdy JC, Moss GS (1989) Glutamine-supplemented total parenteral nutrition improves gut immune function. Arch Surg 124:1396
10. Butcher EC, Scolly RG, Weissman JC (1980) Organ specificity of lymphocyte migration: mediations by highly selective lymphocyte interaction with organ specific determinats on HEV. Eur J Immunol 10:556
11. Cebra JJ et al. (1977) The secretory IgA system of the gut. In: Immunology of the gut. Ciba foundation symposium 46, pp 5–28
12. Chase MW (1946) Inhibition of experimental drug allergy by prior feeding of the sensitizing agent. Proc Soc Exp Biol Med 61:257
13. Danek A, O 'Dorisio SM, O'Dorisio TM, George TM (1983) Specific binding sites for vasoactive intestinal polypeptide on nonadherent peripheral blood lymphocytes. J Immunol 131:1173
14. Delacroix DL, Vaerman JP (1983) Function of the human liver in IgA homeostasis in plasma. Ann N Y Acad Sci 409:383
15. Dimitriadon V, Buzzi MG, Moskowitz MA, Theoharides TC (1991) Trigeminal sensory fiber stimulation induces morphological changes reflecting secretion in rat dura mater mast cells. Neuroscience 44/1:97
16. Enders G, Gottwald T, Brendel W (1986) Induction of oral tolerance in rats without Peyer's patches. Immunology 58:311
17. Ganguly AK, Sathiamoorthy SS, Bhatnagar OP (1978) Effect of subdiaphragmatic vagatomy on astric mucosal mast cell population in pylorus ligated rats. Quart J Exp Physiol 63:89
18. Goldblum RM (1990) The role of IgA in local immune protection. J. Clin Immunol 10 (6):64 S
19. Gottwald T, Späth G, Haas W, Teichmann R (1991) Dysfunction of the mucosa associated lymphoid tissue (sIgA) due to dietary changes. Langenbecks Arch Chir [Suppl]:469
20. Guy-Grand D, Griscelli C, Vassalli P (1974) The gut associated lymphoid system: Nature und properties of the large dividing cells. Eur J Immunol 4:435

21. Helme RD, Eglezos A, Dandie GW, Andrews PV, Boyd RL (1987) The effect of substance P on the regional lymph node antibody response to antigenic stimulation in capsaicus-pretreated rats. J Immunol 139:3470
22. Kerr MA (1990) The structure and function of human IgA. Biochem J 271:285
23. Lamm ME (1976) Cellular aspects of IgA. Adv Immunol 22:223
24. Lindh E (1974) Increased resistance of immunoglobulins A to proteolytic degradation after binding of secretory component. J Immunol 114284
25. Mc Nabb PC, Tomasi TB (1981) Host defense mechanismus at the mucosal surface. Ann Rev Microbiol 138:976
26. Masson SD, Perdue MH (1990) Changes in distribution of Ia antigen on epithelium of the jejunum and ileum in rats infected with Nippostrongylus brasiliensis. Chir Immunol Immunopathol 57:83
27. Mayer L, Eisenhardt D, Salomon P, Bauer W, Plons R, Piccimini L (1991) Expression of class II molecules on intestinal epithelial cells in humans; differences between normal and inflammatory bowel disease. Gastroenterology 100:3
28. Michetti P, Mohan MJ, Porta N, Blum AL, Krakenbuhl JP, Mekalanos JI, Nentra MR (1992) A single monoclonal IgA is sufficient to prevent polarized MDCK cell monolayer invasion by S.tyhimurium. Gastroenterology 102 [Suppl 4]:A 665
29. Ottaway CA, Greenberg GR (1984) Interaction of vasoactive intestinal peptide with mouse lymphocytes: specific binding and the modulation of mitogen response. J Immunol 132:417
30. Parfrey NA, Prud'Homme GJ (1990) Patterns of MHC antigen modulation in cyclosporine-induced autoimmunity: implications for pathogenesis. Am J Pathol 136:479
31. Parrott DMW (1976) The gut as a lymphoid organ. Clin Gastroenterol 5:211
32. Rudzik O, Clancy RL, Perey DY, Day RP, Bienenstock J (1975) Repopulation with IgA containing cells of bronchial and intestinal lamina propria after transfer of homologous PP and bronchial lymphocytes. J Immunol 114:1599
33. Rush BF, Sori HJ, Murphy TF (1988) Endotoxemia and bacteremia during hemorrhagic shock: the link between trauma and sepsis. Ann Surg 207:549
34. Späth G, Gottwald T, Haas W, Hohner M (1991) L-Alanyl-L-Glutamin verbessert nicht die durch total parenterale Ernährung beeinträchtigte Barrierefunktion der Darmschleimhaut gegen luminale Mikroorganismen. Langenbecks Arch Chir [Suppl]:473
35. Späth G, Berg RD, Specian RD, Deitch EA (1990) Food without fiber promotes bacterial translocation from the gut. Surgery 108:240
36. Stanisz AM, Scicchitano R, Dazin P, Bienenstock J, Payan DG (1987) Distribution of substance P receptors on murine spleen and Peyer's patch T and B cells. J Immunol 139:749
37. Stead RH, Bienenstock J, Stanisz AM (1987) Neuropeptide regulation of mucosal immunity. Immunol Rev 100:333
38. Stead RH, Dixon MF, Bramwell NH, Riddel RH, Bienenstock J (1989) Mast cells are closely apposed to nerves in the human gastrointestinal mucosa. Gastroenterology 97:575
39. Streeter PR, Berg EL, Rouse BTN, Bargatze RF, Butcher EC (1988) A tissue-specific endothelial cell molecule involved in lymphocyte homing. Nature 331:41
40. Wilson AD, Bland PW, Stokes CR (1990) Expression and distribution of Ia antigen in the murine small intestine; influence of environment and cholera toxin. Int Arch Appl Immunol 91:348

Antineutrophile zytoplasmatische Antikörper (ANCA) bei der Wegener-Granulomatose, bei systemischen Vaskulitiden und chronisch-entzündlichen Darmerkrankungen

W. L. Gross, S. Hauschild

1964 wurden erstmals Antikörper gegen intrazytoplasmatische Strukturen von Granulozyten beschrieben und als granulozytenspezifische antinukleäre Antikörper (GS-ANA) bezeichnet (Faber et al. 1964). Den GS-ANA wurde in der Folgezeit sowohl in immundiagnostischer wie auch in pathogenetischer Hinsicht bei chronisch-entzündlich rheumatischen Krankheitsbildern, wie z.B. dem Felty-Syndrom, Interesse entgegengebracht (Wiik 1974; Permin et al. 1978). Erst Anfang der 80er Jahre wurden diese GS-ANA, jetzt antineutrophile zytoplasmatische Antikörper (ANCA) genannt, bei Patienten mit nekrotisierender Glomerulonephritis und systemischer Vaskulitis beobachtet (Übersicht bei Gross et al. 1990). Durch die Unterscheidung von 2 typischen Fluoreszenzmustern (Abb. 1) wurde Mitte der 80er Jahre eine immundiagnostische Trennschärfe eingebracht: Der heute als cANCA (früher: ACPA) bezeichnete Autoantikörper gilt als Seromarker der Wegener-Granulomatose (WG; van der Woude et al. 1985; Gross et al. 1986), und der zunächst als GS-ANA aufgefaßte pANCA zeigt eine starke Assoziation

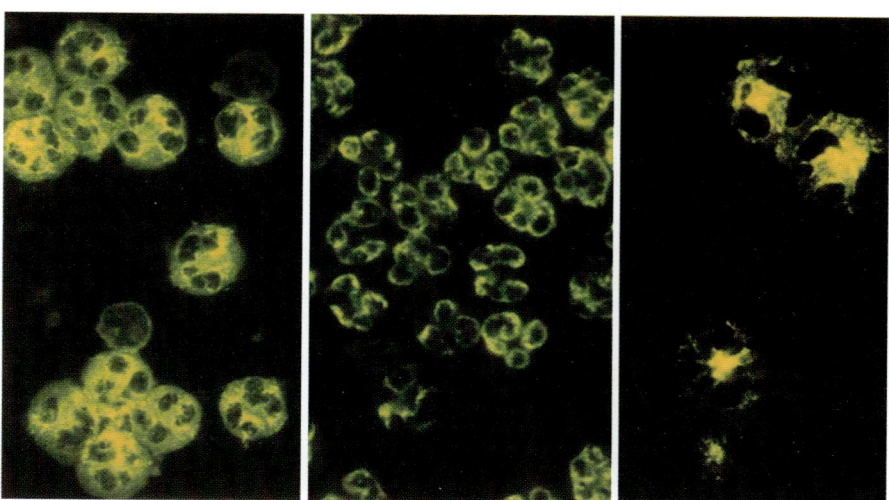

Abb. 1. ANCA-Subtypen: cANCA *(links)*, pANCA *(Mitte)*, xANCA *(rechts)*

Tabelle 1. ANCA-Subtypen: Zielantigene und ANCA-assozierte Erkrankungen

Akronym	Zielantigen	Krankheitsassoziation	Häufigkeit[a] [%]
cANCA	Proteinase 3	Wegener-Granulomatose	ca. 80
		Panarteriitis nodosa	ca. 10
pANCA	Myeloperoxidase	Mikroskopische	ca. 60
		Panarteriitis	
xANCA	Nicht identifiziert	Colitis ulcerosa	ca. 40
		Morbus Crohn	ca. 5

[a] Sensitivität abhängig von der Krankheitsaktivität (vgl. Text).

zu nekrotisierenden Vaskulitiden (Falk u. Jennette 1988). Darüber hinaus wurde Anfang der 90er Jahre ein weiteres Fluoreszenzmuster (Abb. 1) an neutrophilen Granulozyten beobachtet, welches mit Krankheitsbildern aus der Gruppe der chronisch-entzündlichen Darmerkrankungen – speziell der Colitis ulcerosa – assoziiert ist (Rump et al. 1990; Duerr et al. 1991).

Dieses zuletzt beschriebene und am schwersten zu differenzierende Muster wird von manchen Autoren der pANCA-Gruppe zugeordnet; wir bezeichnen es derzeit neutraler als xANCA (Tabelle 1).

Die unterschiedlichen Fluoreszenzmuster, die den Akronymen cANCA, pANCA und xANCA zugrundeliegen, werden durch verschiedene Autoantikörperspezifitäten, d. h. Antikörper gegen verschiedene lysosomale Proteine neutrophiler Granulozyten und/oder Monozyten, induziert.

Diese Antikörper werden mittels ELISA quantifiziert, wobei in unserem Labor Werte (U/ml) oberhalb folgender Grenzen als pathologisch angesehen werden: Proteinase 3 (PR3) ab 20 U/ml; Myeloperoxidase (MPO) ab 5 U/ml; Elastase (HLE), Cathepsin G (CG), Lactoferrin (LF), Lysozym (LZ) jeweils ab 20 U/ml.

cANCA und Wegener-Granulomatose

1985 wurde erstmals über die Assoziation des „antizytoplasmatischen Antikörpers – ACPA" (heute cANCA) mit der Wegener-Granulomatose (WG) berichtet (van der Woude et al. 1985). Diese Beobachtung wurde von uns an einem größeren, klinisch gut charakterisierten WG-Kollektiv bestätigt und hinsichtlich der immundiagnostischen Bedeutung erweitert (Gross et al. 1986).

In einer kooperativen Studie an 222 bioptisch gesicherten und klinisch gut charakterisierten Patienten mit WG konnten wir zusammen mit DeRemee (Mayo Clinic, Rochester) die sehr hohe Spezifität (95%), die klinisch wertvolle Sensitivität (80%) und die Assoziation von klinischer Aktivität mit Autoantikörpermenge im Serum (gemessen mittels der Immunfluoreszenztechnik und eines neu entwickelten ELISA) beweisen (Nölle et al. 1989). Die letzten Daten der noch laufenden prospektiven Studie zur immundia-

Tabelle 2. ANCA bei Vaskulitiden, Kollagenosen und anderen rheumatischen Erkrankungen. (Nach Gross et al. 1991)

Erkrankung	cANCA (+/gesamt)	pANCA (+/gesamt)
Vaskulitiden:		
Wegener-		
Granulomatose	295/383	20/383
Panarteriitis ndosa	14/49	2/49
Churg-Strauss-Syndrom	4/13	1/13
Polymyalgia rheumatica	0/62	5/62
Unklassitizierte		
Vaskulitis	8/110	9/110
Kollagenosen:		
SLE	0/109	4/109
Sklerodermie	0/43	0/43
Sharp-Syndrom	0/32	0/32
Polymyositis/DM	0/10	0/10
Sjögren-Syndrom	0/30	8/30
Rheumatische		
Erkrankungen:		
Rheumatoide Arthritis	0/241	6/241
Felty-Syndrom	0/14	3/14
Still-Syndrom	0/13	2/13
Psoriasisarthritis	0/32	5/32

gnostischen Wertigkeit von ANCA bei Vaskulitiden (Tabelle 2) wurden anläßlich des 3. internationalen Workshops in Washington 1990 vorgestellt und veröffentlicht (Gross et al. 1991).

Der Nachweis der cANCA stellt heute – neben der beweisenden Histologie und dem typischen klinischen Erscheinungsbild – das 3. „diagnostische Standbein" für die WG dar. Darüber hinaus helfen die Titerbestimmungen bei der Aktivitätsbeurteilung, in der Verlaufsbeurteilung und bei der Differenzierung von Komplikationen (z. B. Sekundärinfektion: kein cANCA-Titeranstieg).

Routinemäßig erfolgt der ANCA-Nachweis mittels der indirekten Immunfluoreszenztechnik (IFT), wobei humane, alkoholfixierte neutrophile Granulozyten und Monozyten mit Serum inkubiert und die fixierten Autoantikörper mit fluoreszenzmarkierten Antiimmunglobulinen sichtbar gemacht werden. Nur die diffuse, feingranuläre und zentral akzentuierte Immunfluoreszenz (Abb. 1) wird als zytoplasmatisch („c"ANCA = „cytoplasmic" oder auch: „classic" ANCA) bezeichnet. cANCA sind in etwa 90 % der Fälle gegen ein multifunktionales Protein (Übersicht bei Gross et al. 1991), das „Wegener-Autoantigen" (WA), gerichtet. Bei dem Wegener-Autoantigen handelt es sich um eine Serinprotease (Proteinase 3, synonym: Myeloblastin, AGP-7). Dieses lysosomale Enzym besitzt eine Regulationsfunktion für das Granulozytenwachstum. Die Inhibition von Proteinase 3/Myeloblastin führt zu einem Proliferationsstopp von HL60-Zellen (Promyelozytenlinie) mit einer konsekutiven Ausreifung der Zellen (Differenzierung). Außerdem ist das Wegener-Autoantigen schwach antimikrobiell wirksam (Übersicht bei Gross et al. 1992).

Ein erstmalig mittels der IFT positiver cANCA-Befund wird i. allg. durch den Nachweis von Anti-Proteinase-3-Autoantikörpern (= Feinspezifität) im ELISA („PR 3-ANCA"-ELISA) bestätigt. Da der biochemische Aufreinigungsprozeß (z. B. von Proteinase 3) z. Z. noch keine, den hohen immunologischen Ansprüchen genügende Reinheit erbringt, ist die Fluoreszenzmethode – natürlich in geübter Hand – nach wie vor den Festphasenassays (z. B. PR 3-ELISA) überlegen. Wichtig ist auch, daß der Festphasentest keine höhere Sensitivität als die IFT besitzt.

Durch die mittlerweile weltweit verbreitete cANCA-Diagnostik stieg die Zahl der nunmehr auch klinisch erkannten und bioptisch gesicherten WG-Patienten. Die diagnostische Sicherheit dieser Testsysteme hat dazu geführt, daß Patienten mit monosymptomatischer WG (z. B. subglottischer Stenose zunächst unklarer Ätiologie) heute eingeordnet werden können. So werden zunehmend mehr Früh- und Abortivformen in diesen Formenkreis integriert (Übersicht bei Gross 1991).

Durch die Möglichkeit der ANCA-Titer-adaptierten Überwachung und durch die Beobachtung des phasenhaften Verlaufs der WG können die therapeutischen Maßnahmen dem Stadium und der Aktivität der Erkrankung angepaßt werden.

pANCA und systemische Vaskulitiden

Bei einer perinukleären (und z. T. nukleären) Immunfluoreszenz an Granulozyten werden die Antikörper pANCA genannt (Abb. 1). Die perinukleäre Fluoreszenz entspricht einem Artefakt. Aufgrund von Ladungseigenschaften kommt es durch die alkoholische Fixation zu einer Umverteilung der lysosomalen Proteine aus den Granula der Neutrophilen zum Kern hin (Übersicht bei Gross et al. 1990). Antinukleäre Antikörper (ANA) führen zu einem sehr ähnlichem Fluoreszenzmuster. Daher muß vor dem serologischen Befund „pANCA" ausgeschlossen sein, daß das zu untersuchende Serum auch ANA enthält.

Da bei Vaskulitiden durchaus ANCA und ANA im gleichen Serum vorkommen können, muß bei einem gleichzeitig positiven ANA-Befund (z. B. HEp 2-Zellen) ein weiterer Untersuchungsgang an formalinfixierten Granulozyten angeschlossen werden. Bei dieser Fixierung weisen die antilysosomalen Antikörper eine gleichmäßige Verteilung im Zytoplasma des Neutrophilen auf (Übersicht bei Gross et al. 1991).

In der Diagnostik von Glomerulonephritiden (GN), besonders der rapid progressiven Glomerulonephritis (RPGN), die ein rasches therapeutisches Handeln notwendig macht, sind pANCA-Befunde ein unverzichtbarer Marker. Hierbei handelt es sich überwiegend um MPO-ANCA (Jennette u. Falk 1990).

Die ANCA-assoziierte RPGN zeigt in der Histologie eine nekrotisierende Glomerulonephritis mit Halbmondbildung (extrakapilläre Proliferation). Bei diesem Bild kommen 3 „Entitäten" in Betracht:

1. Die ANCA-assoziierten RPGN, bei der immunhistologisch keine Ablagerungen von Immunkomplexen zu erkennen sind („pauci-immune" GN).
2. Die Non-ANCA-assoziierte RPGN (u. a. Immunkomplexnephritiden, z. B. bei systemischem Lupus erythematosus; immunhistologisch; granuläre Zeichnung infolge von Immunglobulin- und Komplementbindung im Glomerulum).
3. Die Antibasalmembran-Antikörper-assoziierten Erkrankungen (z. B. Goodpasture-Syndrom, immunhistologisch: lineare Zeichnung von Antibasalmembranantikörpern entlang der Kapillarschlingen).

Die pANCA vom MPO-ANCA-Typ sind außerdem assoziiert mit einem 1923 erstmals von Wohlwill in deutscher Sprache beschriebenen Krankheitsbild, welches als mikroskopische Polyarteriitis (mPAN) bezeichnet wird. Die mPAN betrifft – im Gegensatz zur klassischen Panarteriitis Kußmaul-Maier – ganz überwiegend die kleinen Blutgefäße und ähnelt daher vom vaskulitischen Aspekt der WG („WG ohne Granulom"; „Wegener-Vaskulitis").

Im Gegensatz zu der zunächst dargestellten „ANCA-assoziierten RPGN" – die auch als renale Vaskulitis bezeichnet wird – kommt es bei der mPAN nicht nur zur Nierenbeteiligung, sondern auch zu einer Reihe anderer Organsymptome (z. B. rheumatische Beschwerden), die den Systemcharakter erkennen lassen.

pANCA und chronisch-entzündliche Darmerkrankungen

1990 hat erstmals die Arbeitsgruppe um Targan u. Duerr in Los Angeles über das Auftreten von antineutrophilen Zytoplasmaantikörpern bei chronisch-entzündlichen Darmerkrankungen berichtet. In der ersten Publikation (Duerr et al. 1991) wurde ebenso wie in der zur gleichen Zeit unabhängig von dieser Studie eingeleiteten Zusammenarbeit unserer Arbeitsgruppe mit den Gastroenterologen (J. Schölmerich) und Immunologen (H. H. Peter) der Universität Freiburg nach längerer Diskussion von einer „pANCA-Fluoreszenz" gesprochen. Dennoch haben wir schon im Titel dieser Arbeit auf die Besonderheit des Fluoreszenzmusters hingewiesen.

Jörg A. Rump (Freiburg), der sich besonders mit diesem Fluoreszenzmuster auseinandergesetzt hat, spricht von einer „Schneegestöberfluoreszenz" (Rump et al. 1991). Um Mißverständnisse zu vermeiden, wird dieses Fluoreszenzmuster als xANCA (Abb. 1) bezeichnet.

Wir untersuchten Sera von 156 Patienten mit chronisch-entzündlichen Darmerkrankungen (Colitis ulcerosa, Morbus Crohn) mittels der IFT und den verschiedenen ELISA-Systemen zum Nachweis antilysosomaler Auto-

Tabelle 3. ANCA-Feinspezifität bei Colitis ulcerosa (n = 72) und Morbus Crohn (n = 84). (Nach Hauschild et al. 1992)

Zielantigen[a]	Colitis ulcerosa		Morbus Crohn	
	xANCA (28/72)[b]	pANCA (17/72)[b]	xANCA (5/84)[b]	pANCA (5/84)[b]
Proteinase 3	–[c]	–	–	–
Myeloperoxidase	–	–	–	–
Elastase	2	7	–	1
Cathepsin G	1	4	–	1
Lysozym	5	2	–	2
Lactoferrin	–	2	–	–
unidentifiziert	20	2	5	1

[a] Gemessen im ELISA: vgl. Text.
[b] (Positiv/gesamt).
[c] Alle negativ.

antikörper. Mehr als die Hälfte der Patienten (62 %) mit Colitis ulcerosa, aber nur 12 % der Patienten mit Morbus Crohn ließen einen ANCA-Befund erkennen. Hauptsächlich wurden hierbei xANCA (50–60 %) der ANCA-Befunde), ein Mischbild zwischen zytoplasmatischer und perinukleärer Fluoreszenz, beobachtet; die übrigen 30–40 % der ANCA-positiven Patienten zeigten pANCA (Tabelle 3).

Die xANCA-Fluoreszenzen bei den chronisch-entzündlichen Darmerkrankungen waren niemals gegen das Hauptzielantigen der pANCA-assoziierten Vaskulitiden – Myeloperoxidase – und nur selten gegen Lysozym und Elastase gerichtet. Auffallend ist, daß in der ganz überwiegenden Zahl der Sera das Zielantigen nicht zu identifizieren war.

Im Gegensatz dazu waren die pANCA vorwiegend gegen Elastase (41 %) und Cathepsin G (23 %) gerichtet.

Obgleich der Morbus Crohn klinisch, histologisch und auch immunologisch mit den anderen ANCA-assoziierten Erkrankungen mehr Ähnlichkeiten besitzt als die Colitis ulcerosa, werden bei dieser Erkrankung seltener ANCA-Befunde erhoben.

Klinisch scheint das Auftreten von ANCA bei Morbus Crohn mit einem Befall des Kolons assoziiert zu sein (Deusch et al. 1992). Es fiel auf, daß fast alle Crohn-Patienten, bei denen ANCA nachgewiesen wurden, auch extraintestinale Manifestationen zeigten.

Bei der Colitis ulcerosa wurde eine solche Assoziation von ANCA und extraintestinaler Symptomatik nicht festgestellt. Eine Wiener Arbeitsgruppe (Vogelsang et al. 1992) fand ANCA bei Colitis ulcerosa um so häufiger, wenn im Gegensatz zu einer ausschließlich linksseitigen Kolitis das gesamte Kolon von der Erkrankung betroffen war. Reumaux et al. (1992) konnten ANCA bei Patienten mit Colitis ulcerosa sowohl nach Proktokolektomie mit ileonaler Anastomose als auch bei nichtoperierten Patienten nachweisen. Die Autoren schlossen daraus, daß ANCA im Serum auch nach Entfernung des Zielorgans der Erkrankung persistierten und so eine fundamentale immunologische Störung reflektierten.

Auch bei der in Verbindung mit Colitis ulcerosa auftretenden primär sklerosierenden Cholangitis (PSC) wurden ANCA nachgewiesen. Dies gilt sowohl für die Colitis ulcerosa assoziierte PSC als auch für die isolierte PSC (Duerr et al. 1991). Möglicherweise liegt beiden Erkrankungen ein gemeinsames pathogenetisches Prinzip zugrunde, welches durch die ANCA zum Ausdruck gebracht wird.

Während eine Assoziation von antineutrophilen zytoplasmatischen Antikörpern mit chronisch-entzündlichen Darmerkrankungen außer Frage steht, ist die immunpathogenetische Grundlage, das Zielantigen und die Bedeutung dieses Befundes für Verlauf und Therapie noch Gegenstand der Diskussion.

ANCA: pathophysiologische Aspekte

Pathophysiologische Aspekte werden heute bei den ANCA-assoziierten Vaskulitiden, besonders bei der WG, zunehmend erkannt und geben erstmals in der Geschichte dieser Erkrankungen Hinweise auf neue therapeutische Ansatzmöglichkeiten.

Die sehr hohe Spezifität der cANCA für die Wegener-Granulomatose und die enge Verknüpfung der Krankheitsaktivität mit der Titerhöhe deutet auf einen immunpathogenetisch bedeutsamen Prozeß, der durch ANCA vermittelt wird. Es werden im wesentlichen 2 immunpathogenetische Modelle diskutiert (Übersicht bei Gross et al. 1992):

Die „Kreuzreaktivitätstheorie" basiert auf der Annahme, daß die ANCA-Zielantigene nicht nur in den neutrophilen Granulozyten und Monozyten, sondern auch in oder auf der aktivierten vaskulären Endothelzelle exprimiert sind. Damit könnten die ANCA die Zielstruktur der Vaskulitis – die Endothelzelle – direkt erreichen und diese z. B. über die Komplementbindung und die hierauf folgenden immunologischen Prozesse schädigen. Gegen diese Theorie spricht der fehlende Nachweis von Immunkomplexen in situ (pauci-immune Vaskulitiden).

Die „ANCA-Zytokin-Sequenz-Theorie" (2-Signal-Theorie) geht davon aus, daß es unter dem Einfluß von proinflammatorischen Zytokinen (z. B. „tumor necrosis factor α", Interleukin 1 etc.) zur Translokation des intrazellulär lokalisierten Autoantigens (z. B. WA/PR3) auf die Zelloberfläche kommt (Csernok et al. 1990). Außerdem bewirken diese Zytokine eine vermehrte Expression von Adhäsionsmolekülen auf der Zellmembran der Neutrophilen und Monozyten sowie der Endothelzellen (EC). So können sich unter Zytokineinfluß die Granulozyten (als Effektorzellen) an die Zielstruktur der Vaskulitis, die Endothelzelle, anlagern. Durch Interaktion zwischen ANCA und der auf der Zelloberfläche exprimierten PR 3 kommt es zu einer Aktivierung der Granulozyten mit Degranulation (Freisetzen von lysosomalen gewebsschädigenden Proteinen) und Bildung von toxischen O_2-Radikalen (Abb. 2).

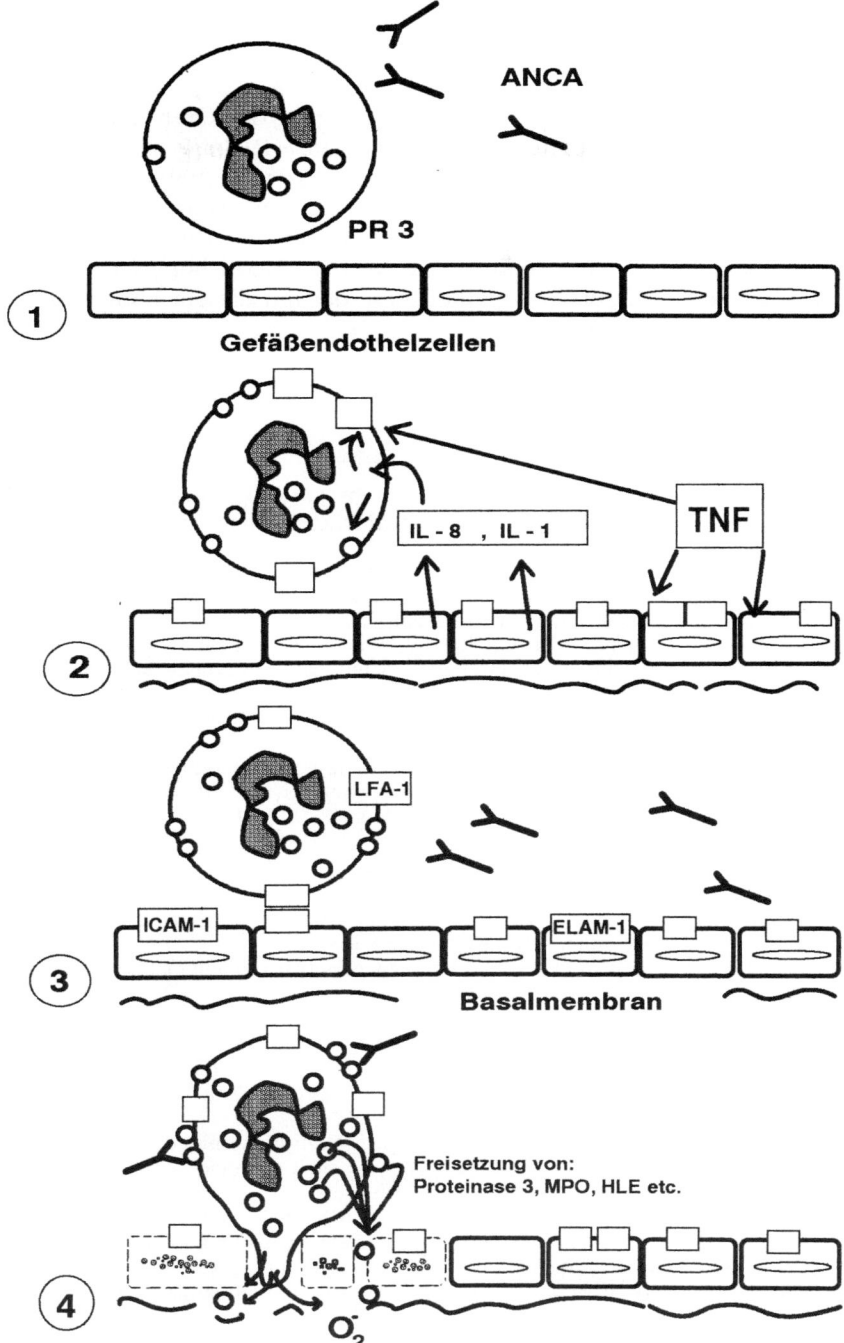

Abb. 2. Schädigung des Endothels durch neutrophile Granulozyten unter ANCA- und Zytokineinwirkung

Durch die enge Anlagerung von aktivierten Neutrophilen an aktivierte Endothelzellen werden natürliche Abwehrschilder – wie z. B. die Antiproteasen (z. B. α_1-Antitrypsin, α_2-Makroglobulin etc.) – unterlaufen und damit die Gefäßschädigung über die Schädigung der Grenzfläche (EC) eingeleitet. Für diese Theorie sprechen eine ganze Reihe experimenteller und auch histologischer Daten (Übersicht bei Gross et al. 1991).

Insgesamt hat die Bestimmung von ANCA die Diagnose von systemischen Vaskulitiden sehr erleichtert. ANCA sind ein wichtiger Marker in der Klassifikation dieser Erkrankungen geworden. Möglicherweise sind ANCA auch der Schlüssel zur Äthiopathogenese der mit diesem Immunphänomen assoziierten Erkrankungen.

Literatur

Csernok E, Lüdemann J, Gross WL, Bainton DF (1990) Ultrastructural localization of proteinase 3, the target antigen of anti-cytoplasmic antibodies circulating in Wegener's granulomatosis. Am J Pathol 137:1113–1120

Deusch K, Oberstadt K, Schädel W, Weber M, Classen M (1992) Anticytoplasmatische Antikörper als differentialdiagnostischer Marker bei chronisch entzündlichen Darmerkrankungen. Klin Wochenschr 69 (Suppl XXIII):81

Duerr RH, Targan SR, Landers CJ, Larusso NF, Lindsay KL, Wiesner RH, Shanahan F (1991) Neutrophil cytoplasmic antibodies. A link between primary sclerosing cholangitis and ulcerative colitis. Gastroenterology 100:1385–1391

Faber V, Elling P, Norup G, Mansa B, Nissen NI (1964) An antinuclear factor specific for leucocytes Lancet II:344–345

Falk RJ, Jennette JC (1988) Antineutrophil cytoplasmic autoantibodies with specifity for myeloperoxidase in patients with systemic vasculitis and idiopathic necrotizing and crescenting glomerulonephritis. N Engl J Med 318:1651–1657

Gross WL, Lüdemann G, Kiefer G, Lehmann H (1986) Anticytoplasmic antibodies in Wegenere's granulomatosis. Lancet I:806

Gross WL, Lüdemann J, Csernok E (1990) Anti-cytoplasmic autoantibodies ANCA/ACPA in vasculitis: history, nomenclature, target antigens, clinical impact, and pathogenesis. Clin Immunol Newslett 11:159–163

Gross WL (1991) Neue Aspekte bei der Wegenerschen Granulomatose. Dtsch Ärztebl 88:28–34

Gross WL, Csernok E, Schmitt WH (1991) Antineutrophil cytoplasmic autoantibodies: immunobiological aspects. Klin Wochenschr 69:558–566

Gross WL, Schmitt WH, Csernok E (1991) Antineutrophil cytoplasmic autoantibodyassociated diseases: a rheumatologist's perspective. Am J Kiedney Dis 18:175–179

Gross WL, Csernok E, Flesch BK (1992) „Classic" anti-neutrophil cytoplasm autoantibodies (cANCA), „Wegener's autoantigen" and their immunopathogenetic aspects in Wegener's granulomatosis. J Autoimmun (in press)

Hauschild S, Schmitt WH, Csernok E, Flesch BK, Rautmann A, Gross WL (1992) ANCA in Wegener's granulomatosis and related vasculitides. In: Gross WL (ed) ANCA-associated vasculitides. Plenum Press, London (in press)

Jennette JC, Falk RJ (1990) Antineutrophil cytoplasmic autoantibodies and associated disease: A review. Am J Kidney Dis 6:517–529

Noelle B, Specks U, Lüdemann J, Rohrbach MS, DeRemmee RA, Gross WL (1989) Anticytoplasmic autoantibodies: Their immunodiagnostic value in Wegener's granulomatosis. Ann Intern Med 111:28–40

Permin H, Wiik A (1978) The prevalence of IgE antinuclear antibodies in rheumatoid arthritis and systemic lupus erythematosus. Acta Pathol Microbiol Scand Sect 86:245–249

Reumaux D, Colombel JF, Duclos B, Chaussade S, Belaiche J, Jaquot S, Dupas JL, Molis C (1992) Antineutrophil cytoplasmic auto-antibodies in sera from patients with ulcerative colitis after proctocolectomy with ileoanal anastomosis. In: Gross WL (ed) ANCA associated vasculitides. Plenum Press, London (in press)

Rump JA, Schölmerich V, Gross et al. (1990) A new type of perinuclear anti-neutrophil cytoplasmic antibody (pANCA) in ulcerative colitis but not in Crohn's disease. Immunobiol 181:406–413

Vogelsang H, Bakos S, Genser D, Stain C, Penner E (1992) ANCA as a marker of pancolitis or primary sclerosing cholangitis. 4th International Workshop of ANCA, Lübeck (abstr book)

Wiik A, Henriksen K, Friis J (1974) Granulocyte-specific antinuclear factors in synovial fluids and sera from patients with rheumatoid arthritis Ann Rheum Dis 33–6:515–522

Wohlwill F (1923) Über die nur mikroskopisch erkennbare Form der Periarteriitis nodosa. Virchows Arch Pathol 246:377–411

Woude FJ van der, Lobatto S, Permin H, Giessen M van der, Rasmussen N, Wiik A, van Es LA (1985) Autoantibodies against neutrophils and monocytes; tool for diagnosis and marker of disease activity in Wegener's granulomatosis. Lancet 23:425–429

Erregerspezifische T-Zellen in der Synovialflüssigkeit bei infektassoziierten Arthritiden

J. Braun, J. Sieper

Für die Aufklärung der Pathogenese von chronischen Gelenkentzündungen haben diejenigen Arthritisformen eine große Bedeutung, bei denen der auslösende Erreger bekannt ist – dies ist bei den reaktiven Arthritiden z. T. der Fall. Nach einer Infektion an gelenkfernen Orten wie Urogenitaltrakt, Gastroenteraltrakt oder Rachen kommt es nach unterschiedlich langen Zeiträumen, meist 1–4 Wochen später, zu einer Gelenkentzündung. Die in Europa und in den USA heute bekannteste Form der reaktiven Arthritis (ReA) ist die zu 60–80% mit dem Histokompatibilitätsantigen HLA-B 27 assoziierte ReA, die nach Infektionen des Urogenitaltrakts mit Chlamydia trachomatis (CT), des Intestinaltrakts mit Yersinia enterocolitica (YE), Shigellen (SHI), Salmonellen (SA) oder Campylobacter jejuni auftritt [7, 9]. Nach Hautinfektionen mit der durch Zecken übertragenen Spirochäte Borellia burgdorferi kann sich eine Lyme-Arthritis entwickeln [12, 25]; diese wird wegen der Ähnlichkeiten des klinischen Bildes und der angenommenen Pathomechanismen – trotz fehlender HLA-B-27-Assoziation – in letzter Zeit vermehrt, aber nicht unumstritten zu den ReA gezählt [1].

Das Krankheitsbild der ReA präsentiert sich klinisch charakteristischerweise als Oligoarthritis mit Betonung der unteren Extremitäten – nicht selten zusammen mit Daktylitis und/oder Enthesiopathie. Wenn extraartikuläre Manifestationen wie Konjunktivitis, Urethritis, Haut- und/oder Schleimhautentzündungen hinzukommen, wird von einem Reiter-Syndrom gesprochen [7, 9]. Die reaktiven Arthritiden sind außerdem mit einem Befall der Wirbelsäule ähnlich wie bei der ankylosierenden Spondylitis assoziiert [7].

Die Diagnose der klassischen ReA stützt sich auf die vorausgegangene typische, klinische Infektion wie Urethritis oder Diarrhö oder – im Falle der Lyme-Arthritis auf das Erythema chronicum migrans. Die Isolierung eines Erregers aus Stuhl, Haut oder Urogenitaltrakt gelingt allerdings meist zum Zeitpunkt des Auftretens der Arthritis nicht mehr [7, 9]. Der serologische Nachweis von IgA-, IgG- und/oder IgM-Antikörpern wird zwar häufig eingesetzt, unterliegt aber den Beschränkungen fehlender Spezifität und mangelnder Sensitivität [2, 7, 9, 18, 29].

Da die Mehrzahl dieser Infektionen klinisch inapparent verlaufen, treten diagnostische Probleme auf [9, 13, 18, 29]. Beispielsweise sind 60% der sexuell aktiven Jugendlichen, bei denen Chlamydien aus dem Urogenital-trakt isoliert werden, asymptomatisch [13]. Nur etwa die Hälfte der Patienten mit einer Yersinienarthritis gibt bei Befragung eine Durchfallerkrankung an [29]. Die Erinnerung an ein vorausgegangenes Erythema chronicum migrans ist nur bei 50% der Patienten mit einer Lyme-Arthritis vorhanden [11].

Zum jetzigen Zeitpunkt gibt es keinen international akzeptierten Standard für die Diagnose ReA, so daß unterschiedliche Kriterien Verwendung finden [7, 9, 28]. Im Interesse einer konsequenten diagnostischen Schematik sollte u. E. die Diagnose ReA den Patienten mit einer der Arthritis vorausgegangenen, symptomatischen Infektion solange allein vorbehalten bleiben, wie es keinen zuverlässigen diagnostischen Test gibt [7, 9, 28]. Damit muß eine große Patientengruppe mit dem Terminus undifferenzierte Arthritis charakterisiert werden [30]; Inman hat kürzlich für eine Subgruppe den Terminus „base syndrome" vorgeschlagen [28].

Eine ursächliche Bedeutung von persistierenden bakteriellen Antigenen im Gelenk für die Entstehung der Arthritis wurde bisher für unwahrscheinlich gehalten, da bis auf wenige Ausnahmen nie eine Anzucht dieser Erreger aus der Synovialflüssigkeit oder der Synovialmembran gelang [2, 7, 9, 29]. Es erscheint möglich, daß bisherige Anzuchtversuche aus methodischen Gründen fehlschlugen oder aber einfach deshalb nicht praktikabel sind, weil die Erreger im Gelenk in inaktiviertem oder avitalem Zustand vorliegen. Durch den Einsatz von monoklonalen Antikörpern gegen Antigene der verschiedenen Erreger konnten mit Hilfe der Fluoreszenzmikroskopie bzw. der Immunhistohemie bakterielle Antigene in der Synovialflüssigkeit und der Synovialmembran nachgewiesen werden; dies gelang unterschiedlichen Arbeitsgruppen einschließlich unserer im Falle von CT- [8, 12, 20, 23, 27] YE- [4, 6] und SA-Antigen [5] bei durch diese Erreger induzierten reaktiven Arthritiden sowie für Borrelienantigene bei der Lyme-Arthritis [26]. Diese Befunde sprechen sehr dafür, daß persistierende bakterielle Antigene Ursache der Entzündung sind. Allerdings gelingt der Nachweis mit dieser Methode v. a. bei chronischen Verlaufsformen nicht immer [8, 12, 20, 23, 27]. Mit der Polymerasekettenreaktion, die die Identifizierung der DNS eines einzelnen Bakteriums erlaubt, sind bisher noch keine überzeugend positiven Ergebnisse präsentiert worden.

Die bisher vorherrschende Hypothese für die Pathogenese der ReA war, daß bakterielle Antigene an einem gelenkfernen Ort die Immunantwort auslösen und es dann über Kreuzreaktivitäten zur Arthritis kommt. Dies ist dann möglich, wenn bakterielle Antigene und Gelenkbestandteile, z. B. Knorpel, identische oder ähnliche Antigenteile (Epitope) besitzen, die vom Immunsystem als nicht verschieden erkannt und behandelt werden. Initial vom bakteriellen Antigen ausgelöst, wird die Immunreaktion dann durch das körpereigene Antigen unterhalten. Durch den Nachweis der bakteriellen Antigene im Gelenk scheint es nun wahrscheinlich, daß diese an Ort und Stelle die lokale Immunantwort unterhalten [7, 9]. Diese Hypothese ist Grundlage unserer klinischen und experimentellen Arbeit [10, 14–17,

19–23]. Auf welche Weise und in welcher Form die Bakterien ins Gelenk gelangen, ist allerdings noch nicht geklärt.

Entzündliche Gelenk- und Darmerkrankungen haben ein gemeinsames Spektrum. Nicht selten treten bei Morbus Crohn und Colitis ulcerosa arthritische Symptome auf; z. T. finden die gleichen Medikamente wie etwa Sulfasalazin therapeutische Anwendung. Auf der anderen Seite wurde in den letzten Jahren vermehrt untersucht [2, 10], inwieweit bei ReA und undifferenzierten Oligo- und Spondylarthritiden eine inflammatorische Beteiligung des Enteraltrakts vorliegt. Bei endoskopisch-bioptischen Studien der möglichen Erregereintrittspforte Darm bei Patienten mit chronischer Oligoarthritis wurden Crohn-ähnliche Läsionen im terminalen Ileum gefunden [10]. In einer anderen Arbeit wiesen 30 % der Patienten mit ReA und unterschiedlichen enteralen Symptomen leichte bis schwere entzündliche Läsionen der Darmschleimhaut auf [2]. In Kolonbiopsien wurden Yersinien in Mukosa, Submukosa, lymphatischem Gewebe, tief in der Tunica propria sowie in nekrotischen Arealen nachgewiesen [2]; die Befunde korrelierten z. T. mit dem Auftreten von IgA-Antikörpern gegen YE-Antigen. Diese interessanten Ergebnisse haben aber über die phänomenologische Dokumentation hinaus noch nicht zu einem stimmigen pathogenetischen Konzept zusammengeführt werden können.

Welche Immunantwort wird bei der reaktiven Arthritis ausgelöst? Die spezifische Immunreaktion auf ein bakterielles Antigen kann entweder vorwiegend humoral über Antikörper vermittelt, vorwiegend zellulär oder gemischt sein. Es gibt kaum Hinweise, daß die einfach im Serum oder in der Synovialflüssigkeit zu bestimmenden Antikörper gegen bakterielle Antigene eine pathogenetisch wesentliche Rolle spielen [9, 23]. Die zelluläre Immunantwort kann in vitro durch den Lymphozytenproliferationsassay (LPA) getestet werden. Dabei werden mononukleäre Zellen (Lymphozyten, Monozyten) aus dem peripheren Blut (PB) oder der Synovialflüssigkeit (SF) separiert und in vitro mit den bakteriellen Antigenen stimuliert. Aus der relativen Höhe der Proliferationsantwort dieser Zahlen wird geschlossen, ob sie sich mit diesem speziellen Antigen in vivo auseinandergesetzt und eine effektive Erinnerung erworben haben, die eine Differenzierung gegenüber irrelevanten Antigenen erlaubt. Die von uns angelegten, strengen Spezifitätskriterien [23] führen allerdings zu einem Verlust an Sensitivität.

Für verschiedene Erreger konnte von anderen [3, 24] und unserer Arbeitsgruppe [14, 19–21, 23] gezeigt werden, daß im Vergleich zum PB die mononukleären Zellen aus der SF im LPA stärker und spezifisch reagieren. Diese Befunde unterstützen die These, daß sich das entscheidende, stimulierende Antigen am Ort der Entzündung (Gelenk) selbst befindet. Mit dieser Methode haben wir inzwischen 144 Patienten untersucht (Abb. 1) und finden bei 34 % der Patienten mit undifferenzierter Oligoarthritis (UOA), die in der klinischen Symptomatik der ReA ähnelt, eine antigenspezifische Immunantwort, v. a. auf YE und CT [14, 19–21, 23], weniger auf SHI [17], was bei der symptomatischen ReA häufiger der Fall war (Abb. 2a, b). Interessanterweise war das HLA B 27 bei UOA-Patienten mit spezifischer

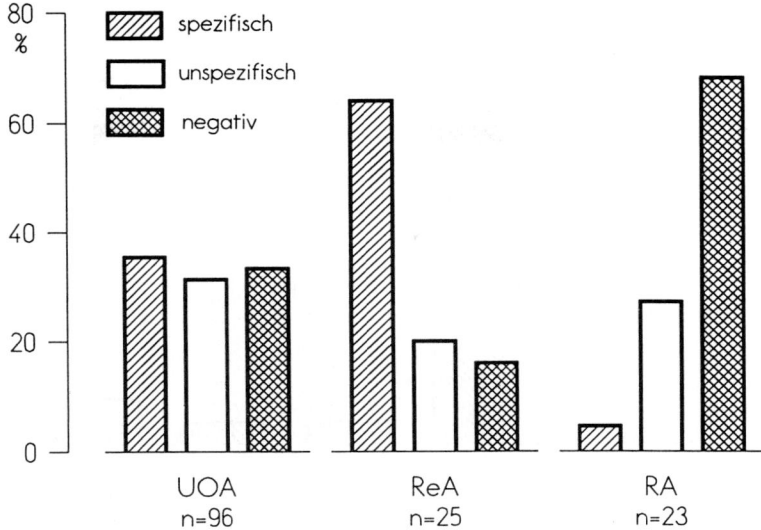

Abb. 1. Antigenspezifische Lymphozytenproliferation in der Synovialflüssigkeit bei Patienten mit undifferenzierter Oligoarthritis *(UOA)*, reaktiver Arthritis *(ReA)* und rheumatoider Arthritis *(RA)*

zellulärer Immunreaktion häufiger (56 %) als in der anderen, negativ bzw. unspezifisch reagierenden Gruppe (14 %) nachweisbar. Dies spricht ebenfalls dafür, daß mit dem antigenspezifischen LPA eine Gruppe von Patienten mit ReA identifiziert wird, die eine stumme, auslösende Infektion durchgemacht hat. Eine unspezifische synoviale T-Zellproliferation auf mehrere Antigene zeigen 30 % dieser Patienten. Als mögliche Ursache werden u. a. Kreuzreaktivitäten der gramnegativen Erreger [3] diskutiert. Nach eigenen Untersuchungen sind unspezifische Reaktionen z. T. auf eine erhöhte Anzahl von Makrophagen in der SF zurückzuführen. Der prozentuale Anteil spezifischer Reaktionen läßt sich vermehren, wenn im LPA das T-Zell/Makrophagen-Verhältnis erhöht wird [16].

In weiterführenden Untersuchungen konnten wir durch Zellmischexperimente zeigen, daß die T-Zellen und nicht die Makrophagen für die antigenspezifische Proliferation verantwortlich sind [15, 17]. Nach unseren Ergebnissen läßt sich die erhöhte Proliferation in der SF im Vergleich zum PB durch die erhöhte Anzahl von antigenspezifischen T-Zellen in der SF erklären. Mit der „Limiting-dilution-Analyse" haben wir dementsprechend gezeigt, daß die antigenspezifische T-Zellfrequenz bei ReA in der SF zwischen 1:625 und 1:4000 liegt und damit 2- bis 6mal höher als im PB ist [15, 17].

Darüber hinaus ist es uns gelungen, antigenspezifische T-Zellklone aus der Synovialflüssigkeit zu züchten; hiermit können wir z. Z. Untersuchungen auf der klonalen Ebene durchführen. Interessante Fragen sind u. a., ob ein

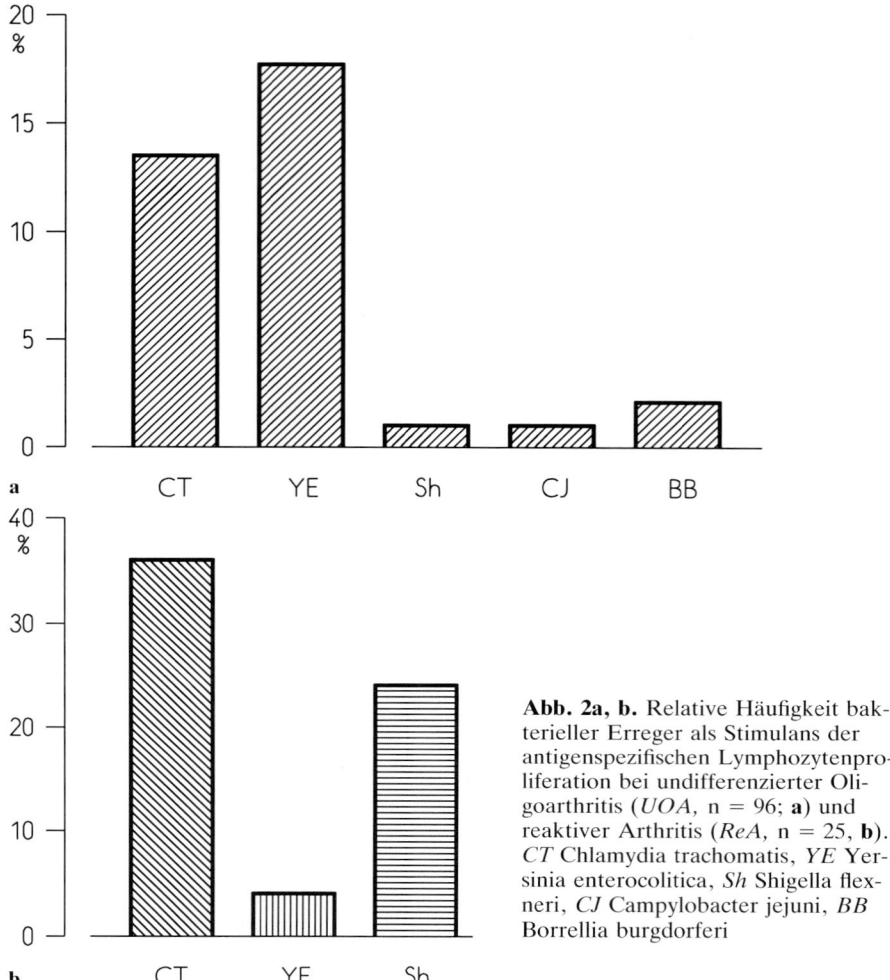

Abb. 2a, b. Relative Häufigkeit bakterieller Erreger als Stimulans der antigenspezifischen Lymphozytenproliferation bei undifferenzierter Oligoarthritis (*UOA*, n = 96; **a**) und reaktiver Arthritis (*ReA*, n = 25, **b**). *CT* Chlamydia trachomatis, *YE* Yersinia enterocolitica, *Sh* Shigella flexneri, *CJ* Campylobacter jejuni, *BB* Borrellia burgdorferi

spezifisches Zytokinsekretionsmuster dominiert und inwieweit eine Restriktion durch HLA-Klasse-I- und -II-Antigene vorliegt. Die ersten bereits abgeschlossenen Untersuchungsergebnisse zeigen, daß chlamydien-spezifische T-Zellklone aus der Synovialflüssigkeit ein sogenanntes TH1 Zytokinmuster exprimieren, d. h. sie produzieren IFN-γ und nicht IL-4.

Zusammenfassend liegen überzeugende Argumente für die prädominante Bedeutung der zellulären Immunantwort für die Pathogenese der ReA vor. Eine erregerspezifische Immunantwort läßt sich in der Synovialflüssigkeit auf der zellulären Ebene nachweisen; hierbei sind in vitro zelluläre Immunreaktionen auf Chlamydien, Yersinien und Shigellen nachweisbar. Eine klinische Empfehlung in Verbindung mit einer Aussage über Sensitivität und Spezifität des LPA-Tests läßt sich zum jetzigen Zeitpunkt noch nicht machen. Die geschilderten Ergebnisse können zu therapeutischen Konsequenzen führen: von mehreren Gruppen sind Studien mit langfristigen antibiotischen Therapieregimen initiiert worden; erste positive Ergebnisse liegen vor.

Literatur

1. Arnett FC (1989) The Lyme spirochete: Another cause of Reiter's syndrome? Artritis Rheum 32:1182–1184
2. DeKoning J, Heesemann J, Hoogkamp-Korstanje, Festen JJM, Houtmann PM, Van Oijen PLM (1989) Yersinia in intestinal biopsy specimens from patients with seronegative spondyloarthropathy: Correlation with specific serum IgA antibodies. J Infect Dis 159/1:109–112
3. Gaston JSH, Life PF, Granfors K, Merilahti-Palo R, Bailey L, Consalvey S, Toivanen A, Bacon PA (1989) Synovial T lymphocyte recognition of organisms that trigger reactive arthritis. Clin Exp Immunol 76, 348–353
4. Granfors K, Jalkanen S, Essen R van et al. (1989) Yersinia antigens in synovial fluid cells from patients with reactive arthritis. N Engl J Med 320:216–221
5. Granfors K, Jalkanen S, Lindberg AA et al. (1990) Salmonella lipopolysaccharide in synovial cells from patients with reactive arthritis. Lancet 335:685–688
6. Hammer MA, Zeidler H, Klimsa S, Heesemann J (1990) Yersinia enterocolitica in the synovial membrane of patients with Yersinia induced arthritis. Arthritis Rheum 33:1795–1800
7. Keat A (1983) Reiter's syndrome and reactive arthritis in perspective. N Engl J Med 309:1606–1615
8. Keat A, Thomas B, Dixey J, Osborn M, Sonnex C, Taylor-Robinson D (1987) Chlamydia trachomatis and reactive arthritis: the missing link. Lancet I:72–74
9. Kingsley G, Panayi GS (1992) Antigenic responses in reactive arthritis. Rheum Dis Clin North Am (in press)
10. Mielants H, Veys EM, Cuvelier C, De Vos M, Botelberghe L (1985) HLA B 27 related arthritis and bowel inflammation. Part 2: Ileocolonoscopy and bowel histology. J Rheumol 12:294–298
11. Rahn DW (1991) Lyme disease: Clinical manifestations, diagnosis and treatment. Semin Arthritis Rheum 20/4:201–218
12. Schumacher H, Magge S, Cherian V, Sleckman J, Rothfuss SE, Clayburn G, Sieck M (1988) Light and electron microscopic studies of the synovial membrane in Reiter's syndrome. Arthritis Rheum 31:937–946
13. Shafer MA, Prager V, Shalwitz J, Vaughan E, Moscicki B, Brown R, Wibbelsman C, Schachter J (1987) Prevalence of urethral Chlamydia trachomatis and Neisseria gonorrhoeae among asymptomatic, sexually active adolescent boys. J Infect Dis 156:223–224
14a. Sieper J, Braun J (1990) The synovial T cell response to Chlamydia and Yersinia in reactive arthritis becomes more specific by optimized ratios of mononuclear cells. Clin Rheumatol 9:585
14b. Sieper J, Braun J, Wu P, Kingsley G (1992) Alteration in T cell/macrophage ratio reveals lymphocyte proliferation specific for the triggering antigen in reactive arthritis. Scand J Immunol 36:427–434
15. Sieper J, Braun J (1992) Further characterization of the synovial T cell response to Chlamydia and Yersinia in reactive arthritis. Clin Rheumatol 9:585
16. Sieper J, Braun J, Döring E, Wu P, Heesemann J, Traharne J,Kingsley G (1992) Aetiological role of reactive arthritis-associated bacteria in pauciarticular juvenile chronic arthritis. Ann Rheum Dis 51:1208–1214
17. Sieper J, Braun J, Wu P, Kingsley G (1993) T cells are responsible for the enhanced synovial cellular immune response to triggering antigen in reactive arthritis. Clin Exp Immunol 91:96–103

18. Sieper J, Braun J, Reichardt M, Eggens U. The value of specific antibody detection and culture in the diagnosis of reactive arthritis. Clin Rheumatol (im Druck)
19. Sieper J, Palacios-Boix A, Panayi GS (1988) Antigen specific responses in reactive arthritis: A T and B cell immunoregulatory disorder. Arthritis Rheum 31 (Suppl) S 96
20. Sieper J, Reichardt M, Brandt J, Braun J (1990) Pathogenetic role of chlamydia, yersinia and borrelia in oligoarthritis. Arthritis Rheum 33:S68
21. Sieper J, Kingsley G, Palacios-Boix A, Pitzalis C, Treharne J, Hughes R, Keat A, Panayi GS (1991) Synovial T lymphocyte specific immune response to Chlamydia trachomatis in Reiter's disease. Arthritis Rheum 34:588–598
22. Sieper J, Braun J, Wu P, Hauer R, Laitko S. Shigella as an underestimated cause of enteric reactive arthritis. Br J Rheumatol (im Druck)
23a. Sieper J, Braun J, Brandt J, Miksits K, Heesemann J, Laitko S, Sörensen H, Distler A, Kingsley G (1992) Pathogenetic role of Chlamydia, Yersinia and Borrelia in undifferentiated oligoarthritis. J Rheumatol 19:1236–1242
23b. Sieper J, Braun J, Laitko S, Sörensen H, Wu P, Mielke M, Heesemann J. Reaktive Arthritis-assoziierte Bakterien als auslösende Ursache der undifferenzierten Oligoarthritis. Z Rheumatol (im Druck)
24. Sigal L, Steere AC, Freeman DH, Dwyer JM (1986) Proliferative responses of mononuclear cells in Lyme disease. Arthritis Rheum 29:761–769
25. Steere AC, Grodzicki RL, Kornblatt AN (1983) The spirochetal etiology of Lyme disease. N Engl J Med 308:733–740
26. Steere AC, Duray PH, Butcher A (1988) Spirochetal antigens and lymphoid cell surface markers in Lyme synovitis. Arthritis Rheum 31:487–495
27. Taylor-Robinson D, Thomas B, Dixey J, Osborn MF, Furr PM, Keat A (1988) Evidence that Chlamydia trachomatis causes seronegative arthritis in women. Ann Rheum Dis 47:295–299
28. Thomson GTD, Inman RD (1990) Diagnostic conundra in the spondyloarthropathies: Towards a base for revised nosology. J Rheumatol 17:426–429
29. Toivanen A, Granfors K, Lahesmaa-Rantala R, Leino R, Stahlberg T, Vuento R (1985) Pathogenesis of Yersinia-triggered reactive arthritis: immunological, microbiological and clinical aspects. Immunol Rev 86:47–70
30. Zeidler H (1987) Undifferentiated arthritis and spondylarthropathy as a major problem of diagnosis and classification. Scand J Rheumatol Suppl 65:54–62

Beziehung zwischen Dermatitis herpetiformis Duhring und der einheimischen Sprue – gemeinsame Pathogenese?

E. O. Riecken

1884 beschrieb Louis Duhring einige Patienten mit papulovesikulären, stark juckenden Hauteffloreszenzen, die er als Dermatitis herpetiformis bezeichnete. Diese Effloreszenzen treten in der Regel symmetrisch auf den Streckseiten der Extremitäten, insbesondere im Bereich der Ellbogen, Kniegelenke und der Gesäßregion auf, werden aber auch über dem Sakrum und den Schultern gesehen. In schweren Fällen können Kopf und Gesicht, sehr selten auch die orale Mukosa mitbetroffen sein. Zuweilen werden neben den papulovesikulären Effloreszenzen urtikarielle Plaques und Erosionen mit und ohne Krusten gesehen, so daß ein buntes Bild von Veränderungen vorliegen kann (Otley u. Hall 1990).

Der Beginn der Veränderungen liegt in der Regel zwischen dem 2. und 4. Lebensjahrzehnt, kann aber auch jedes andere Alter betreffen. Die Erkrankung verläuft, wenn sie einmal begonnen hat, zwar mit Phasen der Verschlimmerung und Besserung, aber ohne eigentliche langdauernde Spontanremission. Das Auftreten bei Männern und Frauen verhält sich etwa wie 3:2.

Die Häufigkeiten der Erkrankung in einer Population sind weit weniger gut untersucht worden als bei der einheimischen Sprue, doch sind etliche Besonderheiten dokumentiert. So ist die angelsächsische Population stärker betroffen als die schwarze Population der US-Amerikaner. Auch Asiaten haben ein geringeres Risiko. Die Inzidenz in Finnland und Schweden ist mit 1,45 bzw. 0,86 pro 100000 ermittelt worden, die Prävalenz mit 10–39 pro 100000.

In Einzelfällen gehen dem Beginn der Erkrankung virale Infekte, Schilddrüsenfunktionsstörungen oder auch die Aufnahme einer Schilddrüsenhormonsubstitution voraus. Eine gesicherte Beziehung zu solchen „Auslösern" läßt sich jedoch bis jetzt nicht belegen.

Fragen der Ätiopathogenese blieben über solche inzidentellen Beobachtungen hinaus bis in die 60er Jahre weitgehend unberührt. Dann lösten 2 Beobachtungen ein anhaltendes, bis jetzt nicht befriedigtes Interesse an der Ätiopathogenese aus:

J. Marks (1966) sowie Shuster u. Watson (1968) beschrieben, daß die Dermatitis herpetiformis oft mit intestinalen Veränderungen vom Spruetyp assoziiert ist. Diese Untersuchungen, obwohl zunächst nicht sehr überzeugend dokumentiert, wurden in der Folge in zahlreichen Untersuchungen bestätigt, wobei die Darmveränderungen in der Regel nur mit sehr milden intestinalen Störungen verbunden oder auch asymptomatisch waren.

1967 beschrieb dann Cormane die Ablagerung von Immunglobulinen im dermoepidermalen Grenzbereich, ein Befund, der nachfolgend als IgA-Ablagerung identifiziert wurde (Chorzelski et al. 1971). In der Folge konnte ferner gezeigt werden, daß 2 Ablagerungsmuster unterschieden werden müssen: eine häufigere granuläre IgA-Ablagerung, die bei 85–95 % der Patienten beobachtet wird und mit spruetypischen Schleimhautveränderungen assoziiert ist, oder, wenn diese fehlen, durch hohe Glutenexposition provozierbar sind, sowie eine seltenere bandförmige IgA-Ablagerung, die bei 5–15 % beobachtet wird und nie mit einer Enteropathie assoziiert ist.

Diese Beobachtungen haben ein großes Interesse an der Ätiopathogenese der Dermatitis herpetiformis und auch der einheimischen Sprue geweckt, wobei die Frage nach der Beziehung dieser beiden Erkrankungen im Mittelpunkt stand.

Ich will im folgenden die Beziehungen zwischen beiden Krankheitsbildern durch Vergleich von einheimischer Sprue und Dermatitis herpetiformis mit granulärer IgA-Ablagerung in der Haut und Enteropathie unter 4 Aspekten untersuchen:
1. Klinisches Bild,
2. Morphologie der Enteropathie,
3. immunpathologische Befunde und
4. genetische Befunde.

Klinisches Bild

Die entscheidende Frage nach der Identität der Enteropathie bei Dermatitis herpetiformis Duhring und einheimischer Sprue war von vornherein, ob eine Glutensensitivität auch für die Dermatitis herpetiformis Duhring nachgewiesen werden konnte. Da die Enteropathie bei Dermatitis herpetiformis Duhring nur mild oder auch asymptomatisch ist, war diese Frage in erster Linie morphologisch zu klären. In der Tat konnte eine Glutensentivitität der morphologischen Veränderungen, die in etwa zwei Drittel der Fälle mit granulärem IgA ausgeprägt sind, nachgewiesen werden (Fry et al. 1967; Shuster et al. 1968; Lawley et al. 1980). Darüber hinaus wurde von Weinstein et al. (1974) gezeigt, daß Patienten mit Dermatitis herpetiformis Duhring ohne morphologische Dünndarmveränderungen diese durch hohe Glutenbeladung in mehr oder weniger ausgeprägter Form ausbilden und nach Glutenentzug wieder zurückbilden.

Die andere wichtige Frage, ob auch die Hautveränderungen auf glutenfreie Nahrung ansprechen, war zunächst weniger eindeutig beantwortbar, da dieser Effekt z. T. erst nach Jahren deutlich ist. Inzwischen ist jedoch eindeutig belegt, daß die Hauteruptionen ebenso wie die Dünndarmveränderungen glutenabhängig sind, nicht aber der Ausdruck spontaner Remissio-

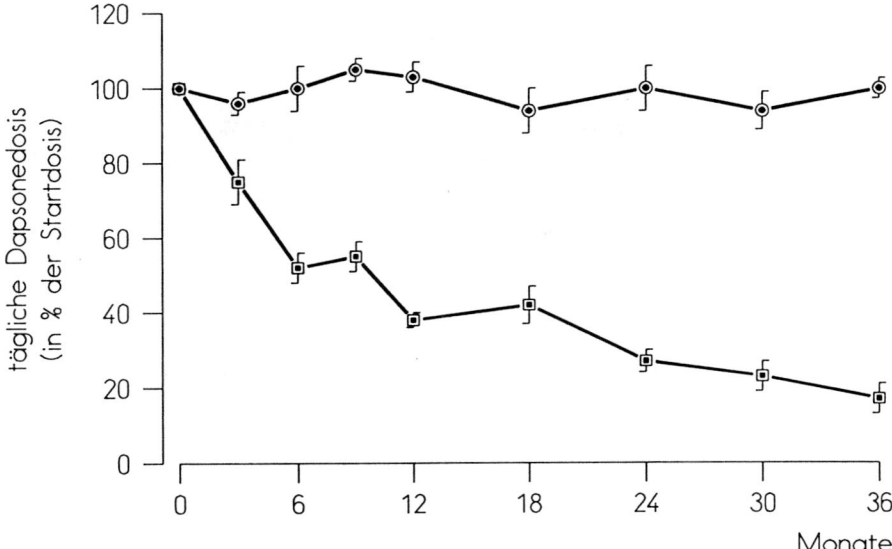

Abb. 1. Erforderliche tägliche Dapsonedosis zur Beherrschung der Hautläsionen bei Patienten mit Dermatitis herpetiformis Duhring (n = 81) unter glutenfreier Nahrung (■) und Patienten (n = 49) unter Normalkost (●). (Nach Reunala 1978)

nen unter glutenfreier Nahrung, wie anfangs vermutet wurde (Leonard et al. 1983). Abbildung 1 zeigt Befunde aus einer Arbeit von Reunala (1978), in der die Ansprechbarkeit der Hautläsionen auf strikte Glutenfreiheit bei 81 Patienten mit Dermatitis herpetiformis Duhring am abnehmenden Bedarf an Dapsone über 36 Monate dokumentiert wurde. In der Kontrollgruppe von 49 Patienten betrug der spontane Rückgang des Dapsonebedarfs 16% gegenüber 93% in der glutenfreien Gruppe. Diese Befunde wurden in einer Expositionsstudie von Leonard et al. (1983) weiter bestätigt.

Morphologie der Enteropathie

Etwa zwei Drittel der Patienten mit Dermatitis herpetiformis Duhring haben eine ausgeprägte spruetypische Schleimhauttransformation mit subtotaler oder partieller Zottenatrophie (Marks 1966; Reunala 1978; Kosnai et al. 1986). In den übrigen Fällen sind die Veränderungen weniger deutlich oder lassen sich durch hohe Glutenbeladung induzieren („latent sprue"). Diese morphologischen Veränderungen sind nicht von denen bei einheimischer Sprue unterscheidbar und in ihrer Schwere offenbar abhängig von der Glutenbelastung. Neben der Reversibilität unter glutenfreier Kost bieten sie alle morphologischen Kriterien der einheimischen Sprue: Das Oberflächenepithel ist geschädigt und in seiner Höhe reduziert, der Bürstensaum irregulär und verkürzt. Interepithelial finden sich reichlich Lymphozyten. Im

Kryptenepithel ist die Mitosezahl erhöht. Die Zotten sind verkürzt, die Krypten verlängert, der Quotient aus Zottenhöhen und Kryptenlängen ein gutes Maß für den Grad der Schädigung. In der Lamina propria sind IgA- und IgM-synthetisierende Zellen vermehrt und sind ein besonders sensibler Parameter der glutensensitiven Enteropathie, wie sich unter Glutenauslassung zeigen läßt (Reunala 1978; Kosnai et al. 1986). Savilahti u. Reunala (1990) fanden unter Berücksichtigung all dieser morphologischen Kriterien unter 21 Patienten nur einen einzigen, der keine morphologischen Veränderungen aufwies.

Diese für die einheimische Sprue ebenso geltenden Veränderungen sind unspezifisch und werden auch bei der Kuhmilch- und Sojabohnenproteinintoleranz gesehen. Sie können experimentell durch direkte Schädigung des Oberflächenepithels ausgelöst werden, aber ebenso immunologisch vermittelt sein. Dies wurde am Tier durch eine „Graft-versus-Host-Reaktion" gezeigt (Ferguson 1990). Am fetalen menschlichen Darm wurde darüber hinaus die Schädigung vom Spruetyp durch T-Zellaktivierung in vitro produziert (MacDonald u. Spencer 1988). In der Sequenz der morphologischen Ereignisse ist die gesteigerte mitotische Aktivität als Antwort auf die Epithelzellschädigung vor der Zottenverkürzung ausgebildet und somit ebenfalls ein besonders sensibler Parameter für diesen Schädigungstyp. Die Frage, wie die Transformation bei Sprue und Dermatitis herpetiformis Duhring zustandekommt, ist aus der Morphogenese aber allein nicht beantwortbar.

Immunpathologische Befunde

Hier sind sowohl die zellulären als auch die humoralen immunpathologischen Befunde von Bedeutung.

Zunächst zu den zellulären Veränderungen in der Mukosa: Die interepithelialen Lymphozyten sind bei der einheimischen Sprue wie bei der Dermatitis herpetiformis Duhring vermehrt. Es handelt sich mehrheitlich um reife T-Lymphozyten vom Suppressortyp, die CD_8- und CD_3-positiv sind. Darüber hinaus wurde von Spencer et al. (1989) und Halstensen et al. (1989) gezeigt, daß ein großer Teil der interepithelialen Lymphozyten den γ-/δ-T-Zellrezeptor exprimieren; diese T-Zellen waren mehrheitlich nicht CD_4- oder CD_8 positiv. Savilahti u. Reunala (1990) konnten an 22 Patienten mit Dermatitis herpetiformis Duhring ebenfalls nachweisen, daß auch sie zahlreiche γ-/δ-exprimierende interepitheliale Lymphozyten besitzen, wobei die Zahl noch höher lag als bei der Sprue (40 % der CD_3-positiven Zellen unter Glutenbelastung und 48 % unter glutenfreier Nahrung).

Auch hinsichtlich der humoralen IgA-Antikörperbildung finden sich bei einheimischer Sprue und bei der Dermatitis herpetiformis Duhring ähnliche Befunde: So wurden IgA-Antigliadinantikörper bei der Dermatitis herpetiformis Duhring ebenso erhöht gefunden wie bei der einheimischen Sprue, wenn erstere mit einer Schleimhautatrophie verknüpft war (Savilahti et al. 1983; Vainio et al. 1986).

Auch IgA-Antikörper gegen extrazelluläre Matrixkomponenten wie Retikulin und Endomysium sind bei Dermatitis herpetiformis Duhring erhöht gefunden worden, wenn sie mit einer Atrophie assoziiert waren (Valeski et al. 1990). Alle diese Antikörpertiter bei Dermatitis herpetiformis Duhring und einheimischer Sprue fallen unter glutenfreier Kost ab und kehren nach Glutenexposition wieder.

Eine entscheidende Rolle hat bei diesen Befunden die Frage eingenommen, ob die in der Haut nachweisbaren IgA-Ablagerungen aus dem Darm stammen. Doch gelang es weder über den Nachweis von „secretory piece" noch von „J-chain" oder IgA-Subklassen intestinales IgA in den Hautkomplexen wahrscheinlich zu machen (Otley u. Hall 1990).

Bezüglich des Mechanismus der Antikörperkomplexbildung in der Haut wurde gefunden, daß bestimmte antigene Strukturen, die IgA binden können, in der normalen Schleimhaut fehlen, während sie bei Dermatitis herpetiformis Duhring vorhanden sind (Hall 1987).

Genetische Befunde

Weitere wichtige Einsichten in den Zusammenhang von Dermatitis herpetiformis Duhring und einheimischer Sprue ergeben sich aus immungenetischen Befunden, in denen für beide Erkrankungen eine hohe Assoziation mit den MHC-Klasse-I-Antigenen HLA-A1-B8 und den MHC-Klasse-II-Antigenen HLA-DR3 und HLA-DQw2 nachgewiesen wurde. Darüber hinaus wurde kürzlich ferner ein 3. Lokus zu den bereits bekannten HLA-Klasse-II-Antigenen bei Sprue und Dermatitis herpetiformis Duhring nachgewiesen, der ebenfalls mit diesen Erkrankungen vermehrt assoziiert ist, nämlich HLA-DP-W1 und HLA-DPw3 (Hall et al. 1989). Trotz dieser hohen Assoziation ist es wahrscheinlich, daß andere Faktoren oder Gene für die Expression von Dermatitis herpetiformis Duhring und einheimischer Sprue erforderlich sind, denn einerseits gibt es Patienten, die diese Antigene nicht exprimieren, und andererseits Individuen ohne Hautveränderungen, die mit ihrem Geschwister, das von einer Dermatitis herpetiformis Duhring betroffen ist, auf der Ebene der MHC-Klasse-I- und II-Antigene identisch sind. Dennoch zeigt die hohe Assoziation der verschiedenen immungenetischen Merkmale bei Dermatitis herpetiformis Duhring und einheimischer Sprue, daß hier wesentliche genetische Gemeinsamkeiten bestehen.

Zusammenfassung

Es läßt sich somit sagen: Die Enteropathie bei Dermatitis herpetiformis Duhring und einheimischer Sprue ist mit hoher Wahrscheinlichkeit identisch. Dabei bleibt unklar, warum sie nur in einem kleinen Prozentsatz mit einer Dermatitis herpetiformis vergesellschaftet ist und warum die Enteropathie bei Dermatitis herpetiformis Duhring in der Regel geringer ausgeprägt ist als bei der einheimischen Sprue.

Zu dieser Frage ist interessant, daß Ferguson et al. die Definition der einheimischen Sprue auf der Basis klinischer und experimenteller Befunde als permanente glutensensitive Enteropathie in Frage stellen und an ihre Stelle ein Zweiphasenmodell setzen (O'Mahony et al. 1990). Nach diesem Modell ist eine abnormale Immunantwort gegenüber Gliadin ein alltäglicher Befund und genetisch determiniert. Sie kann sich nicht nur an Darm und Haut, sondern auch an der Mundschleimhaut (rezidivierende Aphthen), an den Nieren (IgA-Nephropathie) und an Gelenken manifestieren. Ausdruck einer T-Zell-mediierten Immunität gegenüber Gliadin am Darm ist ein Spektrum funktioneller und morphologischer Veränderungen. Die Minimalläsion am Darm kann dabei histologisch unauffällig sein und ohne hohe interepitheliale Lymphozytenzahl der Zotten einhergehen. Die voll ausgeprägte Läsion ist eine flache Mukosa mit verlängerten Krypten, wie wir sie klassisch bei der einheimischen Sprue sehen. Die mukosale immunologische Sensibilisierung ist dabei nur *ein* invariables Kriterium. Erst ein zweiter Faktor führt die Enteropathie aus dem latenten in das apparente Stadium, entweder über immunologische Mechanismen oder durch direkte andere Effekte auf die Enterozyten. Solche Faktoren könnten Ernährungsmängel, intestinale Infekte oder gestörte Gliadinverdauung im Darm sein. Dabei ist die Triggerung der Läsion durch das Zusammenwirken der verschiedenen Faktoren möglich.

Literatur

Chorzelski TP, Beutner EH, Jablonska S et al. (1971) Immunofluorescence studies in the diagnosis of dermatitis herpetiformis and its differentation from bullous pemphigoid. J Invest Dermatol 56:373–380

Cormane RH (1967) Immunofluorescent studies of the skin in lupus erythematosus and other diseases. Pathol Europ 2:170–180

Duhring LA (1884) Dermatitis herpetiformis. JAMA 3:225–229

Ferguson A (1990) The immune system and mucosal transformation – historical perspective. Digestion 46 (Suppl 2):255–261

Fry L, Keier P, McMinn-RM et al. (1976) Small intestinal structure and function and haematological changes in dermatitis herpetiformis. Lancet II:729–733

Hall RP (1987) The pathogenesis of dermatitis herpetiformis: recent advances. J Am Acad Dermatol 16:1129–1144

Hall RP, Sanders ME, Duquesnoy RJ, Katz SI, Shaw S (1989) Alterations in HLA-DP und HLA-DQ antigen frequency in patients with dermatitis herpetiformis. J Invest Dermatol 93:501–505

Halstensen TS, Scott H, Brandtzaeg P (1989) Intraepithelial T cells of the TcR gamma/delta+ CD8- and V delta 1/J delta 1+ phenotypes are increased in coeliac disease. Scand J Immunol 30:665–672

Kosnai I, Karpati S, Savilahti E, Verkasalo M, Bucsky P, Torok E (1986) Gluten challenge in children with dermatitis herpetiformis: a clinical, morphological and immunohistological study. Gut 27:1464–1470

Lawley TJ, Strober W, Yaoita H, Katz SI (1980) Small intestinal biopsies and HLA types in dermatitis herpetiformis patients with granular and linear IgA skin deposits. J Invest Dermatol 74:9–12

Leonhard JN, Tucker WF, Fry JS et al. (1983) Increased incidence of malignancy in dermatitis herpetiformis. Br Med J Clin Res 286:16–18

MacDonald TT, Spencer J (1988) Evidence that activated mucosal T cells play a role in the pathogenesis of enteropathy in human small intestine. J Exp Med 167:1341–1349

Marks J (1966) Small-bowel changes in dermatitis herpetiformis. Lancet II:1280–1282

O'Mahony S, Vestey JP, Ferguson A (1990) Similarities in intestinal humoral immunity in dermatitis herpetiformis without enteropathy and in coeliac disease. Lancet 335:1487–1490

Otley C, Hall RP (1990) Dermatitis herpetiformis. Dermatol Clin 8:759–769

Reunala T (1978) Gluten-free diet in dermatitis herpetiformis. II. Morphological and immunological findings in the skin and small intestine of 12 patients and matched controls. Br J Dermatol 98:69–78

Reunala T, Lokki J (1976) Dermatitis herpetiformis in Finland. Acta Derm Venerol 58:505–510

Savilahti E, Reunala T (1990) Is dermatitis herpetiformis a gluten-sensitive enteropathy? Int J Dermatol. 29:706–708

Savilahti E, Viander M, Perkkio M, Vainio E, Kalimo K, Reunala T (1983) IgA antigliadin antibodies: a marker of mucosal damage in childhood coeliac disease. Lancet. I:320–322

Shuster S, Watson AJ, Marks J (1968) Coeliac syndrome in dermatitis herpetiformis. Lancet I:1101–1106

Spencer J (1989), Mac Donald TT, Diss TC, Walker-Smith JA, Ciclitira PJ, Isaacson PG (1989) Changes in intraepithelial lymphocyte subpopulations in coeliac disease and enteropathy associated T cell lymphoma (malignant histiocytosis of the intestine). Gut 30:339–346

Vainio E, Kosnai I, Hallstrom O, Karpati S, Maki M, Reunala T (1986) Antigliadin and antireticulin antibodies in children with dermatitis herpetiformis. J Pediatr Gastroenterol Nutr 5:735–739

Valeski JE, Kumar V, Beutner EH, Lerner A, Chorzelski TP (1990) Immunology of celiac disease: tissue and species specificity of endomysial and reticulin antibodies. Int Arch Allergy Appl Immunol 93:1–7

Weinstein WM (1974) Latent celiac sprue. Gastroenterology 66:489–493

Pathogenetische Bedeutung der intestinalen Bakterienflora für die Entwicklung chronischer intrahepatischer Cholangitiden

U. Hopf, R. Stemerowicz, V. König, S. Küther, H. Lobeck, K. Miksits, J. Wagner

Enterale Mikroorganismen oder deren Komponenten können durch Aszension in den Gallenwegen, auf lymphogenem Wege oder auf dem Blutwege über die Pfortader bzw. systemische Zirkulation zur Leber gelangen und in unterschiedlicher Weise mit der Leber interagieren. Die intrahepatischen Folgen richten sich nach den biologischen Aktivitäten und der Konzentration der Erreger bzw. der Erregerkomponenten. So wird man hinsichtlich der hepatologischen Bedeutung enteraler Mikroorganismen vor allem 3 Aspekte berücksichtigen müssen: die Leber als Zielorgan von Infektionserregern, die Leber als Clearanceorgan mit metabolischen und detoxifizierenden Funktionen und schließlich die Leber als immunologisches Organ mit der Synthese abwehraktiver Mediatoren.

Eine biliäre Aszension von Enterobakterien führt in der Regel zu einer akuten, granulozytären Cholangitis/Cholangiolitis und kann bei einem rezidivierenden Verlauf in eine sekundäre biliäre Zirrhose übergehen. Solchen Verläufen liegen meistens Abflußstörungen der Galle oder operativ bedingte Veränderungen an den extrahepatischen Gallenwegen zugrunde. Bei bestimmten parasitären Infektionen mit Manifestation im Bereich des Darmes können sich Leberabszesse, Leberzysten und Fibrosierungen in der Leber entwickeln. Unklar ist bisher die Ätiopathogenese der nichteitrigen Cholangitiden, wie der primären biliären Zirrhose (PBC) und der primär sklerosierenden Cholangitis (PSC). Hinweise auf eine mögliche ätiopathogenetische Bedeutung enterobakterieller Komponenten finden sich bei beiden Krankheitsbildern.

Primäre biliäre Zirrhose

Die primäre biliäre Zirrhose (PBC) weist eine Reihe von Merkmalen auf, die für eine immunologische Pathogenese sprechen. Der charakteristische immunserologische Parameter der PBC sind die antimitochondrialen Antikörper (AMA) [2, 19, 34, 41]. PBC-spezifische AMA reagieren mit speziesunspezifischen Antigenen der inneren Mitochondrienmembran und zeigen im Immunoblot mit Mitochondrien aus Rinderherz oder Schweineniere 3 Hauptbanden, nämlich bei einem Molekulargewicht von 70 000–75 000

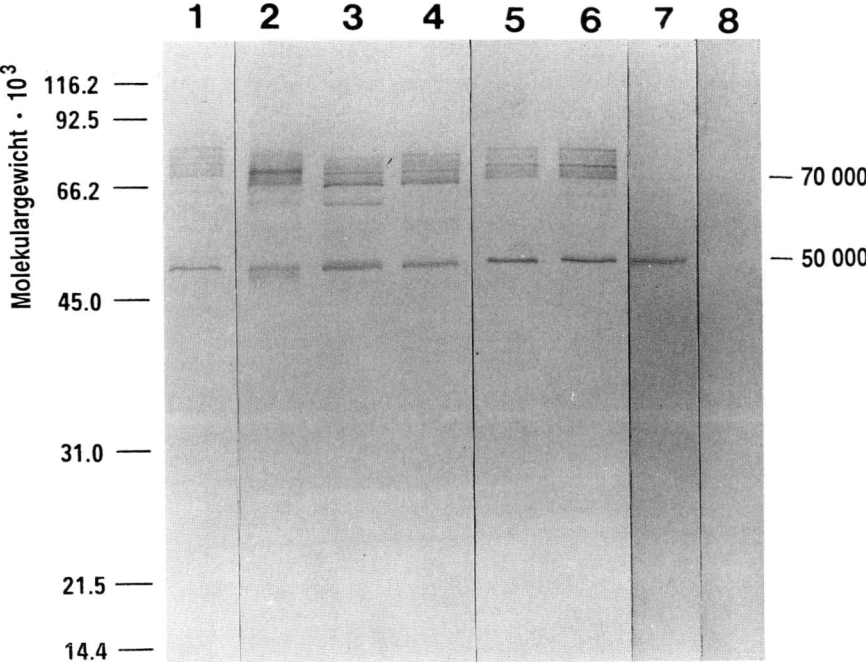

Abb. 1. Immunoblots mit einem repräsentativen PBC-Serum und E.-coli-Subfraktionen als Antigene. *1* E. coli O6 K2:H1 (ganze Bakterien); *2* Plasmamembranen von E. coli K1:H7; *3* äußere Plasmamembranen von E. coli K1:H7; *4* Plasmamembranen von E. coli 0114:H4; *5* Plasmamembranen von E. coli 0114:K9; *6* Ribosomen; *7* 30S-ribosomale Untereinheit; *8* 50S-ribosomale Untereinheit. Die Antigenpräparationen wurden freundlicherweise von Herrn Dr. L. Beutin, Robert-Koch-Institut, Berlin, zur Verfügung gestellt

bzw. von ca. 50000 und von 40000 [1, 7, 17, 23, 26]. Diese 3 mitochondrialen Zielproteine der PBC-spezifischen AMA werden dem sog. M2-Komplex zugeordnet und konnten in neuerer Zeit als Komponenten der Pyruvatdehydrogenase identifiziert und kloniert werden [3, 9, 11, 38, 42]. Die AMA der PBC stellen ein krankheitsspezifisches Phänomen dar, das diagnostisch genutzt wird, dessen Entstehung und Bedeutung bisher aber ungeklärt ist. Eine pathogenetische Rolle scheint den AMA nicht zuzukommen.

PBC-spezifische AMA erkennen im Immunoblot enterobakterielle Proteine, die hinsichtlich der Molekulargewichte den mitochondrialen Zielproteinen weitgehend entsprechen [15, 35] (Abb. 1; Tabelle 1). Absorptionsversuche weisen auf partielle Identitäten zwischen den AMA-reaktiven mitochondrialen und bakteriellen Proteinen hin. Unsere Studien zeigen, daß alle getesteten gramnegativen Bakterien diese Proteine enthalten. Die Reaktion läßt sich mit ganzen Bakterien und mit enterobakteriellen Plasmamembranen als Antigenfraktion demonstrieren. Eine Überprüfung dieser enterobakteriellen Proteine hinsichtlich enzymatischer Aktivitäten, insbe-

Tabelle 1. Nachweis von Antikörperaktivität gegen enterobakterielle Proteine mittels Immunoblottechnik *(IBL)*. *PBC* primäre biliäre Zirrhose; *PSC* primär sklerosierende Cholangitis; *aCAH* autoimmune chronisch-aktive Hepatitis; *CAH-B* chronisch-aktive Hepatitis B; *CAH-C* chronisch-aktive Hepatitis C; *LED* Lupus erythematodes disseminatus

Diagnose	Zahl der Patienten (n) gesamt	Zahl der Patienten (n) mit Banden in IBL		
		Escherichia coli	Salmonella enteritidis	Klebsiella pneumoniae
PBC	45	45	45	45
PSC[a]	21	17	17	17
aCAH	10	4	4	4
CAH-B	10	1	1	1
CAH-C	10	1	1	1
LED	10	1	1	1
Colitis ulcerosa	10	2	2	2
Gesunde	37	0	0	0

[a] 12 Patienten mit Colitis ulcerosa.

sondere hinsichtlich des Pyruvatdehydrogenasekomplexes, ist Gegenstand laufender Untersuchungen.

Die Expression gemeinsamer antigener Epitope bei gramnegativen Bakterien und Mitochondrien steht in Einklang mit der endosymbiontischen Theorie [21, 25]. Da Struktur und Stoffwechsel von aeroben Bakterien und Mitochondrien ähnlich sind, wird auf eine phylogenetische Abstammung der Mitochondrien aus Bakterien als Folge einer Aufnahme und Integration der Bakterien in amöboide Zellen geschlossen [24]. Diese Theorie wurde inzwischen durch Sequenzanalysen der ribosomalen und mitochondrialen RNS erhärtet und wird durch unsere Daten auf der Ebene gemeinsamer antigener Epitope von Membranproteinen gestützt. Nach der endosymbiontischen Theorie repräsentiert die innere Membran der Mitochondrien die äußere Plasmamembran der Bakterien, eine Deutung, die mit dem Reaktionsverhalten der PBC-spezifischen AMA übereinstimmt.

Es stellt sich nun die Frage, ob mit Enterobacteriaceae experimentelle PBC-spezifische AMA induziert werden können. Hierzu wählten wir zur Immunisierung von Kaninchen ein Spektrum von E. coli und Salmonellen aus. PBC-äquivalente AMA konnten im Kaninchen mit R-Mutanten von Salmonella minnesota induziert werden [15, 35] (Abb. 2). Keines der mit enterobakteriellen Wildformen immunisierten Kaninchen hatte AMA entwickelt.

Die Tatsache, daß bestimmte R-Mutanten von Enterobacteriaceae im Kaninchen zur Induktion von PBC-äquivalenten AMA führen, wirft die Frage nach den spezifischen Eigenschaften dieser R-Mutanten auf. Wichtigstes Merkmal der R-Mutanten ist ein Defekt des Lipopolysaccharid-(LPS-)moleküls, d. h. fehlendes O-Polysaccharid und ein mehr oder weniger inkomplettes Core-Oligosaccharid [10]. Hierdurch verändern sich die Mem-

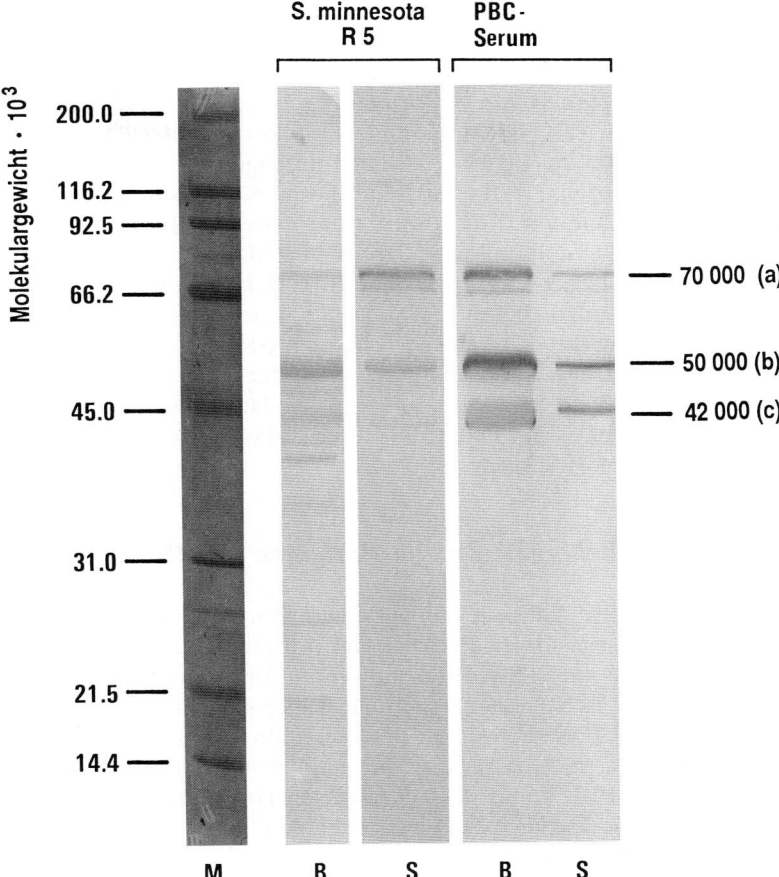

Abb. 2. Immunoblot mit einem experimentellen Antiserum vom Kaninchen nach Immunisierung mit Salmonella minnesota R5 und einem repräsentativen PBC-Serum, getestet gegen Mitochondrien aus Rinderherz *(B)* und Schweineniere *(R)* als Antigene

braneigenschaften der Bakterien. Da die bei Wildformen dominierende Immunogenität des O-Polysaccharids entfällt, können andere oberflächliche Strukturen, z. B. Proteine, als Antigene exprimiert werden.

Nachweis von enterobakteriellen R-Formen bei Patienten mit PBC

Die Beboachtung, daß bestimmte R-Mutanten von Salmonella minnesota PBC-spezifische Antigene in immunogener Form exprimieren, war Anlaß, bei Patienten mit PBC und auch bei Patienten mit anderen Lebererkrankungen im Stuhl nach R-Formen von Enterobacteriaceae zu suchen. Es zeigte

sich dabei, daß alle Stuhlproben von Patienten mit PBC R-Formen von
E. coli enthielten bis zu einem Anteil von 50 % der Gesamtzahl von E. coli
[16]. Bei Patienten mit anderen Lebererkrankungen und gesunden Probanden war die Frequenz von R-Formen von E. coli im Stuhl deutlich geringer.

Patienten mit PBC leiden häufig an Infektionen der Harnwege mit gramnegativen Bakterien [4]. Eine kürzlich durchgeführte Studie von Burroughs
et al. [5] hat gezeigt, daß es sich bei diesen Keimen in einem hohen Anteil
um R-Formen handelt. Eine Assoziation zwischen Harnwegsinfektionen mit
R-Formen von E. coli und zirkulierenden AMA gegen M2-Komplex konnte
auch bei einer Patientengruppe ohne PBC dokumentiert werden. Es wird in
weiteren Studien zu prüfen sein, ob bei solchen Patienten auch eine intestinale Besiedlung mit R-Formen vorhanden ist und ob sich später eine PBC
entwickelt. Die enge Beziehung zwischen der Anwesenheit von enterobakteriellen R-Formen im Darm bzw. in den Harnwegen und dem Nachweis
PBC-spezifischer AMA deutet auf die Möglichkeit einer enterobakteriellen
Induktion der AMA hin.

Lipid A im Lebergewebe von Patienten mit PBC

Enterobakterielle Antigene gelangen vom Darm in die Leber. So ist LPS bei
darm- und lebergesunden Personen im portalen Blut nachgewiesen worden
[18, 31, 40]. Da die LPS-Konzentration im Portalblut offenbar gering ist und
das LPS in der Leber einer hohen Clearanceaktivität durch das RES unterliegt, war ein LPS-Nachweis in der humanen Leber bisher nicht gelungen.
Mit monoklonalen Antikörpern war es jetzt möglich, im Lebergewebe von
Patienten mit PBC Lipid A nachzuweisen [16]. Das Lipid A fand sich im
Zytoplasma von Hepatozyten, vereinzelt in Galle-Canaliculi.

Frühere experimentelle Clearancestudien haben für die S- und R-Form
des LPS bzw. für freies Lipid A ein unterschiedliches Verhalten in der
Leber aufgezeigt [8, 14, 33]. Während die S-Form des LPS primär vom
hepatischen RES aufgenommen wird, gelangen die R-Form des LPS und
freies Lipid A direkt in Hepatozyten und werden als Metaboliten über die
Galle ausgeschieden. Der Nachweis von Lipid A in Hepatozyten bei Patienten mit PBC spricht somit dafür, daß das Lipid A aus enterobakteriellen R-
Formen stammt.

Zirkulierende Antikörper gegen LPS

Wie Untersuchungen an Seren gesunder Probanden gezeigt haben, gehören
relativ hohe Antikörpertiter gegen LPS von E. coli 075 und 0119 zum
physiologischen Zustand [27]. Man muß daher von einer permanenten
Exposition des Immunsystems mit LPS von E. coli ausgehen. Dieser Kontakt findet offenbar im intestinalen Lymphgewebe statt. Man darf annehmen, daß kleine Mengen von LPS auch unter physiologischen Bedingungen,

d. h. bei intakter Darmschleimhaut, in das Pfortaderblut übergehen und zur Leber gelangen. Die S-Form des LPS wird durch die hohe Clearanceaktivität des RES in der Leber zurückgehalten und metabolisiert. Die Anwesenheit von spezifischen Antikörpern, überwiegend der Immunglobulinklassen M und A, dürfte die Effizienz der hepatischen Clearance für LPS verstärken. Die beim Menschen nachweisbaren Antikörper gegen LPS richten sich gegen O-Polysaccharid und reagieren spezifisch mit dem jeweiligen Serotyp. Im Gegensatz dazu lassen sich gegen die R-Form des LPS und gegen Lipid A nur ausnahmsweise Antikörper nachweisen [27]. Lipid A ist ein schwaches Antigen, in der Bakterienwand durch die Saccharidkomponenten verdeckt und deshalb nicht als Antigen wirksam. Signifikante Antikörpertiter gegen Lipid A finden sich lediglich bei einem Teil der Patienten mit alkoholtoxischer Zirrhose [36]. In den Gruppen der nichteitrigen Cholangitiden fanden sich in unseren Studien hinsichtlich der Anti-LPS/Lipid-A-Titer keine signifikante Differenz zum Kontrollkollektiv; d. h. Antikörper gegen die R-Form des LPS oder gegen Lipid A waren bei Patienten mit PBC und bei Patienten mit PSC durchgehend negativ, sofern man von einer Ausnahme aus der PBC-Gruppe mit einem Antilipid-A-Titer von 1:8 absieht (Tabelle 2). Die erhöhten IgM-Konzentrationen im Serum, die insbesondere für die PBC typisch sind, bleiben in ihrer Antikörperspezifität vorerst ungeklärt.

Tabelle 2. Frequenz zirkulierender Antikörper gegen bakterielle Lipopolysaccharide (LPS) bzw. Lipid A mittels passivem Hämolysetest bei Patienten mit chronisch-entzündlichen Lebererkrankungen und bei gesunden Probanden.

Diagnose	LPS E. coli 075	0119	LPS S. minnesata R 5	R 60	Freies Lipid A
Primäre biliäre Zirrhose	20/20	20/20	0/20	0/20	1/20
Pericholangitis und primär-sklerosierende Cholangitis	12/12	12/12	0/12	0/12	0/12
Chronische Hepatitis B	27/46	27/46	0/26	0/26	1/46
Chronische aktive Hepatitis vom autoimmunen Typ	9/9	9/9	0/9	0/9	0/9
Alkoholische Zirrhose	24/24	24/24	13/24	2/24	12/24
Gesunde Kontrollen	39/39	39/39	5/39	0/39	4/39

Nachweis von anti-LPS bzw. anti-Lipid A, Patientenzahl positiv[a] / getestet[b], Als Antigene

[a] Antikörpertiter > 1:4.
[b] Zum Zeitpunkt der letzten Leberbiopsie.

Primär sklerosierende Cholangitis

Die primär sklerosierende Cholangitis (PSC) ist eine Form der nichteitrigen Cholangitiden, die in Assoziation mit Colitis ulcerosa vorkommt, weniger häufig auch mit dem Morbus Crohn [39]. Im Falle einer solchen Assoziation geht die Darmerkrankung der Lebererkrankung gewöhnlich voraus; es kann aber auch über mehrere Jahre eine PSC vorhanden sein, bevor sich die Darmerkrankung manifestiert [13]. In der Frühphase ist die PSC durch einen Anstieg der alkalischen Phosphatase und der γ-GT charakterisiert. Morphologisch finden sich Infiltrate mononukleärer Zellen in der Umgebung der Gallenwege und der Portalgefäße, die im weiteren Verlauf der Erkrankung auf das gesamte Portalfeld und schließlich auch auf das Parenchym übergreifen können. Überlappungen einer PSC mit einer chronisch-aktiven Hepatitis vom autoimmunen Typ kommen vor. Bei der typischen PSC steht die cholangioläre Fibrosierung im Vordergrund und führt zu intra- und/oder extrahepatischen Stenosen der Gallenwege. Hieraus resultiert ein Stauungsikterus und längerfristig eine biliäre Zirrhose. Besonders bei der extrahepatischen Gallenabflußstörung durch die PSC ist eine sekundäre bakterielle Infektion zu erwarten, wodurch morphologisch das Mischbild aus nichteitriger und bakterieller Cholangitis resultiert.

Die Ätiologie der PSC ist bisher ungeklärt. Es liegt nahe, für die PSC ein auslösendes Agens intestinalen Ursprungs zu vermuten. Die Assoziation der PSC mit HLA-B 8 [13] und HLA-DRw 52 a [30] weist auf eine genetische Disposition hin. In die Pathogenese der Erkrankung sind immunologische Vorgänge involviert. AMA, die charakteristischen Marker für die PBC, sind bei der PSC nicht nachweisbar. Bei ca. 60 % der Patienten mit PSC werden Antikörper gegen Nukleoproteine beobachtet, die dabei teilweise inkonstant auftreten. In neuerer Zeit wurden bei Patienten mit PSC Antikörper gegen zytoplasmatische Antigene von humanen neutrophilen Granulozyten (ANCA) nachgewiesen [6]. Solche Antikörper finden sich bei ca. 80 % der Patienten und können von den ANCA der Wegener-Granulomatose abgegrenzt werden. Ansonsten finden sich bei der PSC keine weiteren charakteristischen Autoantikörper. Immunoblotstudien unserer Arbeitsgruppe mit Mitochondrien, Mikrosomen und löslicher Leberfraktion als Antigene haben im Krankheitsverlauf der PSC keine charakteristischen Banden ergeben.

In den Immunoblotstudien mit Enterobacteriaceae als Antigene zeigen Seren von Patienten mit PSC charakteristische Banden im Molekulargewichtbereich 60 000–90 000 (Abb. 3). Der Vergleich mit dem PBC-spezifischen Muster ergibt, daß bei den PSC-Seren die Bande bei 50 000 fehlt. Ein weiterer Unterschied besteht zu dem Bandenmuster bei 70 000–80 000, wobei PBC-Seren mit Enterobacteriaceae eine markante Bande bei ca. 70 000 und weitere schwächere Banden dicht unter und dicht über dieser Hauptbande aufweisen (Abb. 1). Trotz des Fehlens der charakteristischen AMA-Banden gegenüber enterobakteriellen Proteinen zeigen die PSC-Seren im Immunoblot eine Reaktivität, die mit den PBC-Seren Ähnlichkei-

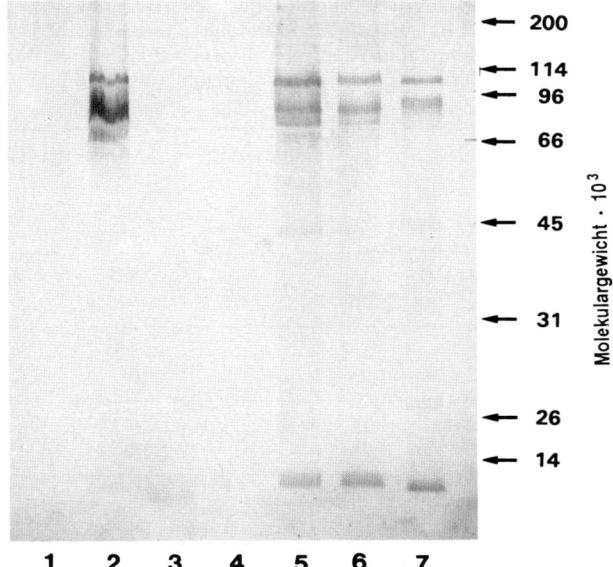

Abb. 3. Antikörper-aktivität eines repräsentativen PSC-Serums gegen enterobakterielle Proteine im Immunoblot. *1* Bacteroides fragilis; *2* E. coli; *3* Acinetobacter calc.; *4* Enterobacter cloacae; *5* Salmonella typhimurium; *6* Salmonella enteritidis; *7* Klebsiella pneumoniae

ten aufweist. Das PSC-Bandenmuster mit enterobakteriellen Proteinen als Antigen war im Einzelfall über einen mehrjährigen Beobachtungszeitraum im wesentlichen konstant. Ein ähnliches Reaktionsmuster zeigte ein Teil der Patienten mit autoimmuner chronisch-aktiver Hepatitis und Einzelfälle mit viraler chronisch-aktiver Hepatitis, nicht hingegen gesunde Probanden. Dabei zeigten E. coli, S. enteritidis und K. pneumoniae ein vergleichbares Bandenmuster.

Experimentelle Induktion von Leberläsionen mit enterobakteriellen Antigenen

In einer experimentellen Studie unserer Arbeitsgruppe wurde der Frage nachgegangen, ob durch eine Langzeitimmunisierung mit gereinigtem LPS und freiem Lipid A in der Maus chronische Leberentzündungen, insbesondere nichteitrige Cholangitiden, induziert werden können. NMRI-Mäusen wurden 3mal pro Woche 10 µg LPS bzw. freies Lipid interperitoneal appliziert. Es handelte sich dabei um LPS-Präparationen von E. coli- und Salmonellenstämmen. Die histologischen Untersuchungen der Leber wurden nach 15 und nach 26 Wochen durchgeführt.

Die histologischen Ergebnisse zeigen, daß in der Maus durch eine intraperitoneale Langzeitapplikation relativ kleiner Dosen von LPS gramnegativer Bakterien Leberläsionen im Sinne einer nichteitrigen Cholangitis induziert werden können (Tabelle 3). Das histologische Bild dieser experimentellen Cholangitis ist gekennzeichnet durch pericholangioläre, überwiegend

234   U. Hopf et al.

Tabelle 3. Histologische Befunde der Leberpräparate von NMRI-Mäusen, die mit LPS von E. coli EH 100, E. coli O75, Salmonella minnesota R 595 und Salmonella abortusequi sowie mit freiem Lipid A intraperitoneal behandelt wurden. Definition der Leberläsionen: Rundzellige Infiltrate pericholangiolär mit periduktaler Fibrose, angedeutet (+), deutlich (++)

Behandlung mit	Behandlungsdauer (Wochen)	Anzahl der Tiere	Anzahl der Tiere mit Leberläsionen der Stadien		
			0	+	++
LPS E. coli EH 100	15	5	0	3	2
	26	8	1	3	4
LPS E. coli O75	15	5	0	0	5
	26	10	3	2	5
LPS S. minnesota R 595	15	5	0	3	2
	26	10	0	6	4
LPS S. abortusequi	15	5	0	3	2
	26	9	0	4	5
freiem Lipid A	15	6	0	1	5
	26	9	3	3	3

lymhozytäre Infiltrate, die teilweise das Portalfeld überschreiten und auf das Parenchym übergreifen. In fortgeschrittenen Stadien lassen sich vereinzelt Gallengangdestruktionen und konzentrische periduktuläre Fibrosen, jedoch keine Gallengangproliferationen und nur sehr selten Granulombildungen erkennen (Abb. 4).

Das morphologische Bild der LPS-induzierten Cholangitis bei Mäusen erinnert an die Veränderungen, wie man sie bei der Pericholangitis bzw. der beginnenden PSC des Menschen beobachtet. Ein Teil der Mäuse im Experiment entwickelte zirkulierende antinukleäre Antikörper in Titern bis zu 1:1280. Hinsichtlich der Ausprägung der Leberläsionen und der Induktion von antinukleären Antikörpern fanden sich in den einzelnen Versuchsserien mit den verschiedenen LPS-Formen keine wesentlichen Unterschiede. Dies gilt auch für die Mäusegruppen, die ausschließlich mit freiem Lipid A behandelt worden sind. Man darf daher annehmen, daß die morphologischen Phänomene letztlich auf die biologischen Wirkungen von Lipid A zurückzuführen sind. Über die möglichen Pathomechanismen sind bisher keine weiteren Aussagen möglich. Bei intravenöser Applikation von LPS oder abgetöteten E. coli über 6 Wochen haben wir keine signifikanten Leberläsionen beobachtet. Möglicherweise war der Behandlungszeitraum zu kurz. Kuno et al. [20] berichteten über eine experimentelle portale Fibrosierung mit Gallengangproliferation beim Kaninchen nach 3- bis 5monatiger intraportaler Verabreichung von abgetöteten E. coli. Ratten entwickeln nach Anlegen einer blinden Darmschlinge eine

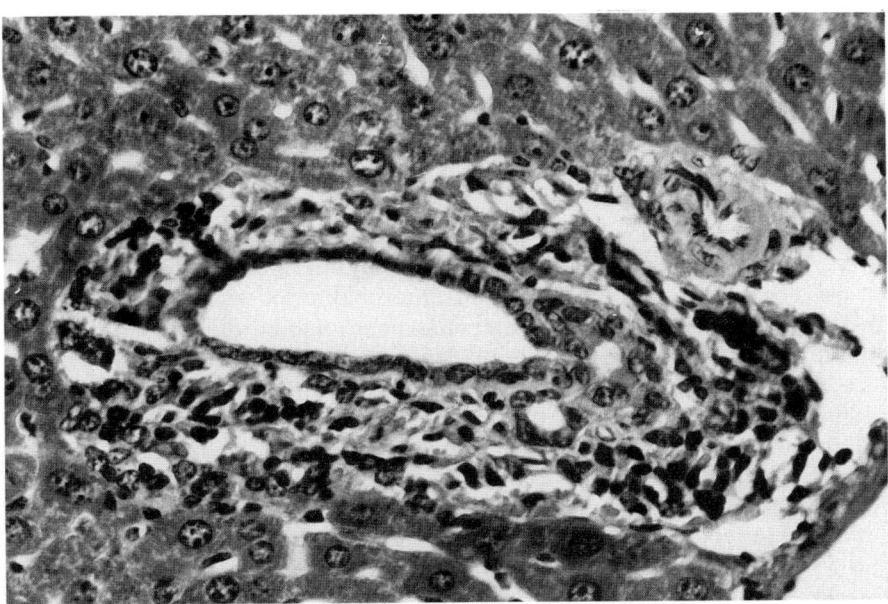

Abb. 4. Pericholangioläre Infiltration mit Lymphozyten und Plasmazellen sowie konzentrischer periduktaler Fibrose in der experimentellen NMRI-Maus nach 26wöchiger intraperitonealer Applikation von LPS S. minnesota R 595; Vergr. 350:1.

intrahepatische chronische Cholangitis, die auf eine Besiedlung der blinden Schlinge mit Bacteroides zurückzuführen ist [22]. Dementsprechend besserten sich die experimentellen Leberläsionen unter Behandlung mit Metronidazol oder Tetracyclin.

Therapiekonzepte für die nichteitrigen Cholangitiden

Die Bemühungen, durch immunsuppressive Substanzen auf den Verlauf der PBC oder der PSC einen günstigen Einfluß zu nehmen, haben keinen oder nur geringen Erfolg gebracht. Nur bei einem Teil der Patienten mit PBC, insbesondere bei Mischformen aus PBC und autoimmuner chronisch-aktiver Hepatitis, kann durch Glukokortikoide oder anderen sog. Immunsuppressiva eine Besserung erzielt werden.

In neuerer Zeit werden die PBC und auch die PSC mit Ursodesoxycholsäure (UDC) behandelt [29, 37]. Unter dieser Therapie wurde regelmäßig ein Rückgang der Cholestaseparameter beobachtet. Sofern ein frühes Stadium der PBC mit nur mäßiger Erhöhung der alkalischen Phosphatase und der γ-GT vorliegt, kommt es unter UDC meist zur Normalisierung dieser Werte; bei fortgeschrittener Erkrankung mit stark erhöhten Werten gehen alkalische Phosphatase und γ-GT auf ca. 50% oder Ausgangswerte zurück und stagnieren im weiteren Behandlungsverlauf bzw. steigen erneut an. Die immunologischen Parameter hingegen, wie AMA und erhöhte IgM-Spiegel, bleiben meist unbeeinflußt. Histologische Besserungen sind unter UDC nur bei frühen Stadien der Erkrankung belegt.

Der Wirkungsmechanismus von UDC ist noch ungeklärt. Man vermutet einen Effekt auf die Immunreaktionen, die sich gegen die Gallenepithelien richten. Möglicherweise spielt auch der choleretische Effekt von UDC für die Besserung der serologischen Parameter eine Rolle. Ein weiterer Aspekt hinsichtlich der möglichen Wirkungsmechanismen von UDC ist die erhöhte Empfindlichkeit von enterobakteriellen R-Formen gegenüber Gallensäuren. In-vitro-Untersuchungen haben die Bedeutung des intakten LPS-Moleküls für die Gallensäureresistenz der Enterobacteriaceae nachweisen können [28]. Bei einem Defekt des O-Polysaccharidmoleküls können Gallensäuren die enterobakterielle Plasmamembran passieren und die Bakterien zerstören. Inwiefern dieser Mechanismus bei der UDC-Behandlung der PBC bzw. PSC eine Rolle spielen könnte, bleibt vorerst Spekulation. Vor diesem Hintergrund erhebt sich die Frage, ob enterobakterielle R-Formen auch im distalen Dünndarm angesiedelt sind und welche UDC-Konzentrationen unter der Therapie in den einzelnen Darmabschnitten erreicht werden.

Es gibt Einzelbeobachtungen über eine Besserung der serologischen Cholestasewerte bei PBC-Patienten unter antibiotischer Therapie mit Rifampicin [12] und selektiver Darmdekontamination (SDD). Das Behandlungsverfahren der SDD wird bei Patienten vor und nach Lebertransplantation zur Reduktion septischer Komplikationen eingesetzt [32]. In einer Pilotstudie an 7 Patienten mit PBC haben wir eine SDD-Behandlung über einen Zeitraum bis zu 6 Monaten durchgeführt. Dabei ließ sich der zu erwartende Rückgang der aeroben gramnegativen Bakterien im Stuhl beobachten bei einem Rückgang der Gesamtkeimzahl um 3–4 Zehnerpotenzen (Abb. 5). Die gramnegativen Anaerobier hingegen, insbesondere Bacteroides, waren weiterhin in hoher Konzentration nachweisbar. Nach Ende der SDD-Behandlung stellte sich der Zustand vor Therapie wieder ein. Die alkalische Phosphatase zeigte während der SDD-Behandlung und während der Nachbeobachtung keine signifikanten Änderungen. Ein antibiotisches Behandlungsregime mit Wirksamkeit gegenüber anaeroben Enterobakterien ist vorgesehen.

Zusammenfassung

Für die Induktion chronischer intrahepatischer Cholangitiden kommen sowohl *ganze Bakterien* der intestinalen Flora als auch *Komponenten von Enterobakterien* in Betracht, die im Darm freigesetzt werden und zur Leber gelangen. Eine biliäre Keimaszension führt zur granulozytären (eitrigen) Cholangitis/Cholangiolitis, die in eine chronisch-rezidivierende Form mit periduktaler Fibrose und Zirrhose übergehen kann. Die Ätiologie der nicht-

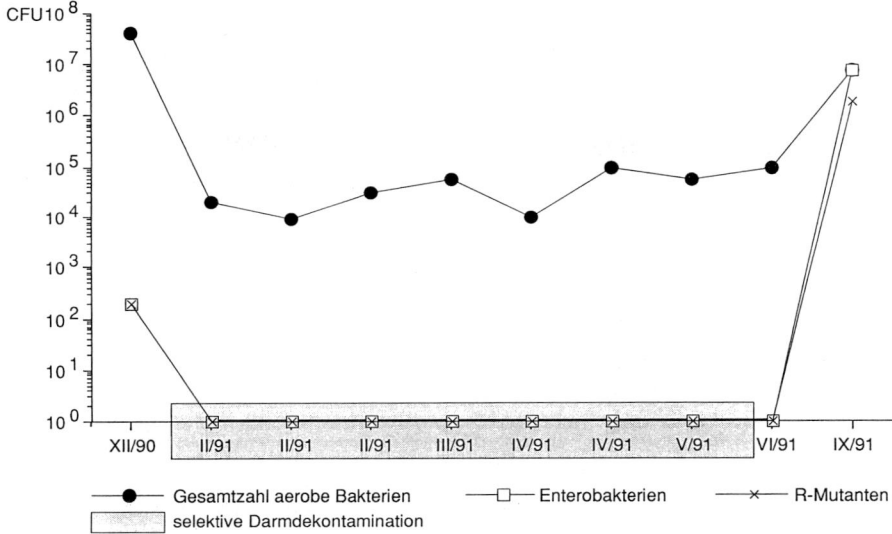

Abb. 5. Verhalten der Gesamtzahl aerober Bakterien, der Enterobakterien und der Rauhmutanten im Stuhl einer Patientin *(C. W.)* mit primärer biliärer Zirrhose (PBC) im Stadium I unter selektiver Darmdekontamination (Behandlung mit Polymyxin B, Gernebcin und Nystatin). (Nach Rakow et al. [32])

eitrigen Cholangitiden hingegen ist noch unklar. In der Pathogenese stehen *immunologische Reaktionen gegen Gallenepithelien* im Vordergrund. Hinweise auf eine ätiopathogenetische Bedeutung enterobakterieller Komponenten finden sich bei der primären biliären Zirrhose (PBC) und bei der primär sklerosierenden Cholangitis (PSC). Die PBC-spezifischen antimitochondrialen Antikörper (AMA) erkennen charakteristische enterobakterielle Proteine und lassen sich im Kaninchen mit bestimmten gramnegativen R-Formen induzieren. Darüber hinaus kann in Hepatozyten von Patienten mit PBC Lipid A nachgewiesen werden. Die PSC kommt in Assoziation mit chronisch-entzündlichen Darmerkrankungen vor und zeigt gegenüber enterobakteriellen Proteinen ebenfalls ein charakteristisches Antikörperspektrum. Die Antikörperaktivität gegen enterobakterielle Lipopolysaccharide entspricht bei der PBC und der PSC der des gesunden Kontrollkollektivs. Tierexperimentell läßt sich nach intrapertionealer Langzeitapplikation enterobakterieller Antigene oder auch nach Anlegen einer blinden Darmschlinge und deren Besiedlung mit Bacteroides eine intrahepatische lymphozytäre Cholangitis demonstrieren. Für die nichteitrigen Cholangitiden des Menschen diskutieren wir auf dem Boden einer genetischen Disposition Mutanten von Enterobakterien als auslösende Faktoren. Sollte sich diese Hypothese erhärten, bestünden längerfristig die Chancen einer kausalen Therapie.

Literatur

1. Baum H, Palmer C (1985) The PBC-specific antigen. Mol Aspects Med 8:201–234
2. Berg PA, Doniach D, Roitt IM, Cooper HM (1969) Mitochondrial antibodies in primary biliary cirrhosis IV. Significance of the membrane structure for the complement fixing antigen. Immunology 17:281–287
3. Berg PA, Klein R, Lindenborn-Fotinos J, Klöppel G (1982) ATP-ase associated antigen (M2): marker antigen for serological diagnosis of primary biliary cirrhosis. Lancet II:1423–1426
4. Burroughs AK, Rosenstein IJ, Epstein O et al. (1984) Bacteriuria and primary biliary cirrhosis. Gut 25:133–137
5. Burroughs AK, Butler P, Valle F, Baum H, Hamilton-Miller J, Brumfitt W, McIntyre N (1990) „M" Antibodies and rough (R) mutants in urine of normal women with recurrent bacteriuria, and women with PBC. J Hepatol 11 (Suppl 2):13
6. Duerr RH, Targan SR, Landers CL et al. (1991) Neutrophil cytoplasmic antibodies: a link between primary sclerosing cholangitis and ulcerative colitis. Gastroenterology 100:1385–1391
7. Frazer IH, Mackay IR, Jordan TW, Whittingham S, Marzuki S (1985) Reactivity of anti-mitochondrial autoantibodies in primary biliary cirrhosis; definition of two novel mitochondrial peptide autoantigens. J Immunol 135:1739–1145
8. Freudenberg MA, Freudenberg N, Galanos C (1982) Time course of cellular distribution of endotoxin in liver, lungs and kidneys of rats. Br J Exp Pathol 63:56–64
9. Fussey SPM, Guest JR, James OFW, Bassendine MF, Yeaman SJ (1988) Identification and analysis of the two major M2 autoantigens in primary biliary cirrhosis. Proc Natl Acad Sci USA 85:8654–8658
10. Galanos C, Freudenberg MA, Joh K, Freudenberg N, Lüderitz O (1983) Bacterial endotoxins: chemical and biological properties. In: Keppler D, Popper H, Bianchi C, Reutter W (eds) Mechanism of hepatocyte injury and death. MTP Press, Lancaster, pp 203–213
11. Gershwin ME, Mackay IR, Sturgess A, Coppel RL (1987) Identification and specificity of a cDNA encoding the 70 kD mitochondrial antigen recognized in primary biliary cirrhosis. J Immunol 138:3525–3531
12. Hoensch HP, Balzer K, Dylewicz P et al. (1985) Effect of rifampicin treatment on hepatic drug metabolism and serum bile acids in patients with primary biliary cirrhosis. Eur J Clin Pharmacol 28:475–477
13. Hopf U, Riecken EO, Zeitz M, Eckhard R, Lobeck H, Malchus R, Möller B (1983) Immunologische Parameter bei Pericholangitis und primär sclerosierender Cholangitis mit und ohne Colitis ulcerosa. Dtsch Med Wochenschr 108:1515–1521
14. Hopf U, Ramadori G, Möller B, Galanos C (1984) Hepatocellular clearance function of bacterial lipopolysaccharides and free lipid A in mice with endotoxic shock. Am J Emergency Med 2:13–19
15. Hopf U, Stemerowicz R, Möller B, Rodloff A, Reinhardt R, Freudenberg M, Galanos C (1989) Wird die primäre biliäre Zirrhose (PBC) durch enterobakterielle Antigene induziert? Neuere Daten und hypothetische Aspekte. In: Thaler H (Hrsg) Gastroenterologie aus immunologischer Sicht. Thieme, Stuttgart New York, S 149–155
16. Hopf U, Möller B, Stemerowicz R et al. (1989) Escherichia coli rough (R) mutants in the gut and lipid A in the liver from patients with primary biliary cirrhosis (PBC) Lancet II:1419–1422
17. Ishii H, Saifuku K, Namihisa T (1987) Reactivities and clinical relevance of antimitochondrial antibodies to four mitochondrial inner membrane proteins in sera of patients with primary biliary cirrhosis. Hepatology 7:134–136
18. Jacob AI, Goldberg PK, Bloom N, Degenshein, GA, Kozinn PJ (1977) Endotoxin and bacteria in portal blood. Gastroenterology 72:1268–1270
19. Kaplan MM, Gandolfo JV, Quaroni EG (1984) An enzyme-linked immunosorbent assay (ELISA) for detecting antimitochondrial antibody. Hepatology 4:727–730

20. Kono K, Ohnishi K, Omata M et al. (1988) Experimental portal fibrosis produced by intraportal injection of killed nonpathogenic Escherichia coli in rabbits. Gastroenterology 94:787–796
21. Künzel H, Köchel HG (1981) Evolution of rRNA and origin of mitochondria. Nature 293:751–755
22. Lichtman SN, Keku J, Schwab JH, Sartor RB (1991) Hepatic injury associated with small bowel bacterial overgrowth in rats is prevented by metronidazol and tetracycline. Gastroenterology 100:513–519
23. Lindenborn-Fotinos J, Baum H, Berg PA (1985) Mitochondrial antibodies in primary biliary cirrhosis: Species and nonspecies specific determinants of M2 antigen. Hepatology 5:763–769
24. Lugtenberg B, Van Alphen L (1983) Molecular architecture and functioning of the outer membrane of Escherichia coli and other gram-negative bacteria. Bioch Bioph Acta 737:51–115
25. Margulis L (1970) Origin of eukaryotic cells. Yale Univ Press, New Haven
26. Mendel-Hartvig I, Nelson BD, Lööf L, Tötterman TH (1985) Primary biliary cirrhosis: further biochemical and immunological characterization of mitochondrial antigens. Clin Exp Immunol 62:371–379
27. Möller B, Hopf U, Martin P, Galanos C (1983) Detection and characterization of antibodies against lipopolysaccharides (LPS) from E. coli and free lipid A in healthy subjects and patients with chronic liver diseases. Immunobiology 165:321 (Abstr.)
28. Nikaido H (1976) Outer membrane of Salmonella typhimurium transmembrane diffusion of some hydrophobic substances. Biochim Biophys Acta 433:118–132
29. Poupon R, Chretien Y, Poupon RE, Ballot F, Calmus Y, Darnis F (1987) Is ursodeoxycholic acid an effective treatment for primary biliary cirrhoses? Lancet I:834–836
30. Prochazka EJ, Terasaki PJ, Park MS et al. (1990) Association of primary sclerosing cholangitis with HLA-DRw52a. N Engl J Med 322:1842–1844
31. Prytz H, Holt-Christensen J, Korner, B, Liehr H (1976) Portal venous and systemic endotoxaemia in patients without liver disease and systemic endotoxaemia in patients with cirrhosis. Scand J Gastroenterol 11:857–863
32. Rakow R, Steffen R, Lefébre B, Bechstein WO, Blumhardt G, Neuhaus P (1990) Selective bowel decontamination (SBD) effectively prevents gramnegative bacterial infections after liver transplantation. Transpl Proc 22:192–193
33. Ramadori G, Hopf U, Galanos C, Freudenberg M, Meyer zum Büschenfelde, KH (1980) In vitro and in vivo reactivity of lipopolysaccharides and lipid A with parenchymal and nonparenchymal liver cells in mice. In: Lear H, Grün M (eds) The reticuloendothelial system and pathogenesis of liver disease. Elsevier/North-Holland, Amsterdam, Biomedical Press, pp 285–295
34. Sherlock S, Scheuer PJ (1973) The presentation and diagnosis of 100 patients with primary biliary cirrhoses. N Engl J Med 289:674–678
35. Stemerowicz R, Hopf U, Möller B et al. (1988) Are mitochondrial antibodies in primary biliary cirrhosis induced by R(rough)-mutants of Enterobacteriaceae? Lancet II:1166–1170
36. Stemerowicz R, Möller B, Martin P et al. (1990) Antibody activity against lipopolysaccharides, lipid A and proteins from Enterobacteriaceae in patients with inflammatory liver diseases. Autoimmunity 7:305–315
37. Stiehl A, Rudolph G, Raedsch R et al. (1990) Ursodeoxycholic acid-induced changes of plasma and urinary bile acids in patients with primary biliary cirrhosis. Hepatology 12:492–497
38. Suhr CK, Danner DD, Ahmed A, Coppel RL, Mackay IR, Dickson ER, Gershwin ME (1989) Reactivity of primary biliary cirrhosis sera with a human fetal liver cDNA clone of branched-chain alpha-keto acid dehydrogenase dihydrolipamide acetyltransferase, the 52 kD mitochondrial autoantigen. Hepatology 9:63–68
39. Thorpe MEC, Scherier PJ, Sherlock S (1967) Primary sclerosing cholangitis, the biliary tree and ulcerative colitis. Gut 8:435–448

40. Triger DR, Boyer TD, Levin J (1978) Portal and systemic bacteraemia and endoto-xaemia in liver disease. Gut 19:935–939
41. Walker JG, Doniach D, Roitt IM, Sherlock S (1965) Serological tests in the diagnosis of primary biliary cirrhosis. Lancet I:827–831
42. Yeaman SJ, Fussey SPM, Dannon DJ, James OFW, Martinez DJ, Bassendine MF (1988) Primary cirrhosis: identification of two major M2 mitochondrial autoantigens. Lancet I:1067–1070

Primär sklerosierende Cholangitis bei chronisch-entzündlichen Darmerkrankungen. Pathogenese und klinische Aspekte

H.-U. Jahn, M. Zeitz

Die primär sklerosierende Cholangitis (PSC) ist eine seltene Erkrankung bisher unbekannter Ätiologie, deren Erstbeschreibung 1867 durch Hoffmann erfolgte [12]. Es handelt sich bei der PSC um eine chronisch entzündliche, obliterierende, fibrosierende nichteitrige Entzündung der Gallenwege, wobei die Veränderungen sowohl in den extrahepatischen Gallenwegen einschließlich der Gallenblase als auch in den intrahepatischen Gallenwegen auftreten können. Vom klinischen Bild ist die Erkrankung durch eine fortschreitende Cholestase geprägt, wobei auch langandauernde asymptomatische Krankheitsverläufe beobachtet werden. Betroffen ist überwiegend das männliche Geschlecht mit einem Altersgipfel bei der Erstmanifestation im 2.–3. Lebensjahrzehnt. Differentialdiagnostisch sind neben sekundären Ursachen einer Cholestase, wie z. B. Cholangiolithiasis und Stenosen nach Gallengangsoperationen, virale, toxische, und andere immunologisch bedingte Lebererkrankungen abzugrenzen (s. Übersicht).

Differentialdiagnose der PSC

Cholestatische Lebererkrankungen:
– toxische Hepatitis (Medikamente/Alkohol
– Virushepatitis (Hepatitis A, B, C, D, E)
– autoimmune Hepatitis
– primär biliäre Zirrhose
– idiopatische Duktopenie

Veränderungen der Cholangien:

– eitrige Cholangitis
– Kryptosporidien-, Zytomegalievirusinfektion (bei HIV)
– lokale intrahepatische 5-Fluordesoxyuridintherapie
– Cholangiolithiasis
– postoperative Strikturen
– Choledochuszysten
– Cholangiokarzinom
– Raumforderungen (Pankreaskopfkarzinom, Lymphome im Leberhilus)

Tabelle 1. Klinische Merkmale der PSC

	Farrant(1991) [9]	Wiesner (1985) [33]	Chapman (1980) [3]
Anzahl (n)	126	60	29
Alter (Durchschnitt/Spanne; Jahre)	36/5–80	41	36/10–68
Geschlecht (m/w, n)	78/48	38/22	20/9
Asymptomatisch [%]	16	15	7
Ikterus [%]	54	43	72
Juckreiz [%]	48	72	69
Müdigkeit [%]	65	73	nicht angegeben
Schmerzen (rechter Oberbauch)	51	nicht angegeben	72
Gewichtsverlust [%]	29	nicht angegeben	79
Akute Cholangitis [%]	19	14	45
Ösophagusvarizenblutung [%]	3	nicht angegeben	14
Hepatomegalie [%]	62	55	nicht angegeben
Splenomegalie [%]	32	33	nicht angegeben

Auffallend ist eine hohe Koinzidenz der PSC mit der Colitis ulcerosa. Pathogenetische Gemeinsamkeiten beider Erkrankungen deuten auf eine möglicherweise gemeinsame Ätiologie dieser Erkrankungen hin.

Klinische Aspekte der PSC

Klinisches Bild

Das klinische Bild der PSC ist gekennzeichnet durch einen über Wochen und Monate zunehmenden Ikterus mit Cholestase ohne Koliken, ferner durch Juckreiz und Druckgefühl im rechten Oberbauch sowie Gewichtsverlust. In Tabelle 1 sind die Daten von 3 Arbeiten zusammengestellt, die die Symptomhäufigkeit bei Erstdiagnose einer PSC zeigen: An erster Stelle stehen der Ikterus und Gewichtsverlust, gefolgt von uncharakteristischen Schmerzen im rechten Oberbauch. Fieberepisoden zeigen häufig eine typische Komplikation der Erkrankung, die akute Cholangitis, an. Die Ösophagusvarizenblutung tritt als Spätsymptom beim Übergang der Erkrankung in die sekundäre biliäre Zirrhose mit portaler Hypertension auf. Bemerkenswert ist ein Anteil von 7–16% asymptomatischen Patienten. Deutlich erkennbar ist, daß die PSC eine Erkrankung des jungen Lebensalters ist mit Bevorzugung des männlichen Geschlechts.

Laborchemische und immunologische Parameter

Typische laborchemische Parameter zur Diagnose der PSC gibt es nicht. Die Laborwerte zeigen im Regelfall einen cholestatischen Ikterus an mit nahezu

Tabelle 2. Laborchemische Merkmale der PSC

	Farrant (1991) [9]	Wiesner (1985) [33]	Chapman (1980) [3]
Anzahl (n)	126	60	29
Alkalische Phosphatase [U/l]	689 (< 85)[a]	1366 (< 250)	69 (< 13)
Bilirubin [µmol/l]	68 (< 20)	77 (< 19)	84 (< 17)
GOT [U/l]	110 (< 50)	93 (< 31)	62 (< 15)
IgM [g/l]		2,3 (< 1,4)	3,28 (< 2,8)

[a] Durchschnittswert (Normwert).

genereller Erhöhung der alkalischen Phosphatase (Tabelle 2). Darüber hinaus ist das Bilirubin meist erhöht, und es wird ein geringer Transaminasenanstieg beobachtet. Als diagnostisch richtungsweisend wurde von einigen Autoren eine IgM-Erhöhung beschrieben, was andere Untersuchungen nicht bestätigen konnten. Vielmehr wird eine IgM-Erhöhung auch bei anderen Lebererkrankungen mit zirrhotischem Umbau gefunden, so daß dies als unsicheres diagnostisches Kriterium zu werten ist. Auf eine PSC kann weiterhin eine ausgeprägte Eosinophilie hinweisen, sie ist aber ebenso selten anzutreffen.

Antimitochondriale Antikörper (AMA) und insbesondere solche, die gegen die innere Mitochondrienmembran gerichtet sind (anti-M 2), sind immer negativ bei der PSC und daher ein wichtiger differentialdiagnostischer Parameter zur Abgrenzung einer primär biliären Zirrhose (PBC). Antikörper gegen glatte Muskulatur sowie Lebermembranen sind ebenso meist negativ. Häufig wird hingegen eine niedrigtitrige Erhöhung der antinukleären Antikörper (ANA) bei fehlenden DNS-Antikörpern beobachtet [4, 13]. In neueren Arbeiten wurden bei 65 % der Patienten mit PSC Antikörper gegen Antigene von neutrophilen Granulozyten (ANCA) im peripheren Blut beschrieben [8]. ANCA wurden zunächst bei systemischen Vaskulitiden, insbesondere bei der Wegner-Granulomatose, entdeckt. Sie zeigen zu diesen Erkrankungen in der Immunfluoreszenz ein diffuses zytoplasmatisches Fluoreszenzmuster (c-ANCA), und als Zielantigen wurde die Proteinase 3 definiert. Bei den Patienten mit PSC wurden ANCA gefunden, die ein perinukleäres Fluoreszenzmuster (p-ANCA) aufweisen, wie sie auch bei Patienten mit Vaskulitiden mit vorwiegend renaler Beteiligung gesehen werden. P-ANCA scheinen eine heterogene Gruppe von Antikörpern zu sein, da mehrere korrespondierende Antigene diskutiert werden, wobei bei Patienten mit PSC bisher kein Zielantigen beschrieben wurde. Daneben wurden bei Patienten mit PSC Autoantikörpern gegen nukleäre Bestandteile von neutrophilen Granulozyten (ANNA) [31] beschrieben. Ob es sich hierbei neben p-ANCA um ein weiteres Antigen-Antikörper-System handelt, bleibt zu klären.

Von wesentlicher Bedeutung sowohl in ätiologischer als auch in diagnostischer Hinsicht scheint die Expression bestimmter Histokompatibilitätsantigenmuster zu sein. Neuere Untersuchungen bei 29 Patienten mit PSC ergaben eine 100 %ige Inzidenz von HLA-DRw 52 a, wogegen in der Normalbevölkerung eine Inzidenz von 35 % beschrieben wurde [26]. 15 Patienten wiesen in dieser Untersuchung den gemeinsamen Haplotyp A 1, B 8, Cw 7, DRw 17, DQw 2 a, DRw 52 a auf. Darüber hinaus wurde bei Patienten mit PSC eine Inzidenz für HLA-B 8 von 53–80 % gegenüber gesunden Kontrollpersonen mit ca. 25 % beschrieben [4, 29] und erhöhte Inzidenzen der Haplotypen HLA DR 2 und 3 beobachtet [7].

Morphologische Kriterien

Histologisch ist die Diagnose der PSC oft schwer zu stellen. Die Patienten weisen ein entzündliches Infiltrat der Portalfelder auf, welches überwiegend aus Lymphozyten, Plasmazellen und Histiozyten sowie polymorphkernigen Granulozyten besteht. Häufig zeigt sich eine Gallengangsproliferation mit gleichzeitiger Verminderung der absoluten Zahl der Gallengänge. Eine peridutale Fibrose mit dem typischen Bild einer „zwiebelschalenartigen" Verdickung der Gallengänge, die als diagnostisch richtungsweisend gilt, wird seltener gesehen. Gelegentlich können die Gallengänge gänzlich durch fibröse Stränge ersetzt sein. Daneben werden aber auch häufig lobuläre entzündliche Veränderungen, insbesondere Mottenfraßnekrosen, gesehen, die als „overlap syndrome" mit der chronisch-aktiven Hepatitis bezeichnet werden. Regelmäßig ist ein erhöhter Kupfergehalt des Lebergewebes nachzuweisen [10], der zwar oft bei chronischen Cholestasen beobachtet wird, aber bei der PSC augenfällig und unabhängig vom gleichzeitigen Nachweis von Gallepigment ist. Die charakteristischen Befunde wie periduktale Fibrose und fokale Gallengangsobliterationen werden in einfachen Stanzbiopsien häufig nicht angetroffen. Dies erklärt die Schwierigkeit, eine PSC histologisch zu diagnostizieren, wie es auch eine Untersuchung am Royal Free Hospital in London zeigte [3]: Bei 22 Patienten mit gesicherter PSC diagnostizierten 2 erfahrene Histopathologen aus Leberstanzzylindern nur in 36 % eine PSC, und in 14 % wurde der Verdacht auf eine PSC geäußert. Am häufigsten mit 46 % wurde eine „Erkrankung der großen Gallenwege" beschrieben.

Bildgebende Verfahren

Die Sonographie und die Computertomographie dienen dem Ausschluß anderer Ursachen einer chronischen Cholestase sowie der Verlaufsbeobachtung. In der Diagnosestellung selbst bringen sie meist keinen oder nur einen geringen Beitrag. Die intravenöse Cholangiographie ergibt im Regelfall keine ausreichende Darstellung insbesondere der intrahepatischen, aber auch der extrahepatischen Gallenwege und gilt heutzutage als obsolet. Als „golden standard" zur Diagnose der PSC gilt heutzutage die direkte Gallengangsdarstellung durch die endoskopisch-retrograde Cholangiographie (ERC) oder durch die perkutane transhepatische Cholangiographie (PTC). Die typischen Befunde dieser Untersuchungen sind charakteristisch umschriebene, irregulär konfigurierte Stenosen mit perlschnurartigen Gallengangserweiterungen. Diese Veränderungen können intra- und extrahepatische Gallenwege gemeinsam betreffen, aber auch beide Anteile getrennt. Die wichtigste röntgenologische Differentialdiagnose ist das diffus wachsende Gallengangskarzinom, so daß von einigen Autoren zum Abschluß eine Probelaparatomie bei einer langen Verlaufsbeobachtung gefordert wird.

Therapie

Hinsichtlich medikamentöser Therapieansätze bei der PSC wurde in Kasuistiken bzw. z. T. in kontrollierten Studien kein Effekt von Kortikosteroiden [3, 32], Colchicin in Kombination mit Kortison [18], Azathioprin [3], oder D-Penicillamin [16] auf das klinische Bild oder auf die Laborwerte beschrieben.Für Methotrexat liegt eine Kasuistik vor, die einen positiven Effekt beschreibt [14]. Zur endgültigen Bewertung der Methotrexattherapie bei der PSC und erster Therapieansätze mit Cyclosporin A sind kontrollierte Studien erforderlich. Einige Untersuchungen geben Hinweise, daß es unter einer Behandlung der PSC mit Ursodesoxycholsäure zu einer klinischen und laborchemischen Besserung der Erkrankung kommt [5, 11, 23]. Diese geben Hoffnung für einen medikamentösen Behandlungsansatz der PSC, was jedoch durch kontrollierte Langzeitstudien mit histologischen Verlaufsbeobachtungen verifiziert werden muß. Eine Therapie mit Ursodesoxycholsäure sollte daher zunächst nur unter Studienbedingungen oder ggf. als kontrollierter Heilversuch durchgeführt werden. Darüber hinaus kann eine symptomatische Therapie bei Juckreiz beispielsweise mit Cholestyramin erfolgen, und mögliche krankheitsbedingte Mangelerscheinungen (z. B. fettlösliche Vitamine) müssen ggf. auch parenteral substituiert werden. Beim Auftreten einer akuten Cholangitis erfolgt die antibiotische Therapie nach den allgemeinen Richtlinien.

Weitere symptomatische Behandlungsansätze bestehen in palliativen endoskopischen und chirurgischen Verfahren. Bei überwiegender Stenosierung des Ductus choledochus kommen als passagere Maßnahmen biliodigestive Anastomosen in Form der Choledochojejunostomie bzw. Hepatikojejunostomie in Betracht [21]. Weitere palliative Maßnahmen bestehen in der endoskopisch-retrograden oder perkutanen transhepatischen Einlage von Stents zur Entlastung umschriebener Stenosen der großen Gallenwege. Gefürchtete Komplikationen sind eitrige Cholangitiden sowie die Dislokationen der Prothesen. Daneben wurden Stenosen im Ductus choledochus mittels Ballonkatheter bougiert. Langfristige Ergebnisse dieser palliativen Maßnahmen werden in der Literatur nicht beschrieben [22]. Für die fortgeschrittene PSC mit klinischen Komplikationen gilt heute die orthotope

Lebertransplantation als Mittel der Wahl. An der Universität Pittsburgh steht die PSC an 3. Stelle der Indikationen zur orthotopen Lebertransplantation mit einer Zweijahresüberlebensrate analog zum Gesamtkollektiv aller lebertransplantierten Patienten von 60% [20]. Neuere Daten weisen eine Vierjahresüberlebensrate von 88% auf [15].

Prognose und Verlauf

Die Prognose der PSC wird offensichtlich beeinflußt durch die Ausprägung der Krankheitssymptome bei Diagnosestellung. Retrospektive Untersuchungen wiesen eine durchschnittliche Überlebensdauer vom Zeitpunkt der Diagnose von 57 Monaten (5–108 Monate) nach [34]. Die ungünstige Prognose der PSC scheint aber nur auf symptomatische Patienten zuzutreffen, da in längerfristigen Verlaufsbeobachtungen Patienten, bei denen die Diagnose nur aufgrund einer Erhöhung der alkalischen Phosphatase gestellt wurde, keine wesentliche Erkrankungsprogredienz zeigten mit einer mittleren Überlebenszeit von 11,9 Jahren. Es läßt sich schlußfolgern, daß die symptomatische PSC insgesamt eine schlechtere Prognose hat, wohingegen die Prognose der asymptomatischen Verlaufsform eher günstig zu sein scheint.

Bei langer Laufzeit einer PSC treten offenbar in erhöhtem Ausmaß Gallenwegskarzinome auf. Im Royal Free Hospital in London wurden 2 Karzinome bei insgesamt 29 Patienten [3], an der Mayo Klinik ein Karzinom bei 13 Patienten nach einer Laufzeit von 13 Jahren beobachtet [34]. Von 55 Patienten an der Universität in Pittsburgh, die eine orthotope Lebertransplantation erhielten, wurde bei 5 Patienten intraoperativ ein Gallengangskarzinom entdeckt [20]. Der Zusammenhang zwischen Gallengangskarzinom und PSC ist noch nicht eindeutig geklärt, muß aber bei der klinischen Verlaufsbeobachtung Berücksichtigung finden.

Pathogenetische Gemeinsamkeiten zwischen PSC und Colitis ulcerosa

Koinzidenz

Ein hoher Prozentsatz der Patienten mit PSC weist weitere chronische Erkrankungen auf. 62–75% der Patienten mit PSC sind gleichzeitig an einer chronisch-entzündlichen Darmerkrankung, insbesondere an der Colitis ulcerosa, erkrankt [24, 30]. Bei Patienten mit Colitis ulcerosa werden in Routineuntersuchungen in ca. 14% pathologische Leberwerte nachgewiesen. Im Falle, daß diese persistieren, und nach Ausschluß infektiöser, medikamentöser oder toxischer Ursachen sollte eine histologische Abklärung und eine ERC durchgeführt werden. Hierdurch ist bei 4–6% aller Patienten mit Colitis ulcerosa eine PSC zu diagnostizieren [24]. Die Krankheitsintensitäten beider Erkrankungen beeinflussen sich nicht gegenseitig. Weder die Ausdehnung der Colitis ulcerosa noch die Schwere und die Frequenz der Schübe haben einen Einfluß auf eine gleichzeitige Erkrankung mit der PSC. Es wurden Fälle beschrieben, in denen Patienten mit Colitis ulcerosa erst nach einer totalen Proktokolektomie an einer PSC erkrankten [2]. Eine Proktokolektomie bei Colitis ulcerosa kann die PSC nicht beeinflussen.

Neben der PBC und der PSC zählt die Pericholangitis zu den nichteitrigen Cholangitiden. Die Pericholangitis weist eine hohe Assoziation mit der Colitis ulcerosa auf, scheint aber keine eigenständige Erkrankung neben der PSC zu sein. Die Diagnose basiert bei pathologischen Cholestaseparametern im Serum ausschließlich auf leberhistologischen Kriterien mit einer entzündlichen Rundzellinfiltration der Portalfelder. Blackstone u. Nemchausky wiesen bei 7 von 8 Patienten mit Colitis ulcerosa und der histologischen Diagnose „asymptomatische Pericholangitis" mittels ERC typische Veränderungen der großen Gallenwege wie bei PSC nach [1].

Eine gemeinsame Untersuchung in den Berliner Universitätskliniken Charlottenburg und Steglitz konnte bei Patienten mit Pericholangitis und PSC gleiche immunologische Parameter, wie niedrigtitrige ANA bei negativen DNS-Antikörpern und Expression von HLA-B 8, nachweisen [13]. Eine Untersuchung aus der Mayo-Klinik in Rochester zeigte auch von morphologischer Seite, daß die nachweisbaren Veränderungen aus Leberstanzzylindern von Patienten mit PSC und Pericholangitis nicht zu unterscheiden waren [19]. So scheint es heute nicht gerechtfertigt zu sein, die Pericholangitis als gesondertes Krankheitsbild anzusehen, sondern sie scheint vielmehr die intrahepatische oder auch Frühform der PSC zu sein.

Infektiöse Konzepte

Die häufige Assoziation der PSC mit der Colitis ulcerosa legt nahe, daß die Erkrankung durch eine portale Bakteriämie, Virämie bzw. Toxikämie bei erkranktem Kolon bedingt sein könnte. Diese Vorstellung ist aber unwahrscheinlich, da die histologischen Veränderungen unabhängig von gleichzeitig nachweisbaren Antigenen, insbesondere auch aus dem Pfortaderblut, sind. Kulturen von Leberbiopsien erlaubten keinen Erregernachweis [19, 25]. Ein weiteres Gegenargument ist, daß die Erkrankung weder auf eine antibiotische Therapie anspricht, noch in ihrem Verlauf durch eine Proktokolektomie bei Patienten mit Colitis ulcerosa beeinflußt wird [2].

Immunologische Konzepte

Viele Faktoren sprechen für eine immunologische Genese beider Erkrankungen. Die Arbeitsgruppe von Das identifizierte ein Epitop auf einem Protein (Molekulargewicht 40000 D) von Kolonepithelzellen, das ebenfalls auf Epithelzellen von Gallengängen und der Haut, nicht aber auf Epithelzellen

anderer Gewebe gefunden wurde [6]. Dieses Epitop reagiert mit gewebege-
bundenem IgG von Patienten mit Colitis ulcerosa, nicht aber von anderen
Patienten. Ein gemeinsames Epitop auf Epithelzellen des Darmes und der
Gallenwege könnte für die pathogenetischen Überlegungen hinsichtlich der
PSC und der hohen Koinzidenz mit der Colitis ulcerosa von Bedeutung sein.
In-vitro-Untersuchungen konnten wahrscheinlich machen, daß eine zelluläre
Immunantwort auf Gallengangsantigene für die progressive Gallengangs-
obliteration bei der PSC verantwortlich ist [17]. Für einen solchen Pathome-
chanismus spricht ebenfalls, daß auf der Oberfläche der Gallengangsepithe-
lien von Patienten mit PSC Histokompatibilitätsantigene (HLA) der Klasse
II nachgewiesen wurden [29]. Diese spielen in der Induktion einer Immunantwort eine wichtige Rolle, da prozessierte Antigene in Kombination mit
HLA-Klasse II Immunkompetenten Zellen präsentiert werden und diese
sich anschließend differenzieren und vermehren. Durch die Expression von
HLA-Klasse II Antigenen könnten Gallengangsepithelien somit als antigenpräsentierende Zellen fungieren und möglicherweise eine Immunantwort
auslösen. Hierdurch ausgelöste immunologische Mechanismen könnten
letztendlich zur Zerstörung der Gallengangsepithelien führen. Ähnliche
Mechanismen lassen sich ebenfalls für die Colitis ulcerosa diskutieren. Bei
dieser Erkrankung kommt es primär zu einer Zerstörung der Epithelzellen,
die ebenfalls HLA-Klasse II Antigene exprimieren und somit auch als antigenpräsentierende Zellen eine Immunantwort auslösen können.

Serologisch wurden bei der PSC und der Colitis ulcerosa bis vor kurzem
im Gegensatz zu anderen Erkrankungen aus dem autoimmunen Formenkreis keine Autoantikörper gefunden. Sowohl bei Patienten mit chronisch-
entzündlichen Darmerkrankungen (vorwiegend mit Colitis ulcerosa) [27, 28]
und bei Patienten mit PSC [8] konnten kürzlich p-ANCA nachgewiesen
werden. Für beide Erkrankung wurde keine Reaktivität mit den bisher
vermuteten Zielantigenen der p-ANCA (z. B. Myeloperoxidase, Cathepsin
oder Elastase) beschrieben, wie sie bei Vaskulitiden mit vorwiegend renaler
Beteiligung gefunden werden. Für pathogenetische Überlegungen wäre die
Entdeckung eines möglicherweise gemeinsamen Zielantigens von entscheidender Bedeutung. Der Stellenwert von p-ANCA für die Diagnose beider
Erkrankungen für möglicherweise prognostische Überlegungen muß in weiteren Untersuchungen geklärt werden.

Genetische Konzepte

Bei Untersuchungen zur Expression von Histokompatibilitätsantigenen bei
Colitis-ulcerosa-Patienten mit und ohne hepatobiliärer Erkrankung weisen
die Patienten mit Colitis ulcerosa und PSC eine signifikant höhere Inzidenz
für HLA-B 8 (80%) und HLA-DR 3 (70%) [7] im Vergleich zu Kolitis-
patienten ohne PSC (32% bzw. 35%) auf. Die Kombination Colitis ulcerosa und HLA-B 8 bzw. HLA-DR 3 scheint somit in besonderem Maße zur
PSC zu prädisponieren. Nachdem eine vollständige Expression von HLA-

DRw52a bei Patienten mit PSC beschrieben wurde [26], wären Untersuchungen zur Expression von HLA-DRw52a bei Patienten mit Colitis ulcerosa mit und ohne gleichzeitiger PSC von hohem Interesse.

Es besteht zwar eine hohe Assoziation zwischen Colitis ulcerosa und PSC [24, 30], beide Erkrankungen entwickeln sich aber auch unabhängig voneinander. Hierbei ist insbesondere hervorzuheben, daß Patienten mit Colitis ulcerosa auch Jahre nach totaler Kolektomie an PSC erkrankten [2]. Äthiopathogenetisch scheint bei der Colitis ulcerosa und der PSC eine genetische Disposition vorzuliegen [7, 13, 26]. Möglicherweise lösen externe Faktoren wie z. B. Antigene oder Toxine aus dem Darmlumen eine Autoimmunantwort aus, die die Erkrankung aufrechterhält und auch weiterbesteht, nachdem das auslösende Agens nicht mehr vorhanden ist [19, 25].Ob und welche externen Faktoren eine mutmaßliche Autoimmunantwort auslösen, die zur Entstehung der Colitis ulcerosa oder der PSC bzw. beider Erkrankungen gemeinsam führt, bleibt zu klären. Inwieweit ein serologischer Autoantikörper wie p-ANCA eine pathogenetische Bedeutung hat [8, 27, 28] oder lediglich ein Epiphänomen ist, kann ohne Kenntnis des Zielantigens bzw. der diskutierten externen Faktoren nicht beurteilt werden.

Literatur

1. Blackstone MO, Nemchausky BA (1978) Cholangiographic abnormalities in ulcerative colitis associated pericholangitis which resemble sclerosing cholangitis. Am J Dig Dis 23:579–585
2. Cangemi JR, Wiesner RH, Beaver SJ et al. (1989) Effect of proctocolectomie for chronic ulcerative colitis on the natural history of primary sclerosing cholangitis. Gastroenterology 96:790–794
3. Chapman RWG, Arborgh BÅM, Rhodes JM, Summerfield JA, Dick R, Scheuer PJ, Sherlock S (1980) Primary sclerosing cholangitis: a review of its clinical features, cholangiography, and hepatic histology. Gut 21:870–877
4. Chapman RW, Varghese Z, Gaul R, Patel G, Kokinon N, Sherlock S (1983) Association of primary sclerosing cholangitis with HLA-B8. Gut 24:38–41
5. Chazouillères O, Poupon R, Capron JP et al. (1990) Ursodesoxycholic acid for primary sclerosing cholangitis. J Hepatology 11:120–123
6. Das KM, Vecchi V, Sakamaki S (1990) A shared and unique epitope(s) on human colon, skin, and biliary epithelium detected by monoclonal antibody. Gastroenterology 98:464–469
7. Donaldson PT, Farrant JM, Wilkinson ML, Hayllar K, Portmann BC, Williams R (1991) Dual association of HLA DR2 and DR3 with primary sclerosing cholangitis. Hepatology 13:129–131
8. Duerr RH, Targan SR, Landers CJ, LaRusso NF, Lindsay KL, Wiesner RH, Shanahan F (1991) Neutrophil cytoplasmatic antibodies: a link between primary sclerosing cholangitis and ulcerative colitis. Gastroenterology 100:1385–1391
9. Farrant JM, Hyallar KM; Wilkinson ML, Karani J, Portmann BC, Westaby D, Williams R (1991) Natural history and prognostic variables in primary sclerosing cholangitis. Gastroenterology 100:1710–1717
10. Gross JB, Ludwig J, Wiesner RH, McCall JT, La Rousso NF (1985) Abnormalities in tests of copper metabolism in primary sclerosing cholangitis. Gatroenterology 89:272–278

11. Hayashi H, Higuchi T, Ichimiya H, Hishida N, Sakamoto N (1990) Asymptomatic primary sclerosing cholangitis treated with ursodesoxycholid acid. Gastroenterology 99:533–535
12. Hoffmann CEE (1867) Verschluß der Gallenwege durch Verdickung der Wandungen. Arch Pathol Anat Physiol Klin Med 39:206–215
13. Hopf U, Riecken EO, Zeitz M, Eckhardt R, Lobeck H, Malchus R, Möller B (1983) Immunologische Parameter bei Pericholangits und primär sklerosierender Cholangitis mit und ohne Colitis ulcerosa. Dtsch Med Wochenschr 108:1515–1521
14. Kaplan MM, Arora S, Pincus SH (1987) Primary sclerosing cholangitis and low-dose oral pulse Methotrexate therapy. Ann Int Med 106:231–235
15. Langnas AN, Grazi GL, Stratta RJ et al. (1990) Primary sclerosing cholangitis: The emerging role for liver transplantation. AM J Gastroenterol 85:1136–1141
16. LaRusso NF, Wiesner RH, Ludwig J, MacCarty RL, Beaver SJ, Zinsmeister AR (1988) Prospective trial of penicillamine in primary sclerosing cholangitis. Gastroenterology 95:1036–1042
17. Lindor KD, Wiesner RH, LaRusso NF, Homburger HA (1987) Enhanced autoreactivity of T-lymphocytes in primary sclerosing cholangitis. Hepatology 7:884–888
18. Lindor KD, Wiesner RH, Colwell LJ, Steiner B, Beaver S, LaRusso NF (1991) The combination of prednisone and colchicine in patients with primary sclerosing cholangitis. Am J Gastroenterol 85:57–61
19. Ludwig J, Barham SS, LaRusso NF, Elveback LR, Wiesner RH, McCall JT (1981) Morphologic features of chronic hepatitis associated with primary sclerosing cholangitis and chronic ulcerative colitis. Hepatology (1980) 1:632–640
20. Marsh JW, Iwatsuki S, Makowka L et al. (1988) Orthotopic liver transplantation for primary sclerosing cholangitis. Ann Surg 207:21–25
21. Martin FM, Rossi RL, Nugent FW et al. (1990) Surgical aspects of sclerosing cholangitis. Ann Surg 212:551–558
22. May GR, Bender CE, LaRusso NF, Wiesner RH (1985) Nonoperative dilatation of dominant strictures in primary sclerosing cholangitis. AJR 145:1045–1061
23. O'Brien CB, Senior JR. Prolonged ursodiol effects in primary sclerosing cholangitis: A pilot study with two-year follow-up (Abstract). Gastroenterology (Suppl 5/2): 100 A 782
24. Olsson R, Danillsson Å, Järnerot G et al. (1991) Prevalence of primary sclerosing cholangitis in patients with ulcerative colitis. Gastroenterology 100:1319–1323
25. Palmer KR, Duerden BI, Holdsworth AC (1980) Bacteriological and endotoxin studies in cases of ulcerative colitis submitted to surgery. Gut 21:851–854
26. Prochazaka EJ, Terasaki PI, Parks MS, Goldstein LI, Busuttil RW (1990) Association of primary sclerosing cholangitis with HLA-DRw52a. N Engl J Med 322:1842–1844
27. Rump JA, Schölmerich J, Gross V et al. (1990) A new type of perinuclear anti-neutrophil cytoplasmatic antibody (p-ANCA) in active ulcerative colitis but not in Crohn's disease. Immunobiol 181:406–413
28. Saxon A, Shanahan F, Landers C, Ganz T, Targan S (1990) A distinct subset of antineutrophil cytoplasmic antibodies is associated with inflammatory bowel disease. J Allergy Clin Immunol 86:202–210
29. Schrumpf E, Fausa O, Førre Ø, Dobloug JH, Ritland S, Thorsby E (1982) HLA antigens and immunoregulatory T cells in ulcerative colitis associated with hepatobiliary disease. Scand J Gastroenterol 17:187–191
30. Schrumpf E, Fausa O, Kolmannskog F, Elgjo K, Ritland S, Elgjo E (1982) Sclerosing cholangitis in ulcerative colitis. A follow-up study. Scand J Gastroenterol 17:33–39
31. Snook JA, Chapman RW, Fleming K, Jewell DP (1989) Anti-neutrophil nuclear antibody in ulcerative colitis, Crohn's disease and primary sclerosing cholangitis. Clin Exp Immunol 76:30–33
32. Wiesner RH, LaRusso NF (1980) Clinicopathologic features of the syndrome of primary sclerosing cholangitis. Gastroenterology 79:200–206

33. Wiesner RH, LaRusso NF, Ludwig J, Dickson ER (1985) Comparison of the clinico-pathologic features of primary sclerosing cholangitis and primary biliary cirrhosis. Gastroenterology 88:108–114
34. Wiesner RH, Grambsch PM, Dickson ER et al. (1989) Primary sclerosing cholangitis: natural history, prognostic factors and survival analysis. Hepatology 10:430–436

Direkter Erregernachweis in Darmbiopsien mit Hilfe gentechnischer Methoden

D. Harmsen, H. Schmidt, H. Karch

Die gezielte Isolierung von Erregern aus Patientenstuhl stellt für den Mikrobiologen eine große Herausforderung dar. Trotz der kontinuierlichen Verbesserung der Kultivierungstechniken können gelegentlich Erreger nicht gefunden werden. So wurde während der letzten Jahre wiederholt gezeigt, daß die Anzucht oder der indirekte Nachweis von darmpathogenen Erregern aus Darmbiopsien effizienter sein kann als aus Stuhlproben. Bei Patienten mit Appendizitis konnten nur 50 % der Salmonellen- bzw. Campylobacterisolate und 80 % der Yersiniaisolate aus Stuhlproben im Vergleich zu Darmbiopsien angezüchtet werden [27]. Bei Anwendung der indirekten Immunfluoreszenzen zum Erregernachweis in Biopsien war die Diskrepanz zur Stuhlkultur noch erheblich höher [1, 9,10, 11]. Neben der Immunfluoreszenz sind in letzter Zeit zunehmend auch spezifische Nukleinsäuresonden und die Polymerasekettenreaktion zur Identifizierung darmpathogener Mikroorganismen eingesetzt worden [14, 15, 20, 26, 28, 29, 32, 33]. Besonders zum Nachweis von Bakterien, die nur schwer oder überhaupt nicht anzüchtbar sind, ermöglichen diese Techniken vielversprechende Perspektiven [4, 13, 22, 23, 30]. Im folgenden sollen die hierbei eingesetzten Verfahren und das diagnostische Procedere zur Klärung der Ätiologie von Darmerkrankungen mit molekularbiologischen Methoden vorgestellt werden.

Nukleinsäureextraktion

Wenn es einen gemeinsamen Nenner für alle molekularbiologischen Nukleinsäuretechniken gibt, so ist es die Isolierung und Reinigung dieser Moleküle. Oftmals wird mehr Zeit und Energie in diesen Schritt investiert als in die folgenden eigentlich interessanteren Experimente [12]. Konventionell folgt der enzymatischen Verdauung (Proteinase K, Lysozym etc.) oder der Detergenzlyse der Mikroorganismen eine Phenol-/Chloroformextraktion der DNS. Aber auch Protokolle, die nur ein grobes Zellysat produzieren, gewinnen zunehmend an Verbreitung, da auch sie sich für die meisten Amplifikations- und Hybridisierungsversuche eignen. Zu nennen sind hier die mechanische Zelldisruption durch Glaskügelchen, Kochen der Bakterien, Sonifizierung und Zermahlen der Proben in flüssigem Stickstoff. Gelingt es mit diesen Methoden bei den meisten Bakterien, ausgehend von einer Kultur, genügend Nukleinsäure für die sich anschließenden Versuche zu isolieren, so gilt dies nur eingeschränkt für den direkten Nachweis aus Biopsiematerial. Hier kommen meist Methoden zum Einsatz, die auf der sequentiellen Anwendung [22] der oben genannten Protokolle beruhen. Der Nachweis von Yersinia-DNS in Darmbiopsien verläuft nach folgendem Schema:

Darmbiopsat
↓
Probenaufschluß
(Lyse der Zellen mit SDS und Proteinase K)
↓
Extraktion der DNS
aus dem Probenmaterial
↓
Vermehrung von Gensequenzen aus dem
Virulenzplasmid von Yersinia enterocolitica
durch die Polymerasekettenreaktion
unter Verwendung spezifischer Oligonukleotidprimer
↓
Nachweis der spezifisch vermehrten DNS
durch Agarosegelelektrophorese und
Restriktionsanalyse

Die erhaltenen PCR-Fragmente sind in Abbildung 1 dargestellt. Alternativ erfreut sich die Guanidiniumthiocyanatmethode (GuSCN) [5] zum Aufschluß von Gewebe zunehmend größerer Beliebtheit, da der Zeitaufwand und die Kontaminationsgefahr geringer sind. Dieses Reagenz gilt als eines der potentesten Disruptoren der zellulären Integrität und inhibiert gleichzeitig Nukleasen (DNase und RNase). Inzwischen ist auch eine kommerzielle Extraktionsmatrix (Microprobe), die nun auch eine In-vitro-Amplifikation im Anschluß an die chaotrope Wirkung von GuSCN zuläßt, erhältlich.

DNA-Sondenzielmoleküle

Die Anwendung von DNS-Sonden zum Nachweis und zur Identifikation von Mikroorganismen wird zunehmend zu einer etablierten Methode in der bakteriologischen Diagnostik. Fundamental ist hierbei die Definition von geeigneten Nukleinsäurequenzen, welche spezifisch für eine bestimmte Art oder eine Gruppe verwandter Mikroorganismen sind, so daß sich entsprechende Oligonukleotide synthetisieren lassen, die als Primer und/oder Sonden in Amplifikations- oder Hybridisierungsexperimenten eingesetzt werden können. Generell können die bakteriellen DNS-Zielmoleküle in 5 Hauptkategorien eingeteilt werden (Tabelle 1).

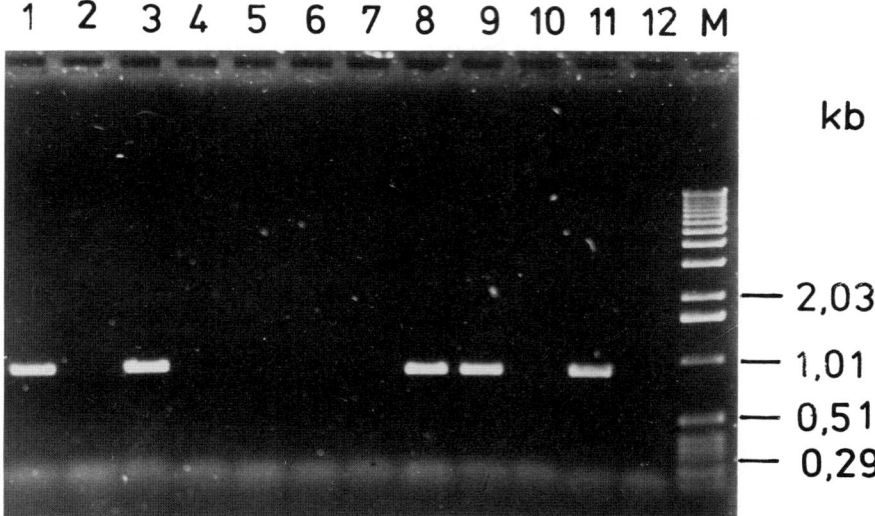

Abb. 1. Nachweis der mittels PCR amplifizierten Yersinia enterocolitica-YadA-DNS aus Darmbiopsien nach Agarosegelelektrophorese. 1–10, Biopsiematerial verschiedener Patienten; 11, Positivkontrolle; 12, Negativkontrolle

Tabelle 1. DNS-Sondenzielmoleküle in der mikrobiologischen Diagnostik

Zielmoleküle	Anwendungsbeispiele	Referenzen
Toxin/Pathogenitätsfaktoren kodierende DNS-Sequenzen	E.-coli-Shiga-like-Toxine, Clostridium-difficile-Toxine	[15, 32, 33]
DNS-Sequenzen von Antigenen	Yersinia	[28]
Spezifische DNS-Plasmidsequenzen	E.-coli-Enterotoxine	[20]
rRNS-kodierende DNS-Sequenzen	Mykobakterien, Salmonellen	[4]
Nichtkodierende kleine, meist spezies- spezifische Sequenzen (Insertionssequenzen)	Mykobakterien	[8a]

Besondere Bedeutung kommt hierbei den ribosomalen RNS-Sequenzen zu (Übersicht in [31]). Denn im Gegensatz zu den anderen Zielmolekülen, welche entweder nur mühsam zu identifizieren sind und keine weiteren Informationen liefern oder bereits eine nicht unerhebliche Vorarbeit zur Charakterisierung der interessierenden Erreger erfordern (Antigen kodierende DNS-Sequenzen, Toxin/Pathogenitätsfaktoren kodierende Sequenzen oder spezifische DNS-Plasmidsequenzen), sind rRNS-Sequenzen als Zielmolekül universell einsetzbar, liefern noch Informationen zur Phylogenie und sind ohne große Anstrengung für jedes Bakterium zu erhalten.

Ribosomale RNS-Gene als Amplifikationszielmoleküle:

- phylogenetisch sehr „alte" Makromoleküle,
- Multikopiegene (2- bis 10fach),
- Schlüsselfunktion in der Proteinsynthese,
- funktionelle Notwendigkeit führt zu einer Konservierung von Schlüsselsequenzen (konservierte, semikonservierte, variable und hochvariable Regionen charakterisieren die Moleküle),
- konservierte Regionen: Nachweis von bakterieller DNS,
- variable und hochvariable Region: Nachweis von Gattungen und Arten.

Gelingt die Konstruktion von ausreichend spezifischen genus- oder speziesspezifischen Sonden einmal nicht aufgrund zu geringer Sequenzvariation in den variablen Regionen der rRNS, so bietet sich als Ausweitung der Methode die ribosomale Spacerregion an [2]. Diese Region zeigt in allen vorliegenden Arbeiten eine große Variabilität und sollte daher immer die Auswahl der gewünschten Primer ermöglichen. Zur Erhöhung der Sensitivität kann der DNS-Vermehrung eine „reverse transcription" der ribosomalen RNS vorgeschaltet werden. Hierbei wird die „zelluläre Amplifikation" der rRNS genutzt, da diese in den Ribosomen in ungefähr 5000- bis 6000facher Kopie vorliegt. Selbstverständlich hat dieses Zielmolekül auch seine Limitationen, so z. B. bei der Unterscheidung zwischen pathogenen und apathogenen Bakterien einer Spezies. Hier bietet sich dann die Wahl eines der übrigen Zielmoleküle an.

In-vitro-Amplifikationstechniken

Seit Mitte der 80er Jahre hält eine Methode der Molekularbiologie Einzug auch in die Diagnostik der Mikrobiologie. Es ist dies die in-vitro-Amplifikation, beruhend auf den ebenso einfachen wie auch genialen Arbeiten von Mullis zur Polymerasekettenreaktion [24]:

---

1. Amplifikation der Ziel(target)sequenz:
   - Polymerase-chain-Reaction (PCR),
   - Transcript-amplification-System (TAS),
   - Ligase-mediated-amplification-System (LAS);

2. Sondenamplifikation:
   - Q-β-Replikasesystem;

3. Signalamplifikation:
   - Netzwerk (kombinierte) Proben,
   - Cluster von fluoreszenz- oder lumineszenzmarkierten Proben.

Hierbei erfolgt eine exponentielle Vermehrung eines interessierenden Nukleinsäureabschnittes im Reagenzglas aus dem nur in geringer Menge vorhandenen Gesamtgenom, so daß sich diese Teilsequenz einer weiteren molekularbiologischen Untersuchung erschließt. Bei der in der Bakterienzelle vorliegenden DNS sind die beiden komplementären Stränge gegenläufig angeordnet. Das 3'-Ende des einen Stranges ist mit dem 5'-Ende des anderen gepaart und umgekehrt. Diese Stränge werden durch eine Hitzebehandlung voneinander getrennt. Jetzt können sich die Oligonukleotide, die bei der PCR „Primer" genannt werden, an den als Matrize fungierenden Strang der zu amplifizierenden DNS anlagern. Gibt man nun das Enzym Taq-Polymerase und Nukleotidtriphosphate dazu, ordnet die Polymerase an das 3'-Ende der Primer jeweils die zum Matrizenstrang komplementären Nukleotide an, und zwar bis zum 5'-Ende der DNS-Schablone. Die Stränge der zu amplifizierenden DNS und der durch die Polymerase verlängerten Oligonukleotide haben wechselseitig die gleichen Basensequenzen. Die Zahl der für die weitere Analyse zur Verfügung stehenden DNS hat sich damit verdoppelt. Ein solcher Zyklus dauert nur 4–6 min und jedesmal verdoppelt sich die Zahl der gewünschten DNS-Moleküle. So können in wenigen Stunden eine Million Kopien hergestellt werden, die eine Analyse wesentlich erleichtern. Das Transcript-[16] und das Ligase-mediated-Amplifikationssystem [34], welche ebenso wie die oben genannte PCR auf eine Vermehrung der Zielsequenz beruhen, sind neueren Datums und haben bis heute aufgrund einiger methodischer Probleme keine allgemeine Verbreitung gefunden.

Von diesen momentan am weitesten verbreiteten Methoden der In-vitro-Amplifikationstechniken müssen 2 weitere Strategien abgetrennt werden (s. oben), wenn auch Kombinationen untereinander möglich sind. Es sind dies einmal die Sondenamplifikation (Q-β-Replikasesystem) mit dem Vorteil eines quantitativen Onlineassays, aber dem Nachteil einer fehlenden weiteren Analysemöglichkeit des Zielmoleküls [18], zweitens die Signalverstärkung, die während oder nach einer Hybridisierung erfolgen kann [6, 19, 21, 25].

Nachweissystem von Nukleinsäuren

Die Vor- und Nachteile der Nachweissysteme von Nukleinsäuren werden in Tabelle 2 zusammengefaßt. Es ist evident, daß es noch keine Methode gibt, die allen Forderungen gerecht wird; Mindestanforderungen sind aber in Bezug auf Sensitivität und Spezifität zu stellen. Die einzige oftmals ohne In-vitro-Amplifikation auskommende Technik ist die Hybridisierung. Dabei kommen verschiedene Hybridisierungsformate je nach Aufgabenstellung zum Einsatz [Übersicht in 8]:

Bei der Filterhybridisierung wird das zuvor extrahierte Zielmolekül auf einer Nitrozellulose- oder Nylonmembran immobisiliert. Vorteil dieses Festphasensystems ist seine einfache und billige Handhabung, was es ideal für große epidemiologische Studien auch unter Feldbedingungen macht. Im

- Filterhybridisierungen,
- „umgekehrte" Hybridisierung,
- In-situ-Hybridisierung,
- Flüssigphasenhybridisierung,
- Sandwichhybridisierung",
- reversible Zielmolekülfanghybridisierung.

Tabelle 2. Nachweis von amplifizierten Nukleinsäuresequenzen

Verfahren	Vor- und Nachteile
Ethidiumbromid-gefärbte Agarosegele, Restriktionsendonukleaseverdauung	Geringer Zeit- und Kostenaufwand, niedrige Sensitivität und Spezifität
Hybridisierung (radioaktiv/nicht-radioaktiv markierte Sonden)	Hohe Sensitivität, dauert 24 h länger als Ethidiumbromid-Nachweis; radioaktiv markierte Sonden: Sicherheits- und Zeitaufwand!
Geschachtelte PCR	Teuer, da 2 PCR-Ansätze, große Kontaminationsgefahr
Sequenzierung	Höchste Spezifität, hoher Kosten- und Zeitaufwand

Gegensatz zur Filterhybridisierung wird bei der „umgekehrten" Hybridisierung nicht das Targetmolekül, sondern das Sondenmolekül immobisiliert. Hierdurch kann gleichzeitig eine Untersuchung auf Anwesenheit verschiedener Zielmoleküle erfolgen. Die in-situ-Hybridisierung ist von besonderem Interesse für den klinisch orientierten Mikrobiologen. Denn durch die Visualisierung des Bakteriums im Gewerbeschnitt läßt sich eine Korrelation zur Zytopathogenität demonstrieren, ferner erbringt sie den sichtbaren Beweis für das Vorhandensein eines Bakteriums im Patientenmaterial, von dem vorher nur ein Sequenzabschnitt „anonym" im Reagenzglas vermehrt wurde. Bei der Flüssigphasenhybridisierung, bei der alle Reaktionspartner in der flüssigen Phase vorliegen, besticht die vorteilhafte Effizienz der Reaktionskinetik. Methodisch nachteilig wirkt sich der meist anzuschließende Separationsschritt zur Trennung von gebundenen und nichtgebundenen Sonden aus. Bei der sog. „Sandwichhybridisierung" werden 2 Sonden aus unterschiedlichen Bereichen der Zielmolekülsequenz gewählt. Die eine Sonde („capture probe") dient zum meist reversiblen „Fang" der Targetsequenz aus einem evtl. komplexen DNS-Gemisch, die andere in irgendeiner Form (radioaktiv/nichtradioaktiv) markierte Sonde („reporter probe") erlaubt den folgenden Nachweis. Durch die kombinierte Anwendung von 2 Proben lassen sich sowohl die Spezifität (kombinierte Wirkung zweier spezifischen Sonden) als auch die Sensitivität (Verminderung des Hintergrundes) steigern.

Auch bei der der „Nested-set-PCR" (Schachtel-PCR) wird durch die sequentielle Anwendung von 2 Primerpaaren in 2 aufeinander folgenden PCR-Reaktionen versucht, sowohl die Sensitivität als auch die Spezifität zu steigern. Hierbei ist das PCR-Produkt der 1. Reaktion das Ausgangsmaterial für die 2. Reaktion. Problematisch erscheint hier die größere Kreuzkontaminationsgefahr bei 2 sich anschließenden PCR-Reaktionen.

Sicherlich die einfachste Möglichkeit zum Nachweis einer bestimmten Nukleinsäure bietet die Auftrennung eines PCR-Produktes, welches zuvor mit einer definierten Restriktionsendonuklease geschnitten wurde, in einem mit Ethidiumbromid gefärbten Agarosegel. Leider sind dabei Abstriche bezüglich der Sensitivität und Spezifität (minimale Sequenzvariationen werden meist nicht wahrgenommen) hinzunehmen. Die Nukleotidsequenzierung von PCR-Produkten ist aber auch aus weiteren Gründen oft unumgänglich:

1. zur definitiven Bestätigung der Spezifität der Amplifikation,
2. zur Identifizierung von genetischen Varianten,
3. zur Identifizierung von bis jetzt uncharakterisierten Genen (auch neuer rRNS-Sequenzen) und schließlich
4. zur Lokalisation dieser Gene innerhalb der Gesamtorganisation des Genoms.

War bis vor kurzem die direkte Sequenzierung, ausgehend von einer asymmetrischen PCR oder bei der Doppelstrangdirektsequenzierung durch Variation der Sequenzierungsreaktionsbedingungen, schwierig und oft wenig reproduzierbar, so daß auf die konventionelle, zeitaufwendigere und für Sequenzierungsfehler (relativ hohe Fehlerraten der Taq-Polymerase) anfälligere Methode der Subklonierung von PCR-Produkten zurückgegriffen wurde, so erlauben heute einige neuere Methoden eine recht sichere und schnelle Direktsequenzierung von PCR-Produkten (Übersicht in [3]). Besonders interessant scheint, gerade für den größeren routinemäßigen Einsatz, die Sequenzanalyse mit Hilfe von Festphasensequenzierungssystemen zu sein, welche sich eines „affinitycaptures" der PCR-Produkte bedienen. Dabei wird ein an einen Liganden gekoppelter (z. B. Biotin) PCR-Primer in der Reaktion eingesetzt. Mit Hilfe dieses Liganden läßt sich später das amplifizierte Produkt zügig von überschüssigen freien Primern und nicht inkorporierten Nukleotiden, welche die anschließende Sequenzierung stören würden, durch Interaktion mit einem Ligandenbinder (z. B. mit Streptavidin beschichtete kleine magnetische Partikel) reinigen. Beruhend auf dieser Interaktion läßt sich anschließend unter denaturierenden Bedingungen der markierte PCR-Einzelstrang isolieren. So können alle Vorteile der Einzelstrangsequenzierung ohne zeitraubende M13-Subklonierung genutzt werden, und das große Problem des schnellen „reannealing" der kurzen, linearen und doppelsträngigen PCR-Produkte wird auf elegante Weise umgangen.

Probleme und Grenzen der Amplifikationstechniken

Bedingt durch die große Sensitivität der Amplifikationstechniken sind besondere Maßnahmen zur kritischen Evaluierung auch und besonders im klinischen Einsatz zu fordern. Denn durch geringste Kreuzkontaminationen von PCR-Reaktionen können bei den meist auch nur qualitativ durchgeführten Tests ansonsten irreversible Fehlinterpretationen auftreten. Die in Anlehnung an Kwok u. Higuchi [17] zu beachtenden Mindestmaßnahmen zur Vermeidung von Kreuzkontaminationen sind.

- Trennung von Prä- und Post-PCR-Reaktionen,
- aliquotierte Reagenzien,
- gestopfte Pipettenspitzen,
- saubere Labortechniken:
  · häufiger Wechsel der Handschuhe,
  · vorsichtiges Öffnen der Reaktionsggefäße (Aerosolgefahr),
- sorgfältige Wahl von Kontrollreaktionen (auch Test auf inhibitorische Substanzen),
- doppelte unabhängig voneinander durchgeführte PCR-Reaktionen zumindest bei klinischem Material,
- möglichst separater Arbeitsplatz und geschultes Personal.

Neben dem Problem des Produktübertrages in frische Reaktionen ergeben sich für die neuen Methoden aber noch eine Reihe weiterer Schwierigkeiten:

- Kreuzkontamination („carry over")
- Quantifizierung,
- Interpretation,
- PCR-Protokolle (noch) empirisch,
- DNS-Präparationsmethoden (Sensitivität),
- inhibitorische Substanzen im Patientenmaterial,
- Natur des amplifizierten Genfragments (Spezifität),
- „Reinkultur" von unbekannten Erregern (universelle Primer),
- kommerzielle Taq-Polymerase, kontaminiert mit bakterieller DNS.

Hervorzuheben ist einmal das Problemfeld der meist fehlenden Quantifizierung und der daraus resultierenden Interpretation. Was bedeutet es, wenn ein Patient PCR-positiv für ein bestimmtes pathogenes Bakterium ist, eingedenk der Tatsache, daß zum positivem Ausfall eines Testes die Anwesenheit nur eines einzigen Erregers, zumindest theoretisch, ausreicht? Gibt es evtl. klinisch gesunde Träger mit transienter oder permanenter minimaler Besiedlung? Zweitens ist besonders hinzuweisen auf die Schwierigkeiten, die sich bei der Untersuchung von Materialien aus dem Gastrointestinaltrakt auf der Suche nach gänzlich neuen Erregern (z. B. bei chronisch-entzündlichen Darmerkrankungen) ergeben. Denn die Verwendung von universellen bakteriellen Primern ist in diesen stets bakteriell „kontaminierten" Materialien problematisch, so daß auf primär sterile (z. B. intestinale Lymphknoten), aber ebenfalls affektierte Gewebe ausgewichen werden muß. Oder es müssen von vornherein spezifischere Sonden, in Vorahnung auf ein möglichst pathogenes Agens, eingesetzt werden.

Ausblick

Mit diesem kursorischen Streifzug durch die neueren Methoden der Gentechnologie und ihrer möglichen Anwendungen in der bakteriologischen Diagnostik sollten die faszinierenden Perspektiven, auch für den direkten Erregernachweis aus Darmbiopsien, die sich in der Zukunft ergeben, aufgezeigt werden. – Und die Zukunft hat bereits begonnen. Gerade auf dem Gebiet der „gastrointestinalen" Erreger wurden kürzlich einige aufsehenerregende Arbeiten publiziert, so z. B. die Identifizierung eines nicht kultivierbaren Bakteriums (Tropheryma whippelii), assoziiert mit Morbus-Whipple-Erkrankungen [23, 30] oder durch die Beschreibung eines Rickettsienähnlichen, nicht kultivierbaren Agens bei Patienten, die an bakteriell induzierter Angiomatosis litten [22], oder schließlich die Entdeckung eines neuen Mycobakteriums (M. genavense) bei HIV-Patienten im Darm durch die Arbeitsgruppe um Böttger [4]. Dem von Robert Koch vor gut 100 Jahren zum Durchbruch verholfenen Konzept der Kontagionisten in der Bakteriologie, das in der Formulierung der Koch-Henle-Postulate gipfelte, welches u. a. die regelmäßige Isolierung des Keimes in Reinkultur vorsah, muß heute ergänzend als Ausnahme neben den Viren wohl auch die große Gruppe der (noch) nicht kultivierbaren bakteriellen Erreger zugefügt werden. Sicherlich ist es ein Fortschritt im Vergleich zu den Miasmatikern des vorigen Jahrhunderts, die ihre Miasmata nur per exclusionem gefunden hatten, den „heutigen Miasmen" zumindest positive Eigenschaften (Sequenzen) zuweisen zu können [7]. Doch bleibt auch für sie der Kochsche Auftrag bestehen, die Reinkultur dieser neuen Erreger mit angepaßten Kultivierungstechniken zu versuchen.

Auch in der klinischen Diagnostik bekannter Organismen bleibt bei aller Aufbruchstimmung, verursacht durch das Aufkommen der neuen Methoden, kritisch anzumerken, daß sie wohl nie die klassischen bakteriologischen Kultivierungstechniken ersetzen, sondern nur ergänzen können. Ferner steht eine breite routinemäßige Einführung der Amplifikationstechniken mit all ihren Problemen des Laboralltags noch bevor.

Literatur

1. Aleksic S, Bockemühl J (1990) Mikrobiologie und Epidemiologie der Yersiniosen. Immun Infekt 18:178–185
2. Barry T, Colleran G, Glennon M, Dunican LK, Gannon F (1991) The 16s/23s ribosomal spacer region as a target for DNA probes to identify eubacteria. PCR Methods Applic 1:51–56

3. Bevan IS, Rapley R, Walker MR (1992) Sequencing of PCR-amplified DNA. PCR Methods Applic 1:222–228
4. Böttger EC, Teske A, Kirschner P, Bost S, Chang HR, Beer V, Hirschel B (1992) Disseminated „Mycobacterium genavense" infection in patients with AIDS. Lancet 340:76–80
5. Boom R, Sol CJA, Salimans MMM, Jansen CL, Wertheim-van Dillen PME (1990) Rapid and simple method for purification of nucleic acids. J Clin Microbiol 28:495–503
6. Dahlén PO, Hurskainen PJ, Lövgren TNA (1989) Alternative labels in DNA hybridization. In: Balows A, Tilton RC, Turano A (eds) Rapid methods and automation in microbiology and immunology. Brixia Academic Press, Brescia, 213
7. Editorial (1991) Immunität und Infektion, 19. Jahrgang (5/91)
8. Göbel UB (1991) Targeting ribosomal RNA sequences: A universal approach to the detection and identification of microorganisms. In: Vaheri A, Tilton RC, Balows A (eds) Rapid methods and automation in microbiology and immunology. Springer, Berlin Heidelberg New York Tokyo, p 27
8a. Green EP, Tizard MLV, Moss MT, Thompson J, Winterbourne DJ, McFadden JJ, Hermon-Taylor J (1989) Sequence and characteristics of IS 9000, an insertion element identified in human Crohn's disease isolate of Mycobacterium paratuberculosis. Nucl Acids Res 17:9063–9073
9. Heesemann J (1990) Enteropathogene Yersinien. Pathogenitätsfaktoren und neue diagnostische Methoden.Immun Infekt. 18:186–191
10. Hoogkamp-Korstanje JAA, de Koning J, Heesemann J (1988) Persistence of Yersinia enterocolitica in man. Infection 16:81–85
11. Hoogkamp-Korstanje JAA, de Koning J (1991) Klinik, Diagnostik und Therapie von Yersinia enterocolitica-Infektionen. Immun Infekt 18:192–197
12. Johnson JL (1991) Isolation and purification of nucleic acids. In: Stackebrandt E, Goodfellow M (eds.) Nucleic acid techniques in bacterial systematics. Wiley, Chichester, p 1
13. Jones DM, Sutcliffe M, Curry A (1991) Recovery of viable but non-culturable Campylobacter jejuni. J Gen Microbiol 137:2477–2482
14. Karch H, Meyer T (1989) Single primer pair for amplifying segments of distinct Shigalike toxin genes by polymerase chain reaction. J Clin Microbiol 27:2751–2757
15. Karch H, Meyer T (1990) Evaluation of oligonucleotide probes for identification of Shigalike toxin-producing Escherichia coli. J Clin Microbiol 27:1180
16. Kwoh DY, Davies GR, Whitfield KM, Chapelle HL, DiMichele LJ, Gingeras TR (1989) Transcription-based amplification system and detection of amplified human immundeficiency virus type 1 with a bead-based sandwich hybridisation format. Proc Natl Acad Sci USA 86:1173–1177
17. Kwok S, Higuchi R (1987) Avoiding false positives with PCR. Nature 339:237–238
18. Lizardi PM, Guerra CE, Lomeli H, Tussie-Luna H, Kramer FR (1988) Exponential amplification of recombinant-RNA hybridisation probes. Biotechnology 6:1197–1202
19. Matthews JA, Kricka LJ (1988) Analytical strategies for the use of DNA probes. Anal Biochem 169:1–25
20. Olive DM (1989) Detection of enterotoxigenic Escherichia coli after polymerase chain reaction amplification with a thermostabile DNA polymerase. J Clin Microbiol 27:261–265
21. Persing DH, Landry ML (1989) In vitro amplification techniques for the detection of nucleic acids: new tools for the diagnostic laboratory. Yale J Biol Med 62:159–171
22. Relman DA, Loutit JS, Schmidt TM, Falkow S, Tompkins LS (1990) The agent of bacillary angiomatosis. N Engl J Med 323:1573–80
23. Relman D, Schmidt TM, MacDermott RP, Falkow S (1992) Identification of the uncultured bacillus of Whipple's disease. N Engl J Med 327:293–301
24. Saiki RK, Gelfand DH, Stoffel S, Scharf SJ, Higuchi R, Horn GT, Mullis KB, Ehrlich HA (1988) Primer-directed enzymatic amplification of DNA with a thermostabile DNA polymerase. Science 239:487–491

25. Soini EJ (1989) Theoretical comparison of alternative labelling techniques. In: Balows A, Tilton RC, Turano A (eds). Rapid methods and automation in microbiology and immunology. Brixia Academic Press, Brescia, p 204
26. Taylor DE, Hiratsuka K (1990) Use of non-radioactive DNA probes for detection of Campylobacter jejuni and Campylobacter coli in stool specimens. Mol Cell Probes 4:261–271
27. van Noyen R, Selderslaghs R, Bekaert J, Wauters G, Vandepitte (1991) Causative role of Yersinia and other enteric pathogens in the appendicular syndrome. Eur J Clin Microbiol Infect Dis 10:735–741
28. Viitanen A-M, Arstila TP, Lahesmaa R, Granfors K, Skurini M, Toivanen P (1991) Application of the polymerase chain reaction and immunfluorescence techniques to the detection of bacteria in Yersinia-triggered reactive arthritis. Arthritis Rheum 34:89–96
29. Widjojoatmodjo MN, Fluit AC, Torensma R, Keller BHI, Verhoef J (1991) Evaluation of the magnetic immuno PCR assay for rapid detection of Salmonella. Eur J Clin Microbiol Infect Dis 10:935–938
30. Wilson KH, Blitchington R, Frothingham R, Wilson JAP (1991) Phylogeny of the Whipple's-disease-associated bacterium. Lancet 338:474–575
31. Woese CR (1987) Bacterial evolution. Microbiol Rev 51:221–271
32. Wren BW, Clayton CL, Tabaqchali S (1990) Rapid identification for toxigenic Clostridium difficile by PCR. Lancet 423:335
33. Wren BW, Clayton CL, Castledine N, Tabqchali S (1990) Identification of toxigenic Clostridium difficile strains using a toxin A gene-specific probe. J Clin Microbiol 28:1808–1821
34. Wu DY, Wallace BR (1987) The ligation amplification reaction (LAR)-amplification of specific sequences using sequential rounds of template-dependant ligation. Genomics 4:560–569

VI. Interdisziplinärer Beitrag

Ordnung im Chaos – Chaos in der Ordnung: Ein neues Weltbild oder nur eine flüchtige Mode?

H.-O. Peitgen

> *Die Realität ist vielleicht das reinste Chaos.*
> (G. Chr. Lichtenberg)

So oder ähnlich könnte die Einleitung zu einem zeitgenössischen Lehrbuch der Physik aussehen. Tatsächlich durchlaufen seit Ende der 70er Jahre Mathematik und Naturwissenschaften eine Welle, die in ihrer Kraft, Kreativität und Weiträumigkeit längst ein interdisziplinäres Ereignis ersten Ranges geworden ist. Dies ist um so bemerkenswerter, als sich die Chaostheorie eigentlich in absolut keiner Hinsicht mit den großartigen Theoriebildungen dieses Jahrhunderts, wie etwa der Quantentheorie oder der Relativitätstheorie, messen kann. Vielmehr ist das andauernde Interesse an der Chaostheorie innerhalb und außerhalb der Wissenschaften in einer aufrüttelnden Betroffenheit begründet, die eine radikale Wende in dem überkommenen naturwissenschaftlichen Weltbild und seinen überdehnten Interpretationen ankündigt.

Die Chaostheorie hat Naturwissenschaftler und Mathematiker mit einer Reihe von Überraschungen konfrontiert, deren Konsequenzen bei den Angeboten einer sich zunehmend omnipotent gebenden Wissenschaft und Technik zugleich ernüchternd und dramatisch sind:

1. Zahlreiche Phänomene sind trotz strengem naturgesetzlichem Determinismus prinzipiell nicht prognostizierbar.
2. Es gibt Struktur im Chaos, die sich bildlich in phantastisch komplexen Patterns – den sog. Fraktalen – ausdrückt.
3. Meist leben Chaos und Ordnung nebeneinander, und der Übergang von der Ordnung ins Chaos folgt strengen Fahrplänen.
4. Die schrittmachenden Entdeckungen wurden erst durch Computerexperimente möglich und gemacht. Das heißt, eine von vielen beargwöhnte Technologie zeigt uns ihre eigenen und zugleich auch unsere prinzipiellen Grenzen.

Was ist Chaos?

Für die Ziele dieses kurzen Beitrags wäre es verfehlt, wenn auch reizvoll, den Begriff des Chaos in seinen historischen Ursprüngen und seinem Wandel zu diskutieren. Uns kommt es nur darauf an zu beschreiben, welchen Inhalt der Begriff heute in Mathematik und Naturwissenschaften abdeckt, denn manche überhobenen Anwendungen der Chaostheorie sind in einer umgangssprachlichen Deutung des Begriffs begründet.

Ed Lorenz, eine der großen Figuren der noch jungen Chaostheorie, Meteorologe am MIT in Cambridge, Massachussets, spricht von dem Flügelschlag eines Schmetterlings in Brasilien, der nach wenigen Wochen einen Wirbelsturm in Boston auslösen kann. Kann so einer ernst genommen werden? Ist das nicht schon deshalb völlig absurd, weil doch dann genausogut ein anderer Schmetterling – vielleicht in Kalifornien – durch seinen Flügelschlag eben diesen Wirbelsturm in Boston verhindern könnte? Und was ist mit all den anderen Schmetterlingen in Mexiko und überall, und den Vögeln, Flugzeugen, Autos, usw.?

Ed Lorenz wollte nicht provozieren und nicht spekulieren. Er hatte Anfang der 60er Jahre unwiderlegbare Hinweise dafür gefunden, daß die Gesetze der Wetterbildung eine Eigenschaft in sich tragen, die die Naturwissenschaftler heute chaotisch nennen.

Vorsicht ist geboten. Das Gesetz heißt nicht, daß es kein Gesetz gibt! Chaos ist nicht die Domäne des Gesetzlosen. Deterministisches Chaos ist die Präsenz der scheinbar Gesetzlosen, der scheinbar Zufälligen, bei gleichzeitiger strenger Gesetzmäßigkeit. Strenger Kausalismus, d. h. ungefähr die gleichen Ursachen haben ungefähr die gleichen Wirkungen, und strenge Gesetzmäßigkeit sind eben nicht äquivalent.

Was heißt nun wieder strenge Gesetzmäßigkeit? Strenge Gesetzmäßigkeit entspricht dem starren Ablauf einer Uhr. Ein Rad greift ins andere. Der Zufall hat keine Chance. Alles ist vorherbestimmt. Auch der Ablauf des Wetters folgt exakt einem solchen Plan. Der Plan ist sogar ziemlich gut bekannt und läßt sich darüber hinaus nahezu lückenlos in mathematische Gesetze kodieren. Die Gesetze lassen sich im Computer abbilden, und der Ablauf, den die Gesetze determinieren, läßt sich so vorausschauend simulieren. Eigentlich eine ideale Situation. Wo bleibt da Platz für Chaos? Der Nutzen einer Uhr besteht ja darin, daß sie, einmal genau eingestellt, jederzeit die aktuelle Zeit anzeigt. Das heißt, sie simuliert den Ablauf der Zeit mehr oder minder genau, wenn sie einmal auf eine Anfangszeit eingestellt wurde. Natürlich sind allerlei kleine Fehler unvermeidbar. Wer weiß schon genau die Zeit beim Einstellen der Uhr, und welche Uhr geht schon wirklich genau? Dazu ist der Lauf von Uhren z. B. temperaturabhängig, usw. Aber das macht nichts; heute verlassen wir uns auf Quarzuhren oft jahrelang. Wir vertrauen darauf, daß kleine Fehler sich nicht sonderlich bemerkbar machen.

Kleine Fehler sind erst recht bei der Wetterprognose praktisch und auf immer unvermeidbar, und das weiß niemand besser als die Meteorologen selber. Luftdruck, Temperatur, Windgeschwindigkeit, Luftfeuchte usw. lassen sich zwar messen, aber eben nur recht ungenau und dazu nur an relativ sehr wenigen Orten auf der Erde. Ja, Wetterprognose ist insbesondere auch ein fast aussichtsloser Kampf für die Gewinnung von mehr und besseren Wetterdaten.

Aber dieses Problem trifft nicht den Kern der Entdeckung von Ed Lorenz. Dieses längst bekannte Dilemma der Wetterprognose berührt nicht den Kern des Chaos. Es potenziert nur seine Konsequenzen. Wo ist also das Chaos in der „Wetteruhr"? Es liegt in ihr selbst. Es ist ungefähr so, als hätte man eine Uhr – nennen wir sie doch einfach metaphorisch die „Chaosuhr" –, die nur dann von Nutzen wäre, wenn man sie absolut exakt auf eine Vergleichszeit einstellen würde. Was soll das heißen? Nehmen wir einmal an, es gäbe eine wirklich richtig gehende Referenzuhr – man darf sich ohne weiteres z. B. die Uhrzeit vorstellen, die man per Telefon abfragen kann. Um die Sache noch klarer zu machen, nehmen wir sogar an, daß unsere Uhr, die wir mit uns herumtragen und ablesen wollen, absolut baugleich mit der Referenzuhr ist. Um unsere Uhr nutzbar zu machen, müssen wir sie nur noch mit der Referenzuhr abstimmen, also eine Anfangszeit einstellen, und dabei machen wir nun einen winzigen und unvermeidbaren Fehler. Nun kommt das Chaos: Der winzige Fehler bleibt nicht nur bestehen, d. h. die Uhr geht immerfort ein wenig vor oder nach, wie eine gewöhnliche Uhr, sondern der Fehler verstärkt sich in der „Chaosuhr". Aus einer Unstimmigkeit von einer Zehntel Sekunde am Anfang wird binnen weniger Sekunden eine Unstimmigkeit von Sekunden, nach wenigen Minuten ist die Differenz zur Referenzuhr schon auf Minuten angewachsen, und nach ein paar Stunden geht die Chaosuhr schon um Stunden falsch, und wir wissen nicht einmal, ob sie vor- oder nachgeht. Man spricht von sensitiver Abhängigkeit von den Anfangsbedingungen. Eine solche Uhr wäre absolut nutzlos. Wir wären also darauf angewiesen, in ständigem Kontakt mit der Referenzuhr zu stehen, um unsere Uhr immer wieder zu korrigieren. Leute, die von diesem Kontakt temporär abgeschnitten wären, wären wirklich arm daran. Sie könnten bald ebensogut die Uhrzeit auswürfeln und wären nicht schlechter dran als mit ihrer armseligen Uhr. Das ist die Herrschaft des Chaos. So ungefähr läuft tatsächlich, so Ed Lorenz, die „Wetteruhr". Das heißt, Wetterprognose ist ein Kampf, der nie gewonnen werden kann. Das Wetter entsteht jeden Tag vor unseren Augen, und wir wissen sogar genau, wie es das macht, d. h. wir kennen die Gesetze des Wetters. Aber wir können doch nicht sagen, wie es in 2 Wochen sein wird.

Wichtiger als die Betrachtung der unzulänglichen Wetterprognosen ist die Tatsache, daß die Natur – von der Astronomie bis zur Medizin – überquillt von solchen „Chaosuhren". Und die Hoffnung, dem Problem mit immer größeren, teureren, genaueren Nachbauten der Referenzuhr – man darf an die Supercomputer in den Wetterämtern denken – beizukommen, ist zum Mißerfolg verdammt und gehört einer vergehenden Periode an.

Denkt man in Zeiträumen von Jahrtausende, wird eine Wiederkehr sichtbar, wenn auch auf einer höheren Ebene. Damals mußten unseren Vorvätern und Müttern die Naturphänomene wie reines Chaos vorkommen, da ihnen fast jede Gesetzmäßigkeit verborgen war. Der Siegeszug des naturwissenschaftlichen Zeitalters lieferte nicht nur pausenlos neue Gesetzmäßigkeiten, sondern kreierte in der Folge auch die Hoffnung auf eine flächendeckende Kontrollierbarkeit und Prognostizierbarkeit aller interessierenden

Abläufe, eingeschlossen die ökologischen, ökonomischen und soziologischen Prozesse.

Die Chaostheorie macht nun den Rand dieser primitiven Naturwissenschaftsgläubigkeit und Naturwissenschaftsgültigkeit kenntlich und markiert deshalb den Anfang einer Revision. Chaostheorie revidiert unsere Vorstellung, daß die Natur in einfache Ursache-Wirkung-Beziehungen kodiert ist, die wir irgendwann schon noch dekodieren werden, um sie uns danach nutzbar zu machen. Es ist klar, daß die alten omnipotenten Macher und Vorausschauer sich da verschanzen und laut bellen. Allein schon diese Wirkungen rechtfertigen das öffentliche Interesse, auch wenn der theoretische Ausbau der Chaostheorie bislang noch eher dürftig ist und vielleicht und leider oft überstrapaziert wird.

Abschied

Wir müssen lernen, damit umzugehen, daß die Natur – von der Astronomie bis zur Biochemie des Menschen – voller genau gehender „Chaosuhren" ist, deren Gesetze genau zu kennen uns aber nicht besonders nützlich sein wird. Dies hat viele Konsequenzen, z. B. die, daß der Fortgang der Dinge, für die wir uns interessieren oder für die wir eine direkte Verantwortung tragen – z. B. die globale Klimaentwicklung – bedeutend offener verlaufen könnte, als es manche Experten vormachen. Diese Tatsache werden diejenigen, die im Begriff sind, unsere Welt in Gift und Müll zu ersticken, noch als stützendes Argument für ihre Unschuld benutzen. Und trotzdem müssen wir die Resultate der Chaostheorie akzeptieren.

Auch die, die ihre ökologischen Zielvorstellungen an einer Idealwelt orientieren, in der ohne Eingriffe gewissermaßen Frieden, Harmonie oder Gleichgewicht herrschen, kurz: die „Bambiökologen", müssen dazulernen. Unberührte Natur ist eher sprunghaft und chaotisch, ihre „Gleichgewichte" sind sehr kompliziert und wirken unausgewogen und ändern sich ständig. Deshalb ist jeder Versuch, Gleichgewichte im Sinne simpler, vorstellbarer, statischer Ausgeglichenheit wiederherzustellen, zum Scheitern verurteilt, denn die Natur akzeptiert sie nicht, sie würde sich sofort wieder von ihnen entfernen.

Die Konsequenz aus dieser Einsicht ist nicht, daß wir uns deshalb erst recht alles leisten können. Nein, die vorläufige Konsequenz aus der Chaostheorie ist, daß wir – z. B. bezogen auf ökologische Betrachtungen – in einer wesentlich potenzierten Gefährdung unserer Grundlage wie blind dahintreiben.

Tatsächlich liefert die Chaostheorie noch andere mahnende Hinweise.

Eine Prise Systemtheorie

Wie kehren noch einmal zum Bild einer Uhr zurück. Jetzt stellen wir uns zunächst eine richtige Standuhr mit einem großen Pendel vor. Verändern wir die Pendellänge, so beeinflussen wir den Gang der Uhr. Kürzeres Pendel bedeutet, die Uhr geht schneller. Längeres Pendel bedeutet, die Uhr geht langsamer. Man spricht von Parameteränderungen. Das heißt, man ändert nicht das Gesetz, sondern nur das Zusammenspiel seiner Teile. Es ist sehr wichtig, solche Änderungen von denen zu unterscheiden, die wir jetzt beschreiben. Wir geben dem Pendel einen Kick. Je nachdem, in welcher Phase des Pendels wir diese Störung anbringen, wird das Pendel gebremst oder beschleunigt, d. h. die Uhr wird temporär ein bißchen langsamer oder schneller gehen, um sich dann aber bald wieder genau auf ihr altes Hin und Her zu besinnen. Wir sprechen von *Zustandsänderungen*. Eine Standuhr ist ein gutes Beispiel eines Systems, daß ein Gleichgewicht sucht, in dem kleine Zustandsänderungen langfristig keine Rolle spielen. Sie werden vom System zwar wahrgenommen, aber schnell wieder ausgeglichen.

Im Unterschied dazu könnte eine „Chaosuhr" durch einen noch so kleinen Kick – z. B. durch den Schalldruck eines Gesprächs im Nebenzimmer oder durch die Graviationswechselwirkung mit einem in 10 km Entfernung vorbeifliegenden Flugzeug – bald zu völlig anderen Ergebnissen kommen. Das wäre wieder das Phänomen der Sensitivität.

Nun sind wir vorbereitet für die nächste Überraschung: Richtige „Chaosuhren", also Systeme in der Natur, haben sehr oft zwei verschiedene Gesichter, ein robustes und ein sensitives, z. B. der Herzschlag eines gesunden Menschen und der Zustand des Herzflimmerns. Bei einer bestimmten Setzung der Parameter (man denke metaphorisch an die Pendellänge) können kleine Kicks dem Gang der Uhr nichts anhaben, während bei einer anderen Setzung der Parameter plötzlich extreme Sensitivität herrscht. Wir sehen also, Kick und Kick sind nicht dasselbe. Es kommt eben darauf an, ob ein Kick die Uhr in einer robusten Phase oder sensitiven Phase antrifft. Dies ist uns im Zusammenhang mit psychischen Phasen sehr vertraut. Die Überraschung ist, daß harte Naturgesetze so sein können.

Andere Arten von Kicks wiederum treiben die „Chaosuhr" von der einen in die andere Phase. Das heißt, wieder sind Kick und Kick nicht dasselbe. Die eine Sorte stört nur den Zustand eines Systems, während die andere in seine Parameter eingreift und das qualitative Verhalten verändert.

Um einen Geschmack von der Komplexität zu bekommen, die für natürliche Systeme typisch ist, stellen wir uns vor, daß wir ein paar tausend solcher Uhren in einem schwarzen Kasten eingebaut haben und daß die Uhren auch noch alle miteinander vernetzt sind. Das heißt, ein Kick hier löst einen anderen Kick da aus, usw. Um etwas über die Eigenschaften des Kastens zu lernen, setzt man ihn allerlei Manipulationen aus. Man fährt ihn über eine Rüttelstraße oder läßt ihn von einem Turm fallen – Experimente zur Bestimmung von Letaldosen sind ungefähr so „sophisticated" – oder bestrahlt ihn mit Ultraschall oder setzt ihn in die aktive Zone eines Atommeilers, usw. Als Ergebnis beobachtet man einen Dschungel von Phänomenen, aus denen man nun versucht, die Ursache-Wirkung-Beziehungen zu entschlüsseln. Es dürfte klar sein, wie schwer dieses Unterfangen ist, wenn auch nur eine der Uhren im Kasten eine „Chaosuhr" ist.

Wenn die Dekodierung der Gesetze ganz hoffnungslos scheint, bieten sich statistische Methoden an. Wenn z. B. ein neues Medikament bei einem bestimmten Prozentsatz von Probanden eine gewünschte Wirkung hat, wird eine positive Ursache-Wirkung-Beziehung angenommen. – Tatsächlich war Contergan ein wirksames Schlafmittel! – Eine Zuverlässigkeitsbewertung einer bestimmten Modellbildung auf der Basis einer statistischen Analyse sagt dabei aber oft noch nichts über deren Wahrheit und Umfang aus.

Dazu ein Beispiel: Ein schwarzer Kasten ist mit einer Apparatur ausgestattet, die beansprucht, das Wetter vorhersagen zu können. Man muß nur dem Kasten mitteilen, wie das Wetter von heute ist und sofort macht der Kasten eine Prognose für das Wetter von morgen. Um die Qualität der in dem Kasten benutzten Modellbildung beurteilen zu können, wertet man die Zuverlässigkeit des Kastens über längere Zeit aus. Dabei kommt heraus, daß der Kasten in ca. 65 % der Fälle richtig lag. Jeder wird annehmen, daß angesichts der Schwierigkeit, überhaupt Wetterprognosen zu machen, der Kasten eine verflixt intelligente Apparatur enthalten muß. Wir öffnen ihn und sind maßlos enttäuscht. Betrug! Der Kasten ist leer, d. h. nicht ganz leer. In einer Ecke befindet sich ein kleiner Schreiber, der nichts weiter tut, als auf dem Zettel, den wir mit den Wetterdaten hineinschieben, das Datum von heute durch das von morgen zu ersetzen. Mit anderen Worten, das zugrundeliegende Modell ist so absurd, wie es schlimmer nicht sein könnte. Es geht von der Vorstellung aus, daß das Wetter sich überhaupt nicht ändert.

Also, ein Modell, kann zu statistisch brauchbaren Prognosen führen, ohne daß das Modell uns irgendetwas über die Gesetze der Sache verrät.

Wie tief unser Handlungsbewußtsein im Modell einer kontrollierbaren und im großen und ganzen deterministischen Welt verwurzelt ist, wird nirgendwo deutlicher als in der toxikologischen Grenzwertdiskussion. Die jüngsten Verordnungen, die die Sondermüllverbrennung in Industrieanlagen erlauben und regeln, gehen ja nicht davon aus, daß Dioxin etwa ungefährlich sei, aber davon, daß eine gewisse Konzentration pro Volumeneinheit industrieller Abluft vertretbar ist. Ein kleiner Kick macht ja wohl nichts. Dieser auch in der Medizin verwurzelte Glaube geht in der Regel davon aus, daß Wirkstoffe unterhalb gewisser Grenzwerte unwirksam sind oder daß eine räumliche und zeitliche Verdünnung hoch toxischer Stoffe die unendlich vernetzten Biosysteme nicht kritisch beeinflußt. Dies ist in mehrfacher Hinsicht sehr bedenklich. Zunächst ändert die verminderte Konzentration pro Schornstein nicht viel, wenn gleichzeitig aus wenigen sehr viele werden. Entscheidend ist nicht nur, was pro Schornstein emittiert wird, sondern auch, wie sich der Gesamtausstoß über ein ganzes Land verteilt. Insofern sind die entsprechenden Aufweichungen der Sondermüllverbrennungspraxis eine neue Gefährdung.

Es gibt aber noch einen zweiten und wichtigeren Grund: Die toxikologische Grenzwertdiskussion geht im Prinzip von einer einfachen Dosis-Wirkungs-Beziehung aus, die auch der Medikamentierung in der Medizin zugrundeliegt. Die Grundvorstellung ist die eines stabilen Regelkreises (s. Standuhr), der durch kleine Störungen nicht aus seinem Gleichgewicht gebracht werden kann. Oder anders gesagt, kleine toxische Dosen schaden nichts und kleine Dosen eines Medikaments nützen nichts. Dieses Paradigma ist viel weiter verbreitet, als man es sich zunächst vorstellt. Qualitätsprüfer z. B. setzen Apparaturen mechanischen Strapazen aus, um zu finden, ab welcher Belastung die Apparatur versagt. Ärzte, die eine Dosis für ein Medikament festsetzen, neigen dazu, die Dosis zu erhöhen, wenn die gewünschte Wirkung ausbleibt, obwohl manchmal die geringere Dosierung angezeigt wäre.

Wir stellen fest, daß das tradierte Grenzwert- oder Dosis-Wirkungparadigma davon ausgeht, daß relativ kleine Dosen keine Wirkung haben. Das System im Hintergrund wird vielleicht kurzfristig irritiert, stellt sich aber wieder ein oder pendelt sich wieder in seinen Normalzustand ein.

Die Lehre aus der Chaostheorie wäre dem entgegen aber, daß unter gewissen Umständen, die durch toxische Belastungen selbst herbeigeführt werden könnten, sich Mikro- und Makrosysteme sensitiv verhalten können. Das heißt, kleine Dosen könnten vielleicht doch unerwartete Folgen haben, und dies sowohl in zeitlicher als auch qualitativer Hinsicht. Die dramatisch ansteigende Allergierate paßt ja so gar nicht in das Paradigma der tradierten Dosis-Wirkung-Vorstellungen.

Der Zusammensturz einfacher Ursache-Wirkung-Beziehungen, der uns immer deutlicher wird, hat auch eine Bedeutung für das Rechtsempfinden. Auch unsere Rechtstradition ist zutiefst in dem Grundsatz unmittelbarer und stabiler und deshalb erkennbarer Ursache-Wirkung-Beziehungen verhaftet.

Wir sehen also, es geht nicht nur darum, wie wir die Natur interpretieren und was ihre richtige Beschreibung ist. Chaostheorie als Ansatz für eine neue Beschreibung von natürlichen Phänomenen greift durch alle Lebensbereiche und zwingt uns zu einem sanfteren Umgang mit der Natur.

Literatur

Bücher

Gleick J (1988) Chaos – die Ordnung des Universums, Droemer Knaur, München
Peitgen H-O, Richter PH (1986) The beauty of fractals. Springer, Berlin Heidelberg New York (Coffee Table Buch, viele internationale Auszeichnungen)
Peitgen H-O, Jürgens H, Saupe D (1991) Fractals for the classroom. Part I: An introduction to chaos and fractals. Springer, New York

Video

Peitgen H-O, Jürgens H, Saupe D, Zahlten C (1990) Fraktale in Filmen und Gesprächen. Spektrum-Videothek. Verlag Spektrum der Wissenschaften, Heidelberg (63 min Computeranimationen und Interviews mit den Vätern der Chaostheorie und fraktalen Geometrie)